护士安全用药手册丛书

U0297402

内科护士
安全用药手册

主编 冯永 刘尧 米娜

中国医药科技出版社

内 容 提 要

本书是"护士安全用药手册丛书"之一。内容由总论、各论、附录和索引四部分组成。总论部分简要介绍合理用药的基本知识，药品的管理和储藏，特殊药品的管理，涉及内科护士用药管理的各项管理规定以及各系统安全用药的特点等。各论部分以各内科疾病常用药物按药理作用分类，分设【适应证】【用法用量】【操作要点】【不良反应】【应急措施】【用药宣教】等。本书供临床一线护理人员合理、安全用药参考使用。

图书在版编目（CIP）数据

内科护士安全用药手册/冯永，刘尧，米娜主编 .—北京：中国医药科技出版社，2017.5

（护士安全用药手册丛书）

ISBN 978 - 7 - 5067 - 9258 - 5

Ⅰ.①内… Ⅱ.①冯… ②刘… ③米… Ⅲ.①内科—疾病用药法—手册 Ⅳ.①R505 - 62

中国版本图书馆 CIP 数据核字（2017）第 084000 号

美术编辑 陈君杞

版式设计 张 璐

出版　中国医药科技出版社

地址　北京市海淀区文慧园北路甲 22 号

邮编　100082

电话　发行：010 - 62227427　邮购：010 - 62236938

网址　www. cmstp. com

规格　787 × 1092mm ¹⁄₃₂

印张　15 ¾

字数　404 千字

版次　2017 年 5 月第 1 版

印次　2017 年 5 月第 1 次印刷

印刷　北京九天众城印刷有限公司

经销　全国各地新华书店

书号　ISBN 978 - 7 - 5067 - 9258 - 5

定价　39.00 元

编委会

编者序

　　临床用药安全是护理安全管理中的重中之重，是减少医疗纠纷，保证医疗质量与患者安全的有效措施。有研究报道：在美国，住院患者所受到的医疗伤害占 3.5%，其中因用药疏忽或错误占 7%。我国一项研究显示，与用药安全有关的缺陷占所有护理缺陷的 33.5%。护士是药物治疗的直接执行者和观察者，在整个用药过程中始终处于第一线。安全、有效地使用药物，是临床护士最基本的职责，也是护理管理者监控的重点。

　　护理人员是药品不良反应的直接发现者和上报者，对药品不良反应的认识也非常重要。及时、正确地处理不良反应，是保证患者安全的重要因素。本丛书操作要点项目中，对于会出现较严重不良反应的药物，均给出了不良反应的处理方法和预防措施。

　　安全用药离不开患者的配合。患者的用药教育，也关乎到治疗的成败，甚至可以危及到患者的生命安全。由于专业知识有限，护理人员对患者的用药宣教不到位，甚至有的护理人员不会、不敢对患者进行用药宣教。如对于注射胰岛素的患者，护理人员应该在注射后 15 分钟提醒患者进食。本丛书特别增加了"用药宣教"栏目，以解决护理人员用药宣教的难题。

　　多年来针对护士安全用药的书籍很少，临床工作中护理人员迫切需要补充药学知识，特别是关于注射用药物配制、不良反应认知与处理、用药宣教等方面的知识。基于此，我们组织了在一线工作多年的药学、护理及临床专家编写了此丛书。

本丛书根据临床特点分为五本分册，由总论、各论、附录和索引四部分组成。

总论部分简要介绍合理用药的基本知识，药品的管理和储藏，特殊药品的管理，涉及药品管理的各项管理规定，以及各分册安全用药特点等。各论部分以各专业的疾病系统分类，常用药物按药理作用分类，简明介绍其药物特点、临床应用和操作时应注意的关键点，分设【适应证】【用法用量】【操作要点】【不良反应】【应急措施】【用药宣教】等。根据专业不同设置不同的附录。

编写本丛书旨在为一线的护理人员提供合理用药、安全用药的参考书，使护理人员更好地掌握药物的特性，及时、恰当地进行用药宣教，正确判断不良反应的发生，保证用药安全。

编者在编写本丛书过程中参考了大量的文献资料，但由于水平有限，难免会出现疏漏或不足之处。随着科学的进步，药品知识更新很快，包括药品说明书的更新，故在具体临床实践中应以说明书为准。

白秋江　杜艳英　高竞生
2017 年 1 月

目录

第一章 总 论

第一节 合理用药的基本知识

一、合理用药的概念

合理用药（rational use of drugs）是指根据疾病种类、患者状况和药理学理论选择最佳的药物及其制剂，制定或调整给药方案，以期有效、安全、经济地防治疾病的措施。

1. 合理用药的重要性 药物在疾病的预防、诊断和治疗中不可或缺，但其作用具有"双重性"，一方面其可以防治疾病，另一方面使用不当会造成严重不良后果。合理用药可以取得良好的治疗效果；不合理用药，轻则疗效不佳，延误诊断和治疗；重则加重病情，甚至导致死亡。随着医药技术的发展，药物的品种越来越多，为人类抵御疾病提供了有力的武器。但是不合理用药也会带来极大的危害。

2. 合理用药的基本概念 世界卫生组织和美国卫生管理科学中心，对合理用药制定了以下7条标准：①药物正确无误；②用药指征适宜；③药物的疗效、安全性、使用及价格对患者适宜；④剂量、用法、疗程妥当；⑤对患者没有禁忌证，可预见的不良反应最小；⑥药品调配及提供给患者的药品信息无误；⑦患者遵医嘱情况良好。

3. 合理用药原则 在使用药物时必须遵循安全、有效、经济、适当等合理用药的原则。

（1）安全性 安全性是合理用药的前提，也是合理用药的首要条件，体现了对患者生命安全的保护。患者应承受最小的治疗风险而获得最大的治疗效果。安全性是相对的。安全性越大，有效剂量和产生严重不良反应的剂量之间范围越宽。尽管一些药物安全性很窄，但临床上不得不用。例如华法林，它是一种抗凝血剂，但同时也能导致出血。使用华法林的患者需经常检测，掌握达到抗凝效果的药量是否过量或不足。

（2）有效性　在保证安全性的前提下，有效性是合理用药的关键。"药到病除"是药物的治疗目的。不同的药物其有效性的表现明显不同，分别为：①根治致病原，治愈疾病；②延缓疾病进程；③缓解临床症状；④预防疾病发生；⑤避免某种不良反应的发生；⑥调节人体的生理功能。判断有效性的指标有多种，临床常用治愈率、显效率、好转率、无效率等。

（3）经济性　经济性并不是指尽量少用药或使用廉价药品，其正确含义就是要以消耗最低的药物成本，实现最好的治疗效果；以尽可能少的药费支出换取尽可能大的治疗收益；合理使用有限的医疗卫生资源，减轻患者及社会的经济负担。

（4）适当性　合理用药最基本的要求是将适当的药品，以适合的剂量，在合适的时间内经适当的用药途径给相应的患者使用以达到预期的治疗目的。

4. 合理用药注意事项

（1）合理用药是指安全、有效、经济地使用药物。优先使用基本药物是合理用药的重要措施。

（2）用药要遵循能不用就不用，能少用就不多用，能口服不肌内注射，能肌内注射不静脉滴注的原则。

（3）购买药品注意区分处方药和非处方药，处方药必须凭执业医师或执业助理医师的处方购买。

（4）阅读药品说明书是正确用药的前提，特别要注意药物的禁忌证、慎用情况、注意事项、不良反应和药物间的相互作用等事项。

（5）处方药要严格遵医嘱，切勿擅自使用。特别是抗菌药物和激素类药物，不能自行调整用量或停用。

（6）任何药物都有不良反应，非处方药长期、大量使用也会导致不良后果。

（7）孕期及哺乳期妇女要注意用药禁忌证；儿童、老人和有肝、肾脏等功能疾病的患者，用药应当谨慎，用药后要注意观察；从事驾驶、高空作业等特殊职业者要注意药物对工作的影响。

（8）药品存放要科学、妥善，防止因存放不当导致药物变质或失效。

（9）接种疫苗是预防一些传染病最有效、最经济的措施，国家免费向民众提供一类疫苗。

（10）保健食品不能替代药品。

二、药物的不良反应

药物不良反应（adverse drug reactions，简称 ADR）是指正常剂量的药物用于预防、诊断、治疗疾病或调节生理机能时出现的有害的或与用药目的无关的反应。其特定的发生条件是按正常剂量与正常用法用药，在内容上排除了因药物滥用、超量误用、不按规定方法使用药品及质量问题等情况所引起的反应。

（一）药物不良反应的种类

药品不良反应分为 A、B 两大类。A 类反应主要是毒副作用；B 类反应则为特异质或特应性反应。少数特异质者对于某种或某几种药物可出现极为敏感或极不敏感的反应。特应性的意思是"一个人所具有的特性；特有的易感性；奇特的反应"。B 类反应又可进一步分为遗传药理学不良反应和药物变态反应。A 类反应又称为剂量相关的不良反应，它是药物常规药理作用的延伸和发展。它是否发生与药物在体内浓度的高低（或剂量的大小）密切相关。

1. 副作用（side－effect） 在能够起到治疗作用的正常剂量下，药物引起的一些与治疗目的无关的作用，这种作用是该药物本身固有的性质，而并非用药的品种、剂量、方法错误所引起的。例如，在给胆道、肠道、泌尿道平滑肌痉挛引起的各种绞痛患者使用阿托品皮下注射时，是利用其解痉作用来缓解疼痛，这是阿托品的治疗作用；同时阿托品还有抑制腺体分泌、散大瞳孔的作用，从而引起口干、不出汗、视物模糊、眼压升高等现象，此即阿托品的副作用。

2. 毒性反应（toxicity reaction） 指用药剂量过大或用药时间过长，药物在体内蓄积过多引起的严重不良反应，一般比较严重，是可以预知和避免的。分为：①急性毒性，短期内过量用药而立即发生的毒性；②慢性毒性，长期用药在体内蓄积而逐渐发生的毒性。致癌、致畸、致突变也属于慢性毒性范畴。

3. 变态反应或过敏反应（allergic reaction or anaphylaxis） 指药物引起的病理性免疫反应，亦称过敏反应。过敏反应的发病率不高，主要有两种形式：一种是在用药当时就发生，称为即发反应；另一种是潜伏半个小时甚至几天后才发生，称为迟发反应。轻则表现为皮疹、哮喘、发热；重则发生休克，甚至可危及生命。青霉素的过敏反应率居各种药物变态反应的首位，其过敏性休克反应率也最高，占用药人数的 0.004% ~ 0.015%。上百种常用的药物均可不同程度地引起各种变态反应，甚至过敏性休克，临床用药时也不可忽视。对于常致过敏的药物或过敏体质的患者，用药前应进行过敏试验，阳性反应者应禁用该药。

4. 后遗效应（after-effect） 是指停药后原血药浓度已降至阈浓度以下而残存的药理效应。如头一日晚上服用巴比妥类催眠药后，次日早晨仍有困倦、头晕、乏力等后遗作用。

5. 继发效应（secondary effect） 又称治疗矛盾，是由治疗效应所带来的不良后果，如长期服用广谱抗菌药物导致的二重感染。

6. 特异质反应（idiosyncratic reaction） 是一种性质异常的药物反应，通常是有害的，甚至是致命的，常与剂量无关，即使很小剂量也会发生。这种反应只在极少数患者中出现，如氯霉素导致的再生障碍性贫血发生率约为 1/50000。特异质反应通常与遗传变异有关，例如伯氨喹、氨苯砜、阿霉素和一些磺胺类药物，甚至新鲜蚕豆在极少数患者中引起的溶血并导致严重贫血，就是因为这些个体的葡萄糖 – 6 – 磷酸脱氢酶（G6PD）缺乏。

7. 药物依赖性 是指在长期应用某种药物后，机体对这种药物产生了生理性或精神性的依赖和需求，分生理依赖和精神依赖两种。具有依赖性特性的药物（或物质）有以下 3 类。

（1）麻醉药品 阿片类包括天然来源的阿片及其中所含的有效成分，如吗啡、可待因；也包括人工合成或半合成的化合物如海洛因、哌替啶、美沙酮、芬太尼、可卡因、古柯叶、大麻等。

（2）精神药物 镇静催眠药和抗焦虑药，如巴比妥类和苯二氮䓬类等；中枢兴奋剂，如苯丙胺、甲基苯丙胺等；致幻剂，如麦角二乙胺。

（3）其他 如酒精、烟草、挥发性有机溶剂等。

（二）如何判断药物不良反应

（1）出现了与药物治疗目的无关的反应，而且出现时间与服药的时间有"因果"关系。

（2）出现的反应与该药说明书（或医生交代说明）中的不良反应相符。当然若不相符也不能完全排除嫌疑，也许是该药所致的新的不良反应。

（3）用药的反应不能用原有疾病或其他影响因素来解释。

（4）停用药物或减少用药剂量后，反应消失或减轻。

（5）再次服用同类药物后，出现同样的反应。一般来说，对已怀疑会出现不良反应的药物，不主张再次使用。但无意中再次用药可给判断提供依据。

（6）药物不良反应的症状，往往不同于原有疾病的症状；但有时却有些类似临床症状，应予以区别。

（三）发生药物不良反应后应对的措施

（1）出现严重的不良反应，如尿量明显减少、黄疸、乏力等，可能是药物引起肝、肾功能损害及血细胞减少等，患者应立即停药，并及时就医。

（2）对药物产生过敏反应，或者由于遗传因素造成的特异性反应，如过敏性休克、过敏性药疹、磺胺药引起的溶血性黄疸等，一经发现，应立即停药。因为这一类不良反应与用药的剂量无关，而且反应的严重度难以预料。

（3）不良反应的产生与服药剂量有关，而且反应较重，难以耐受者需减量或改用其他药物。

（4）药物不良及应较轻，病情不允许停药时，可继续用药，同时作对症处理。

（四）不良反应上报

（1）新的药品不良反应 是指药品说明书中未载明的不良反应。该药品的说明书是判断是否为新的药品不良反应的唯一依据。注意，必须在 15 日内上报。

（2）严重药品不良反应 是指因服用药品而引起以下损害情形之一的反应：①引起死亡；②致癌、致畸、致出生缺陷；③对生命有危险并能够导致人体永久的显著的伤残；④对器官功能产生永久损伤；⑤导致住院或住院时间延长。

注意：严重的不良反应除死亡外必须在 15 日内上报；死亡的要即时上报。

（3）一般的药品不良反应 是指新的、严重的药品不良反应以外的所有不良反应。

三、药物相互作用

药物相互作用（drug interaction）系指两种或两种以上的药物同时应用时所发生的药效变化，即产生协同（增效）、相加（增加）、拮抗（减效）作用。合理的药物相互作用可以增强疗效或降低药物不良反应，反之可导致疗效降低或毒性增加，还可能发生一些异常反应，干扰治疗，加重病情。作用增加称为药效的协同或相加，作用减弱称为药效的拮抗，亦称为"配伍禁忌"。

（一）药物相互作用分类

药物相互作用主要有药效学相互作用和药代动力学相互作用两个方面。

1. 药效学相互作用

（1）相同受体上的相互作用 药物效应可视为它与机体中存在的受体或效应器相互作用的结果，不同性质的药物对于同一受体可起到激动或抑制两种相反的作用。因此，作用于同一受体的药物联合应用，在效应上可产生加强或减弱的不同结果，例如氨基糖苷类抗生素相互作用，其抗菌作用相加，但耳毒性、肾毒性作用也同样相加；利福平和异烟肼合用，可防止结核菌产生耐药。

（2）相同生理系统的相互作用 这种药物合用的相互作用是通过受体以外的部位或相同生理系统而实现的药物效应的减低或增强，例如抗组胺药、麻醉性镇痛药、抗抑郁症药等可增强镇静催眠药的作用。

（3）其他 某些药物的相互作用可能是导致体液成分和水、电解质平衡发生变化，例如排钾利尿药的长期应用可造成低钾血症，与非去极化型肌松药合用可能产生持久性肌肉麻痹。

2. 药代动力学的相互作用 由于相互作用改变了药物的吸收、分布、排泄和生物转化，导致产生药理效应的可利用药量的增减变化，从而影响了药物效应。

（1）改变胃排空与肠蠕动 大多数药物主要在肠道被吸收，从胃进入肠道的速度为药物到达吸收部位的限速步骤。影响胃排空，使药物提前或延迟进入肠道，将加强或减少吸收，而使药效增强或减弱。多潘立酮可加强胃肠蠕动，促使口服药物提前进入肠道，加速吸收而增效，如对乙酰氨基酚；相反，如对乙酰氨基酚与阿托品合用可减弱胃肠道蠕动，即可减弱对乙酰氨基酚的效果。另外，某些药物在消化道内有较固定的吸收部位，如地高辛只能在小肠的某一部位吸收；莫沙必利能增强胃、肠蠕动，使胃、肠内容物加速运行，缩短药物与吸收部位的接触时间影响吸收而降低疗效。相反，阿托品可减弱胃肠蠕动，使药物在被吸收部位滞留时间延长，由于增加吸收而增效。

（2）竞争与血浆蛋白结合 许多药物进入体内可与血浆蛋白相结合而暂时失去活性，但这种结合是可逆的，结合体可分解而重新释放出具有活性的游离型药物，因此可作为药物的暂时贮存形式。每种药物与血浆蛋白的结合大致有一定的比率，若由于某种原因使结合率降低，则因游离型药物的增多而作用增强。各种药物与血浆蛋白的结合能力强弱不一致，两种药物合用时，结合能力强的药物可使结合能力弱的药物从血浆蛋白质中置换出来，使结合力弱的药物在血中游离体的浓度高于正常，结果是作用增强；但同时也有引起中毒的危险，如抗凝血药物华法林因合用美洛昔康而使血液中游离浓度增高，可导致危及生命的出血。

（3）诱导药物代谢酶　苯巴比妥、卡马西平、苯妥英钠等可诱导 CYP 酶，加速药物的代谢。

（4）抑制药物代谢酶　与诱导药物代谢酶作用相反，有些药物具有抑制药物代谢酶活性的作用，往往可使与其合用药物的正常代谢受阻，致使其血浆浓度升高，结果是药效增强，同时也有引起中毒的危险。这些药物包括伊曲康唑、伏立康唑、克拉霉素等。

（5）尿液 pH 的改变影响药物的排泄　大多数药物是通过肾脏排泄的，尿液 pH 的变化可直接对其排泄产生影响。人尿液的 pH 可随食物和药物的影响而变化，应用碱性药物可使尿液碱化，则弱酸性药物排泄加快，而弱碱性药物排泄减少，因而可影响这些药物的血药浓度，使疗效和毒性发生变化。例如，巴比妥类药物中毒时，静脉滴注碳酸氢钠，碱化血液和尿液，既可减少药物在脑组织内的蓄积，又可加快药物从肾排泄，有助于中毒的解救。

（6）竞争肾小管载体　对于经肾小管分泌而随尿液排泄的药物，由于药物的性质不同，其经肾小管分泌的难易也不尽相同。如丙磺舒和青霉素合用，由于丙磺舒较青霉素易于从肾小管分泌，即与青霉素竞争肾小管载体，使青霉素排泄减少，升高青霉素的血药浓度而增强疗效。

四、药物的剂型和贮藏

（一）药物的剂型

剂型即制剂，是指药物根据医疗需要经过加工制成便于保存与使用的一切制品。制剂约有几十种，简介如下。

1. 液体制剂及半液体制剂

（1）水剂（芳香水剂）（water）　一般是指挥发油或其他挥

发性芳香物质的饱和或近饱和水溶液。如薄荷水。

（2）溶液剂（liquor solution） 一般为非挥发性药物的澄明水溶液，供内服或外用，如苯扎氯铵溶液。 些由中药复方提制而得的口服溶液，称为"口服液（oral liquid）"。

（3）注射剂（injection） 也称"注射液"，俗称"针剂"，是指供注射用药物的灭菌的溶液、混悬液或乳剂；还有供临时配制溶液的注射用灭菌粉末，有时称"粉针"，如青霉素钠粉针；供输注用的大容量注射剂俗称"大输液"。

（4）煎剂（decoction） 是生药（中草药）加水煮沸所得的水溶液，如槟榔煎。中药汤剂也是一种煎剂。

（5）糖浆剂（syrup） 为含有药物或芳香物质的近饱和浓度的蔗糖水溶液，如复方右美沙芬糖浆。

（6）合剂（mixture） 是含有可溶性或不溶性固体粉末药物的透明液或悬浊液，一般用水作溶媒，多供内服，如复方甘草合剂。

（7）乳剂（emulsion） 是油脂或树脂质与水的乳状悬浊。若油为分散相（不连续相），水为分散媒（连续相），水包于油滴之外，称"水包油乳剂"（油/水），反之则为"油包水乳剂"（水/油）。水包油乳剂可用水稀释，多供内服；油包水乳剂可用油稀释，多供外用。

（8）醑剂（spirit） 是挥发性物质的醇溶液，如樟脑醑。

（9）酊剂（tincture） 是指用不同浓度的乙醇浸出或溶解而得的醇性溶液，如橙皮酊。

（10）流浸膏（liquid extract） 将生药的醇或水浸出液浓缩（低温）而得，通常每1ml相当于原生药1g，如甘草流浸膏。

（11）洗剂（lotion） 是一种悬浊液，常含有不溶性药物，专供外用（如洗涤创面、涂抹皮肤等），如炉甘石洗剂。

（12）搽剂（liniment） 专供揉搽皮肤的液体制剂，有溶液型、混悬型、乳化型等，如松节油搽剂。

（13）其他浸剂（infusion） 凝胶剂（gel）、胶浆剂（mucilage）、含漱剂（gargle）、灌肠剂（enema）、喷雾剂（spray）、气雾剂（aerosol）、吸入剂（inhalation）、甘油剂（glycerin）、滴眼

剂（eye drops）、滴鼻剂（nasal drops）、滴耳剂（ear drops）等。

2. 固体制剂及半固体制剂

（1）散剂（powder） 为一种或一种以上的药物均匀混合而成的干燥粉末状剂型，供内服或外用，如痱子粉。

（2）颗粒剂（granules） 或称"冲剂"，系将生药以水煎煮或以其他方法进行提取，再将提取液浓缩成稠膏，以适量原药粉或蔗糖与之混合成为颗粒状，服时用开水或温开水冲服，如板蓝根颗粒。

（3）浸膏（extract） 将生药的浸出液浓缩（低温）使之成固体状后，加入适量固体稀释剂，使每 1g 浸膏与原生药 2～5g 相当，如颠茄浸膏。

（4）丸剂（pills） 系由药物与赋形剂制成的圆球状内服固体制剂，分糖衣丸、胶丸、滴丸、肠溶丸等。滴丸是一种新剂型，由药物与基质加热熔化混匀后滴入不相混溶的冷凝液中经收缩、冷凝而制成，如复方丹参滴丸。

（5）片剂（tablets） 系由一种或多种药物与赋形剂混合后制成颗粒，用压片机压制成圆片状分剂量的制剂。新的剂型中尚有多层片、缓释片、泡腾片等。

（6）膜剂（pellicles，film，membrance） 又称薄片剂（lamellae）是一种新剂型，有三种形式，一种系指药物均匀分散或溶解在药用聚合物中而制成的薄片；另一种是在药物薄片外两面再覆盖以药用聚合物膜而成的夹心型薄片；再一种是由多层药膜叠合而成的多层薄膜剂型。按其用途分为眼用膜剂、皮肤用膜剂、阴道用膜剂、口服膜剂等，如毛果芸香碱膜、硝酸甘油膜、外用避孕药膜等。

（7）胶囊剂（capsules） 系将药物装于空胶囊剂内制成的制剂。

（8）微型胶囊剂（microencapsulation） 简称"微囊"，系利用高分子物质或聚合物包裹于药物（固体或液体，有时是气体）的表面，使之成极其微小的密封囊（直径一般为 5～400μm），起着遮盖或保护膜的作用，能掩盖药物的苦味、异臭，增加药物的稳定性，防止挥发性药物的挥散，如维生素 C 微囊。

（9）栓剂（suppository） 系供纳入人体不同腔道（如肛门、阴道等）的一种固体制剂，形状和大小因用途不同而异，熔点接近体温，进入腔道后能熔化或软化。一般在局部起作用，也有一些栓剂，如引哚美辛栓，经过直肠黏膜吸收而发挥全身作用。起全身作用的栓剂，已受到国内外重视，有了一些进展。其具有如下优点：①通过直肠黏膜吸收，有 50%～75% 的药物不通过肝脏而直接进入血循环，可防止或减少药物在肝脏中的代谢以及对肝脏的不良反应；②可避免药物对胃的刺激，以及消化液的酸碱度和酶类对药物的影响和破坏作用；③适用于不能吞服药物的患者，尤其是儿童；④比口服吸收快而有规律；⑤作用时间长，但亦有使用不方便、生产成本比片剂高、药价较贵等缺点。

（10）软膏剂（ointment） 系药物与适宜的基质均匀混合制成的一种易于涂布在皮肤或黏膜上的半固体外用制剂、如白降汞软膏。

（11）眼膏剂（eye ointment） 为专供眼用的灭菌软膏，如红霉素眼膏。

（12）乳膏（cream） 又称"乳霜""冷霜""霜膏"，系由脂肪酸与碱或碱性物质作用而制成的一种稠厚乳状剂型，状如日用品中的雪花膏，较软膏易于吸收，不污染衣服（因本身含皂类，较易洗去）。根据需要有时制成油包水型，但多为水包油型，如氢化可的松乳膏。

（13）糊剂（paste） 为大量粉状药物与脂肪性或水溶性基质混合制成的制剂，如复方锌糊。

（14）其他 还有硬膏剂、泥罨剂、海绵剂、煎膏剂、胶剂、脂质体、固体分散体等等。

3. 控制释放的制剂 近年来有一类新发展起来的可以控制药物释放速率（缓慢地、恒速或非恒速）的制剂。制备时将药物置入一种人工合成的优质惰性聚合物中，制成内服、外用、植入等剂型。使用后，药物在体内或在与身体接触部位缓缓释放，发挥局部或全身作用。药物释放完毕，聚合物随之溶化或排出体外。本类剂型按其释放速率可分为缓释制剂及控释制剂。缓释制剂是指用药后可缓慢地非恒速释放；控释制剂是指用药后可缓慢地恒速或近恒速释放。

（1）口服缓释或控释制剂 例如缓释片或控释片，其外观与普通片剂相似，但在药片外部包有一层半透膜。口服后，胃液通过半透膜，进入片内溶解部分药物，形成一定渗透压，使饱和药物溶液通过膜上的微孔，在一定时间内（例如小时）恒速或非恒速排出。其特点是，释放速度不受胃肠蠕动和 pH 值变化的影响，药物易被机体吸收，并可减少对胃、肠黏膜的刺激和损伤，因而减少药物的不良反应。血药浓度平稳、持久。

此外，还可运用控释技术，将药制成缓释或控释糖浆、缓释或控释微粉剂，撒在软食物（如果酱、米粥等）上服用，为小儿或咽下困难的患者服药提供方便。

（2）控释透皮贴剂 这是一种用于贴在皮肤上的小膏药，其所含药物能以恒定速度透过皮肤，不经过胃、肠道和肝脏直接进入血流。这种制剂属于透皮治疗系统（transdermal therapeutic system），由几种不同的层次组成：最外面是包装层，向内是药物贮池，再向内是一层多孔的膜，里面是一黏性附着层，此层上附有一保护膜，临用前撕下。贴膏贴上后，通过多孔膜，控制药物释放的速度；也可将药物混于聚合物之中，通过扩散作用缓缓释放出药物。目前这种治疗系统还只用于小分子药物（例如东莨菪碱、硝酸甘油）。如含东莨菪碱的贴膏，贴一次可在 3 天内有效防治晕动病（恶心、呕吐等）。它改变了过去由于东莨菪碱口服吸收快，易引起不良反应，不便用于防治晕动病的状况。

（3）眼用控释制剂 如控释眼膜，薄如蝉翼，大小如豆粒，置于眼内，药物即可定量地均衡释放。国内近年试制的毛果芸香碱控释眼膜，置入 1 片于眼内，可以维持 7 天有效，疗效比滴眼剂显著，并且避免了频繁点药的麻烦，不良反应也少见。氯霉素控释眼丸为我国首创的一种控释制剂，系根据我国传统药"龙虱子"设计的薄型固体小圆片，用先进的滴丸工艺制成。放入眼内后，能恒速释药 10 天，维持药物有效浓度，相当于 10 天内每 8.4 分钟不间断地滴眼药水一次，因此避免了频繁用药、使用不便的缺点。

（二）药物的贮存

为保证药品在贮存期间不变质，一定要按规定的方法贮存。一般包装上均注明贮存方法，应予注意。

1. 密闭保存 这类药品宜用玻璃瓶密闭保存，用磨口瓶塞塞紧瓶口或用软木塞加石蜡熔封。开启后应立即封固。这类药品包括以下几种。

（1）易因引湿而变性的药品 如氢氧化钠、氢氧化钾、氯化钙、乳酸、铬酸、浓硫酸、酵母片、复方甘草片、肝浸膏片、干燥明矾、碘化钠、碘化钾、溴化钠、溴化钾、溴化铵、毛果芸香碱、毒扁豆碱、苯巴比妥、苯酚、枸橼酸钠、枸橼酸钾、硫代硫酸钠、氯化钠、氯化钴、苯妥英钠片、维生素 B_1 片、颠茄浸膏片，以及各种胶丸、胶囊剂、浸膏等。

（2）易吸潮而变质的药品 如阿司匹林、硫酸亚铁、胃蛋白酶、胰酶、淀粉酶等。

（3）易风化的药品 如硫酸铜、枸橼酸、结晶硫酸钠、硫酸亚铁、醋酸铅、硫酸镁、硫酸锌、硫酸阿托品、磷酸可待因、枸橼酸钠、硫代硫酸钠、硫酸奎宁、明矾、硼砂等。

（4）易于挥发的药品 如薄荷油、各种香精、乙醇、丁香油、芳香水、乙醚、三氯甲烷、氯乙烷、碘、浓氨溶液、亚硝酸乙酯醑、水合氯醛、樟脑及各种制剂等。这类药品应密闭并在 30℃ 以下处保存。

（5）在空气中易被氧化或吸收 易被氧化而变质的药品：如脂肪酸易被氧化而酸败，鱼肝油或鱼肝油精易被氧化而变红；氢氧化钙、氢氧化钾、氢氧化钠易吸收二氧化碳而成碳酸盐；醋酸铅易吸收二氧化碳而成碱式醋酸铅，氨茶碱吸收二氧化碳而成茶碱；氧化镁吸收二氧化碳而形成碳酸镁等。

2. 低温保存 这类药品应放置在 $2\sim8℃$ 的低温处。

（1）易受热而变质的药品 如人血丙种球蛋白、胎盘球蛋白、促皮质素、三磷酸腺苷、辅酶 A、胰岛素、缩宫素、麦角新碱、肝素、垂体后叶素注射剂等各种生物制品（如脊髓灰质炎疫苗、破伤风抗毒素、旧结核菌素等）等。

（2）易燃、易爆、易挥发的药品　如乙醚、无水乙醇、各种挥发油、芳香水、浓氨溶液、过氧化氢溶液、亚硝酸异戊酯、氯乙烷、三氯甲烷等。这些药品除应低温存放外，还应密闭。

（3）易受热而变形的药品　如甘油栓、对乙酰氨基酚栓等。

3. 避光保存　有些药物见光易分解或变质。这些药品大量时应装在遮光容器内，置于阴暗处或不见光的柜内；小量时可装在有色瓶中，必要时用黑纸包好。针剂应放在遮光的纸盒内。这类药品包括：利多卡因、毛花苷C、去甲肾上腺素、氢化可的松、醋酸可的松、维生素C、解磷定、硝酸银、哌替啶、普萘洛尔、甲氧氯普胺、氨茶碱、肾上腺素注射剂等。

4. 冷冻保存　有些生物制品须在冷冻条件下保存，以保证药效，如肉毒素。

5. 防止过期　药品的有效期是指药品在一定的贮存条件下，能够保持质量的期限。药品的有效期应根据药品的稳定性不同，通过稳定性实验研究和留样观察，合理制订。

到效期的药品，应根据《中华人民共和国药品管理法》规定，过期不得再使用。药品生产、供应和使用单位对有效期的药品，应严格按照规定的贮存条件进行保管，要做到近效期先出，近效期先用。

对于有效期的药品应定期检查以防止过期失效；账卡和药品上均应有特殊标记，注明有效期，以便于管理。

五、特殊药品的管理

为了确保用药安全，按照国家有关规定，医院应对麻醉药品、精神药品、毒性药品及放射性药品进行严加管理，管理内容应包括以下一些方面。

1. 麻醉药品和精神药品的管理

（1）经营资质　医疗机构需要使用麻醉药品和第一类精神药品的，应当经所在地设区的市级人民政府卫生主管部门批准，取得麻醉药品、第一类精神药品购用印鉴卡（以下称印鉴卡）。医疗机构应当凭印鉴卡向本省、自治区、直辖市行政区域内的定点批发企业购买麻醉药品和第一类精神药品。

设区的市级人民政府卫生主管部门发给医疗机构印鉴卡时，应当将取得印鉴卡的医疗机构情况抄送所在地设区的市级药品监督管理部门，并报本省、自治区、直辖市人民政府卫生主管部门备案。省、自治区、直辖市人民政府卫生主管部门应当将取得印鉴卡的医疗机构名单向本行政区域内的定点批发企业通报。

医疗机构取得印鉴卡应当具备下列条件：①有专职的麻醉药品和第一类精神药品管理人员；②有获得麻醉药品和第一类精神药品处方资格的执业医师；③有保证麻醉药品和第一类精神药品安全贮存的设施和管理制度。

（2）处方资质 医疗机构应当按照国务院卫生主管部门的规定，对本单位执业医师进行有关麻醉药品和精神药品使用知识的培训、考核，经考核合格的，授予麻醉药品和第一类精神药品处方资格。执业医师取得麻醉药品和第一类精神药品的处方资格后，方可在本医疗机构开具麻醉药品和第一类精神药品处方，但不得为自己开具该种处方。

医疗机构应当将具有麻醉药品和第一类精神药品处方资格的执业医师名单及其变更情况，定期报送所在地设区的市级人民政府卫生主管部门，并抄送同级药品监督管理部门。

（3）处方管理 医疗机构应当对麻醉药品和精神药品处方进行专册登记，加强管理。麻醉药品处方至少保存3年，精神药品处方至少保存2年。为门（急）诊患者开具的麻醉药品注射剂，每张处方为一次常用量；控缓释制剂，每张处方不得超过7天常用量；其他剂型，每张处方不得超过3天常用量。

第一类精神药品注射剂，每张处方为一次常用量；控缓释制剂，每张处方不得超过7天常用量；其他剂型，每张处方不得超过3天常用量。哌甲酯用于治疗儿童多动症时，每张处方不得超过15天常用量。

第二类精神药品一般每张处方不得超过7天常用量；对于慢性病或某些特殊情况的患者，处方用量可以适当延长，医师应当注明理由。

为门（急）诊癌症疼痛患者和中、重度慢性疼痛患者开具的麻醉药品、第一类精神药品注射剂，每张处方不得超过3天常用量；控缓释制剂，每张处方不得超过 15 天常用量；其他剂型，每张处方不得超过 7 天常用量。

为住院患者开具的麻醉药品和第一类精神药品处方应当逐日开具，每张处方为 1 天常用量。

对于需要特别加强管制的麻醉药品，盐酸二氢埃托啡处方为一次常用量，仅限于二级以上医院内使用；盐酸哌替啶处方为一次常用量，仅限于医疗机构内使用。

医疗机构应当要求长期使用麻醉药品和第一类精神药品的门（急）诊癌症患者和中、重度慢性疼痛患者，每 3 个月复诊或者随诊一次。

药师应当对麻醉药品和第一类精神药品处方，按年、月、日逐日编制顺序号。

2. 毒性药品的品种与管理 毒药系指毒性极大，用量稍大即可危及生命的药品，剧药的毒性仅次于毒药，多服亦易中毒；限剧药是指剧药中较毒而又常用的品种。毒性药品使用不当，会致人中毒或死亡，因此，必须遵照有关规定严加管理。化学药品类的毒性药品包括去乙酰毛花苷 C、三氧化二砷、升汞、水杨酸毒扁豆碱、亚砷酸钾。

医疗单位供应和调配毒性药品，须凭医生签名的正式处方。国营药店供应和调配毒性药品，须凭盖有医生所在医疗单位公章的正式处方。每次处方剂量不得超过 2 天极量。

调配处方时，必须认真负责，计量准确，按医嘱注明要求，并由配方人员及具有药师以上技术职称的复核人员签名盖章后方可发出。

3. 放射性药品的管理 放射性药品是指用于临床诊断或治疗的放射性核素制剂或者其标记化合物。放射性药品与其他药品的不同之处在于，放射性药品含有的放射性核素能放射出射线。医疗单位设置核医学科、室（同位素室），必须配备与其医疗任务相适应的并经核医学技术培训的技术人员。非核医学专业技术人员未经培训，不得从事放射性药品使用工作。医院必须取得《放射性同位素使用许可登记证》才能使用放射性药品。

（1）放射性药品的保管 放射性药品应由专人负责保管。

①收到放射性药品时，应认真核对名称、出厂日期、放射性浓度、总体积、总强度、容器号、溶液的酸碱度以及物理性状等，注意液体放射性药品有否破损、渗漏，注意发生器是否已作细菌培养、热原检查。做好放射性药品使用登记。贮存放射性药品的容器应贴好标签。

②建立放射性药品使用登记表，在使用时认真按项目要求逐项填写，并做永久性保存。

③放射性药品应放在铅罐内，置于贮源室的贮源柜内，平时有专人负责保管，严防丢失。常用放射性药品应按不同品种分类放置在通风橱贮源槽内，标志要鲜明，以防发生差错。

④发现放射性药品丢失时，应立即追查去向，并报告上级机关。

（2）放射性药品的使用

①用于患者前，应对其品种和用量进行严格的核对，特别是在同一时间给几个患者服药时，应仔细核对患者姓名及给药剂量。

②放射性药品在使用过程中除注意公众防护外，还应注意工作人员本身的防护，尽量减少对工作人员的辐射剂量，防止污染环境。

③发生意外事故（放射性药品的洒、漏等）应及时封闭被污染的现场和迅速切断污染的来源，防止事故的扩大，对受污染人员及时采取必要的去污措施。若污染严重须报告上级有关部门和领导；若发生放射性药品源丢失或被盗，应立即追查去向并向主管部门报告。

（3）放射性废物的处理　放射性药品使用后残留和剩下的部分被称为放射性废物。放射性废物有固体、液体和气体三种，故称"放射性三废"。"放射性三废"处理不当会造成周围环境的放射性污染，影响工作人员和周围居民的健康。因而妥善处理"放射性三废"是十分重要的。

①固体废物的处理主要采用放置法。被放射性药物污染的固体物质应存在固定的指定地点并采用适当的屏蔽物加以防护，待其自然衰变后当作非放射性废物处理即可。如为过期的发生器吸

附柱应标明日期并用塑料袋包装后置于贮源室，待其自然衰变后再处理。

②液体废物的处理应根据放射性物质的最大容许浓度、化学性质、放射性强度、废液的容积以及下水道的排水设备等情况进行不同的处理。一般采用放置法，半衰期短的也可用稀释法达到容许排放水平。放射性强度低的废水也可直接排入下水道，但其放射性浓度不得超过露天水源中限制尝试的 100 倍。不能直接排入下水道的放射性废液，可采用衰变池贮存十个半衰期后排入下水道。

③气体废物的处理。易产生气体的放射性药物在开瓶、分装时应在通风橱内于通风条件下操作。通风橱排气口应高出周围 50 米以内的屋顶 3~4 米，以使放射性废气直接排入高空。通风橱排气口的过滤装置，应视使用情况定期更换。

4. 药品有效期管理 药品的有效期是指药品在一定的贮存条件下，能够保持药品质量的期限。部分药品，尤其是抗生素类、生物制品、脏器制品，由于其本身不稳定以及受外界因素的影响，会逐渐发生药效降低、毒性增加，有的甚至不能供药用。为了确保药品的质量和用药安全，对这些药品均规定了在一定贮存条件下的有效期限，应严格遵守特定的贮存条件，并在有效期限内使用，两者均不可忽视。

药品批号一般均由六位数字组成。前两位表示年份，中间两位表示月份，末两位表示日期。如批号为 830203，则表明此产品是 1983 年 2 月 3 日生产的。有的药厂在产品批号上不但包括年、月、日，还包括分号。如 811011 – 4 中的 4 即为分号，以短横线连于年、月、日号之后，表明该产品是 1981 年 10 月 11 日生产的第 4 批。进口药品批号、制造日期、失效日期的缩写和原文如下。

批号：Bat. No. （Batch Number）

Lot. No. （Lot Number）

制造日期：Date of manufacture

Mft. date （Manufacture date）

Manuf. date （Manufacture date）

失效日期：Exp. date（Expiration date 或 Expiry date）

从制造之日起 X 年内有效：x years from date of manufacture

在 X 年 X 月之前使用：Use before：month，year。如 Use before：Nov. 2016，即在 2016 年 11 月之前使用。

英、德、法等国的药品常常以日/月/年的顺序排列；美国药品有些是以月/日/年的顺序排列；日本药品则常以年/月/日的顺序排列。

有效期与失效期的含义不同，二者区别为：标失效期为 1989 年 12 月者，系指该药品用到 1989 年 11 月底为止；标有效期为 1989 年 12 月者，系指用到 1989 年 12 月底为止。对有失效期限的药品，应按失效期分别存放，并按月挂牌示意，使用及发放时应掌握"近期先出，陈货未尽，新货不出"的原则。凡有失效期的药品均有不稳定因素，因此应注意质量检查。

已到期的药品，如需延长使用，应送请当地药检部门检验后，根据检验结果，确定延长使用期限。

有效期药品品种及有效期限请参阅卫生部门规定文件或药品说明书。

5. 危险性药品的管理 危险性药品系指受光、热、空气等影响可引起爆炸、自燃或具有强腐蚀性、刺激性、剧毒性的药品。对于这类药品，必须严格管理，以防发生火灾、爆炸、毒害事故，确保人员及物资安全。

易燃液体药品均具有挥发性，其蒸气与空气混合后即可成为易燃、易爆的气体（有些蒸汽还有毒性）。对于这类药品，包装应紧密，库房必须通风，不可接近炉火或受日光暴晒，容器也不宜装满（不应超过容器容积的 95%），以免因受热膨胀，造成容器渗漏或爆裂。常见易燃液体危险药品有：乙醚、乙醇、丙酮、苯、甲苯、石油醚、松节油、火棉胶等。

腐独性药品滴落于皮肤上，可引起灼伤，严重者能使组织坏死。有些还可产生刺激性的蒸气，损害呼吸道。这类药品必须严密包装，于干燥阴凉处存放，轻取轻放，防止碰击，切勿将可相互起化学反应的药品放在一起，以免引起爆炸和火灾。酸液不得露天存放，应避阳光和雨雪。常见强腐蚀性药品有：盐酸、硫酸、硝酸、冰醋酸、溴、氢氧化钠、氢氧化钾等。

氧化剂具有强烈的氧化性能，其本身虽不燃烧，但在空气中遇酸类或受潮湿、强热，或与易燃物、可燃物接触，即可分解引起燃烧和爆炸；易爆炸品在受到高热、摩擦、冲击或与其他物质接触发生作用后即可发生剧烈反应，产生大量气体和热量，引起爆炸。因此，氧化剂和爆炸性药品必须严密装封，置于干燥、阴凉、通风处，与有机物、易燃物隔离，严防碰撞，避免日晒雨淋。

第二节　用药管理规定

药物治疗是临床中护理工作的重要内容，护理人员作为药物治疗的直接执行者以及观察者，在整个过程中始终处于第一线。随着临床用药不断增加，护理人员在护理工作中经常会出现用药上的失误，影响患者治疗，甚至危及患者生命，引发医疗纠纷。因此，加强护理人员在临床用药中的监护作用以及安全管理，做到安全、合理并且有效地用药具有十分重要的意义。

严格遵守查对制度是全面落实医嘱的根本保证；及时、准确、无误地执行医嘱，保证患者的用药安全是每个护理人员应尽的义务和责任；同时要强化操作规程，保证用药的安全；在临床用药过程中，护理人员必须严格执行各项操作规程，包括领药、配药、发药，环环把关；用药前后护理人员应对患者进行详细评估，了解患者病情、用药目的、疗效以及不良反应的观察，并向患者讲解有关用药的注意事项，随时解答患者提出的疑问；严格执行无菌操作，静脉用药现用现配，防止药品效力降低，减少感染的发生；按照医嘱的要求，准确调节滴速；注意各药物之间的配伍禁忌；口服药应准确执行给药时间；特殊用药向患者解释，并送药到口。

一、一般用药管理规定

1. 严格遵医嘱给药，抢救患者时可执行口头医嘱，护理人员在给药前和给药后分别向医生复述医嘱，两人核对给药。非抢救患者不能执行口头医嘱。

2. 应严格执行护理查对制度。

3. 给药应严格遵守无菌操作。

4. 给药后及时、准确地记录时间并签字；临时输液医嘱在临时医嘱单上签字。

5. 观察用药反应和疗效，及时记录。

6. 用青霉素类药物前先看皮试结果方可给药。

7. 毛花苷 C 注射液稀释后静脉推注，注意监测心率，缓慢静推。

8. 微量泵注入的药物要标明药名、剂量、浓度、速度。

二、病房药品存放管理规定

1. 药品柜应随时保持清洁、整齐，严格按照药品储藏条件保管药品。

2. 内服药、外用药、注射用药应分类分区放置，并且按有效期时限先后有计划地使用，定期检查。

3. 毒、麻药品专锁专柜、专人管理、专用处方、专设使用记录。

4. 药品标签与药名相符，标签明显清晰。内服药的标签为蓝色边，外用药为红色边，剧毒药为黑色边。标签上标有药物名称、浓度、剂量和有效期。凡存在标签不清、药物过期、变色、破损、浑浊等均不能使用。

5. 口服药应保留药瓶，药瓶上注明日期和时间，对可疑过期或者变色的药物不得使用。

6. 易被光线破坏的药物应避光保存，如维生素 C、氨茶碱、硝普钠、肾上腺素等。

7. 抢救药放在抢救车内，每班清点记录并签名，用后及时补充，便于急救时使用。

8. 易燃、易爆药品应放置在阴凉处，远离明火，远离易燃化学药品（如过氧乙酸、乙醇、甲醛等）。

9. 患者个人用药单独存放，并注明床号和姓名。

三、急救药品管理规定

1. 抢救车内备有一定数量的抢救药及物品，做到抢救药、器械和设备齐全，随时检查和补充，确保应急使用，完好率100%。

2. 抢救药按规定放置，所有的药物应标注有效期，定期核对，及时更换并记录。

3. 建立抢救物品交接班本，班班清点交接。

4. 所有医护人员应掌握抢救设备的性能及保养方法、抢救药的基本药理作用。

四、病房毒、麻药品管理规定

1. 病房毒、麻药品只能供住院患者按医嘱使用，不得借用。

2. 专柜专锁存放，专人管理。

3. 病房毒、麻药品按需保持一定基数，每班交接清点，双方签全名。

4. 使用毒、麻药品注射剂时，需医生开具医嘱及专用处方，使用后保留空安瓿。

5. 建立毒、麻药品使用登记本，注明使用日期、时间、患者床号、姓名、使用药物名称、剂量，使用护理人员签全名。

6. 如果遇到长期医嘱，当患者需要使用时，仍需医生开具医嘱、专用处方，保留空安瓿。

五、微量泵用药的管理规定

1. 护理人员应熟练掌握微量泵的使用方法。

2. 使用微量泵前，检查微量泵的性能是否良好，再按操作流程正确连接输液导管，设置药液推注速度。

3. 加药前，根据医嘱计算药物的剂量，经双人核对无误后方可使用。

4. 微量泵注射器外应有注明药物名称、剂量、浓度、输注速度的标签，粘贴时勿将针筒的刻度完全包裹，以便观察针筒内药液的颜色、性质、量。执行无菌操作原则。

5. 使用药物期间注意观察注射的部位有无外渗及红肿。

6. 认真记录微量泵内药物液体的容量、速度和起止时间。

7. 保证蓄电池应处于备用状态，保证微量泵正常使用，若蓄电池耗尽报警，立即接通外部电源，使其继续正常工作。

8. 巡视病房，应密切观察用药效果和不良反应。

六、化疗药物使用管理规定

1. 化疗药物由经过专门训练的护理人员进行配制。

2. 接触化疗药物的护理人员操作前必须穿防护衣，戴防护帽子、口罩、乳胶手套，防止化疗药物接触皮肤或由呼吸道吸入。

3. 在打开粉剂安瓿时，用无菌纱布包裹；溶媒药物时，溶媒应沿安瓿壁缓缓注入瓶底，待粉剂浸透后再搅动。

4. 使用针腔比较大的针头抽取药液时，所抽取药液不宜超过注射器容量的 3/4，防止药液外溢。

5. 如果药液不慎溅入眼睛内或皮肤上，立即用 0.9% 氯化钠注射液反复冲洗。洒在地面或桌面的药液，及时用纱布吸附且用清水冲洗。

6. 操作时确保注射器与输液管接头处衔接紧密，以免药液外漏。

7. 药液输完后拔针时戴乳胶手套。

8. 接触化疗药物的用具、污物放入专用袋集中封闭处理，化疗废弃物放在带盖的容器内，标记明显。

9. 护理人员处理化疗患者的尿液、粪便、分泌物或呕吐物时必须戴手套。

10. 医务人员尽量减少对化疗药物的不必要接触，规范操作。医院应每年定期为接触化疗药物的护理人员进行体检，合理安排休假，护理人员怀孕和哺乳期可考虑暂时脱离接触化疗药物的环境。

七、青霉素类药物使用管理规定

1. 医嘱开具青霉素类的药物及青霉素皮试时，护理人员必须先查阅患者病史并询问患者有无药物过敏史。如有青霉素过敏史或者主诉青霉素皮试阳性者，禁止进行青霉素过敏试验。无青霉素过敏史者，可作过敏试验，皮试阴性者方可使用青霉素类药物。

2. 停用青霉素类 3 天以上（不含第 3 天）或更换批号，若需再次注射青霉素类时，应重新做皮试。

3. 青霉素皮试后，叮嘱患者不得随意外出，避免剧烈运动，观察 20 分钟后判断试验结果。

4. 青霉素皮试阴性者，须在当天的临时医嘱单上注明青霉素皮试阴性，在输液标签上显示出青霉素皮试（－）符号。

5. 有青霉素过敏史或青霉素皮试阳性结果者，护理人员要做到以下几点：①立即通知医生，告知患者家属；②在护理记录单上注明青霉素皮试阳性或青霉素过敏史；③在临时医嘱单上注明青霉素（＋）及产品批号；④在患者床尾卡过敏药物一栏注明青霉素（＋）标识；⑤在患者床头悬挂过敏药物警示标识。

6. 在每次注射青霉素类药物前，认真进行查对，询问青霉素过敏史并且核对皮试结果，静脉滴注青霉素类药物时，做到现用现配，输注前需由两名护理人员共同核对后方可输注。需要外出检查时，应停止输液或调换其他液体，门诊患者注射后嘱其观察20 分钟后方可离院。

7. 在青霉素类药物滴注过程中，护理人员应认真巡视，观察用药反应。若患者出现不适症状或主诉应立即停药，通知医生对症处理且加强观察。若患者出现呼吸急促、心慌、血压下降等过敏性休克征象时，立即给予平卧、保暖、吸氧，同时通知医生进行抢救。

八、输液反应预防管理措施

1. 减少液体贮存，按有效期摆放液体；先用近效期液体，后用远效期液体；护士长定期检查液体贮存情况，确保无过期液体。

2. 按治疗室管理规定做到药品分类、分区放置，标签醒目；落实清洁、消毒工作；无关人员不得随意进入；各类医疗垃圾按规定处理。

3. 护理人员在输液时检查是否有包装破损、漏液、微粒、絮状物等，严格执行无菌操作规范；选择合适的配液针头，不用大于 9 号的针头稀释瓶装药物，以防胶塞进入液体；实习护理人员须有护理人员带教方可配液、输液。

4. 加强医护沟通，发现医生开具的医嘱与药物说明书要求的溶媒不符、一袋液体加入多种药物、有药物配伍禁忌或输液量过多时要及时与医生沟通。

九、防止注射剂发生配伍禁忌的操作原则

1. 护理人员应了解常用药物的性质、注射药物配伍禁忌以及影响药物稳定性的因素。

2. 两种药物在同一输液中配伍时，应先加浓度较高者，后加浓度较低者，以降低发生反应的速度。

3. 有色的注射用药物应最后加入，以防有细小沉淀时不易被发现。

4. 注射用药物配制应现用现配，以缩短药物间的反应时间。

十、静脉输液差错预防管理措施

1. 严格执行查对制度和无菌操作。

2. 一人一针一管，注意配伍禁忌。

3. 配制静脉用药时应严格核对、仔细检查药品名称、剂量、浓度、有效期，如发现药物变色、沉淀、浑浊，药物已过期，安瓿有裂痕或密封瓶盖松动等情况，均不能应用。一人加药后，保留安瓿须经另一人核对、签名方可用于患者。

4. 更换液体时，应核对输液标签与加入药物是否相符，无误后签名，并核对床号、床尾卡，反向核对患者的姓名；如遇昏迷患者，除以上查对外，应询问家属患者的名字或核对患者腕带，准确无误后方可更换。

5. 根据药物性质及患者情况控制输液滴速，特殊治疗及药物应遵医嘱随时调整滴速。

6. 输液过程中，应随时巡视病房，患者主诉不适或发现患者病情突然变化时，应立即减慢或停止输液，通知值班医生，配合医生做出处理，妥善保留相关实物，并记录在案。

7. 静脉推注药物必须放置在治疗盘内。严格查对后，根据药物作用和性质，控制推注速度。

8. 护理人员对科室的所有液体每天清查，并签名。

9. 实习生必须在带教老师的严格带教下工作。因带教不严而发生差错事故者，由带教老师负主要责任，因带教排班不明确而发生问题时，由护士长负责。

10. 每名护理人员下班前，应按工作程序检查一遍自己的工作，防止疏忽遗漏。

十一、服药差错预防管理措施

1. 严格执行查对制度。

2. 药品按给药途径分类放置，分类标志明显。

3. 护理人员在配药或发药时应精力高度集中，排除干扰因素，不可同时做其他事情。注意核对患者床号、姓名、药品名称、剂量、剂型、时间，遇到可疑之处要及时查清。

4. 药物配备完毕后，根据服药本（单）重新核对一次；发药前与另一名护理人员再次核对。

5. 给药前，详细询问患者药物过敏史，对有过敏者，应严密观察。

6. 发药时应携带服药本（单），查对床号、床头卡，询问患者姓名，得到准确回答后方可发药，并送药到口。特殊药物向患者交代注意事项。

7. 患者的所有药物应一次取离药盘，以减少遗漏。

8. 如患者提出质疑，应重新认真核查医嘱，如无错误应给予耐心解释，患者满意后再给服药。如遇患者不在，应将药品带回保管，并做好交接班，避免将药物放于患者床旁。

9. 随时观察服药情况，如有不良反应，及时处理。

十二、处理医嘱差错预防管理措施

1. 护理人员必须提前 15 分钟与夜班护理人员查对夜间医嘱执行情况。

2. 转接医嘱时，注意力须高度集中，转接后经两人核对无误方可执行。

3. 护理人员转接医嘱后须经第二人核对方可打印执行单。临时医嘱执行后应及时在临时医嘱本和临时医嘱单上签名。

4. 治疗、输液、服药、护理单转接后，须经第二人核对无误后方可使用，并保留原来的底稿，以备查阅。

5. 做到班班查对，每日总核对一次医嘱，护士长每周至少参加三次医嘱总核对。

十三、药物不良反应应急处理措施

1. 发生急性变态反应，如过敏性休克时，应急处理如下。

（1）停药，更换液体及输液器。

（2）立即皮下注射 0.1% 盐酸肾上腺素注射液 0.5～1ml（婴儿酌减），症状如不缓解可每隔半小时皮下或静脉注射该药 0.5ml，直到脱离危险期。

（3）遵医嘱执行各项治疗，观察病情变化并及时处理。

（4）必要时给予吸氧、吸痰、人工呼吸、气管插管或气管切开。

（5）遵医嘱及时正确给药，备好晶体液、升压药等以便补充血容量。

（6）注意保暖，维持体温，观察、监测患者生命体征并记录。

（7）留置导尿患者，记录尿量，了解肾功能。

（8）安慰患者，做好心理护理。

（9）按流程逐级上报，封存液体。

2. 患者出现寒战、高热时，应急处理如下。

（1）立即停药，同时通知医生，遵医嘱更换药液。

（2）遵医嘱对患者进行各项治疗，准备抢救车，同时备好抢救药物。

（3）监测患者生命体征，注意保暖。

（4）当患者出现抽搐、惊厥时，迅速解开患者衣扣、腰带，应用开口器及压舌板，防止咬伤，必要时加床挡保护。

（5）减少对患者的各项刺激，护理动作轻柔，保持病室安静，避免强光。

（6）注意患者的末梢循环，高热、四肢厥冷、发绀提示病情加重。

（7）安慰患者，给予心理支持。

（8）按流程逐级上报，封存液体。

3. 患者使用药物后即刻出现荨麻疹时，应急处理如下。

（1）立即停药，同时通知医生，遵医嘱更换液体。

（2）遵医嘱给予抗过敏药物。

（3）皮肤瘙痒者注意保护皮肤勿抓伤。

（4）给予患者心理支持，缓解患者紧张情绪。

第二章 抗感染药物的安全使用

感染性疾病是指由致病微生物（包括朊毒体、病毒、衣原体、支原体、立克次体、细菌、螺旋体、真菌、寄生虫）通过不同方式引起人体发生感染并出现临床症状的疾病。目前感染性疾病仍是临床常见疾病之一，其中如结核病、病毒性肝炎、性病等的发生率还有所上升。抗感染药物是人类用来对付细菌、真菌、病毒、原虫、寄生虫感染的有力武器。

世界范围内抗菌药物不合理使用由来已久，由此导致的细菌耐药日益严重，我国的情况更为严峻。随着抗菌药物在医疗、农业、养殖、畜牧等各个领域的广泛使用和滥用，细菌耐药性在不断增强，细菌耐药导致患者治疗失败、医疗费用增加、病死率上升，耐药菌的进一步发展可能使人类重新面临感染性疾病的威胁。我国政府积极响应世界卫生组织的倡导，从2011年4月起开展了抗菌药物合理使用专项整治活动。

抗菌药物治疗性应用如下。

1. 经验用药 抗菌治疗的药物选择是临床上最困难的用药决策。抗菌药物的经验治疗在临床中占有重要的地位和积极的作用。特别是在许多情况下，病情不允许耽误，用哪一类、哪一种抗菌药物，细菌对所选药物是否敏感，抗菌药物的用药剂量、用药途径是否合适，药物能否达到感染部位，是否要联合用药等一系列困扰临床医生的问题需在短时间内做出决策。

首先判断：患者是单纯病毒感染或单纯真菌感染，还是细菌感染。如是单纯病毒感染或单纯真菌感染，无需使用抗细菌药物；考虑为细菌感染时立即采取经验治疗。

（1）合理选用抗菌药物 根据临床特点尽快判断感染部位的

常见病原菌，确定选取何种抗感染药物。首先要了解患者先前是否使用过抗菌药物与否，本地区甚至本医院的耐药情况如何（近期耐药性监测结果），对候选抗菌药物的抗菌谱、组织穿透性、药代动力学和药效学特征、耐药性、安全性和经济性等有所了解，结合患者的生理状态（高龄、幼、孕、哺、未成年）和病理生理状态（肝、肾功能、免疫缺陷等）、既往用药情况及过敏史等确定抗菌药物。应特别注意能留取标本的一定在用药前留取！当常规检查结果出来之后，肝、肾功能不全患者需要根据肝、肾功能调整剂量；密切观察抗感染药物的治疗效果，在有病原学检查结果时，要注意所使用的药物是否对病原体敏感，观察感染的局部症状是否好转，如局部功能障碍是否逐渐好转，分泌物是否减少，伤口是否逐渐愈合等。若经验治疗效果不佳，此时病原学结果就可以作为选用作用强的敏感抗感染药物的重要参照，转入目标治疗。虽然临床上许多感染性疾病可以通过经验性治疗治愈，但在不同的时间、地域、致病菌的构成、种类和药物敏感性有着很大差异，临床还需重视病原学的检查，然后根据用药效果，尽快判断经验性治疗方案的有效性，参照细菌学检查结果针对性选用作用强的敏感抗菌药物，进行目标治疗。在感染诊断明确，有病原体及药物敏感试验结果时，要优先使用敏感、窄谱、低毒性、价廉、半衰期长的药物。

（2）采用正确的给药途径 对于严重感染采取静脉给药，轻症感染时采用口服给药。

（3）选择给药剂量、给药间隔 给药剂量、间隔根据患者综合情况和药物的 PK/PD 参数，对于浓度依赖型、时间依赖且半衰期短、时间依赖且具抗菌后效应的抗感染药物采用不同的给药方案，对于 β-内酰胺类应每天 2~3 次给药；氨基糖苷类、喹诺酮类、两性霉素 B 等属浓度依赖型药物，且前两类具有确切的抗菌后效应，可日剂量一次给药（重症感染例外），疗效不变或有所增加而耳毒性、肾毒性明显减少。

（4）适当的疗程 疗程的长短取决于病原菌、治疗反应、伴发疾病及并发症。一般宜用至体温正常、症状消退后 3~4 天，对于某些特殊感染如败血症、感染性心内膜炎、溶血性链球菌咽炎则需较长时间方能彻底治愈，以防复发。

2. 联合使用抗菌药　联合用药的目的在于增加抗菌效果，减少不良反应，减缓细菌耐药性。单一药物可有效治疗的不需联合用药。仅在以下情况考虑联合使用抗感染药物：①病因尚未查明的严重感染；②单一抗感染药物不能控制的需氧菌及厌氧菌混合感染；③单一抗感染药物不能有效控制的感染性心内膜炎或败血症等重症感染；④需长程治疗，但病原菌易对某些抗感染药物产生耐药性的感染，如深部真菌病；⑤由于药物协同抗菌作用，联合用药以减少毒性大的抗感染药物剂量，从而减少其毒性反应。

第一节　抗　菌　药

一、青霉素类药

青　霉　素
Benzylpenicillin

【适应证】用于敏感细菌所致各种感染，如脓肿、菌血症、肺炎和心内膜炎等。

【用法用量】肌内注射：每天 80 万～200 万 U，分 3～4 次给药；静脉滴注：每天 200 万～2000 万 U，分 2～4 次给药。

【操作要点】

1. 肌内注射　每 50 万单位溶解于 1ml 灭菌注射用水中，超过 50 万单位则需加灭菌注射用水 2ml，不应以 0.9% 氯化钠注射液为溶剂。

2. 静脉滴注　给药速度不能超过每分钟 50 万单位，以免发生中枢神经系统毒性反应。

3. 皮肤试验方法

（1）配制

第一步，本品钾盐或钠盐以 0.9% 氯化钠注射液配制成为 20 万 U/ml 的青霉素溶液（80 万 U/瓶，注入 4ml 氯化钠注射液即成）。

第二步，取每 20 万 U/ml 的溶液 0.1ml，加 0.9% 氯化钠注射液至 1ml，成为 2 万 U/ml。

第三步，取 2 万 U/ml 溶液 0.1ml，加 0.9% 氯化钠注射液至 1ml，成为 2000U/ml 溶液。

第四步，取 2000U/ml 溶液 0.25ml，加 0.9% 氯化钠注射液至 1ml，成为 500U/ml 的皮试溶液。

（2）试验

①用 75% 乙醇消毒前臂屈侧腕关节上约 3～5cm 处皮肤。

②抽取皮试液 0.1ml（含青霉素 50U），作皮内注射成一皮丘（儿童注射 0.02～0.03ml）。

③等 20 分钟后，如局部出现红肿，直径大于 1cm 或局部红晕或伴有小水疱者为阳性。

④对可疑阳性者，应在另一前臂用 0.9% 氯化钠注射液做对照试验。

（3）皮试时注意事项

①极少数高敏患者可在皮肤试验后数秒至数分钟内出现过敏性休克，应立即按照过敏性休克的抢救方法进行救治。

②皮试液的含药量要准确，配制后在冰箱保存不应超过 24 小时。

③药物更换批号或停药 3 天以上，须重新做皮肤敏感性试验。

【不良反应】

1. 过敏反应　本品过敏反应较常见，包括荨麻疹等各类皮疹、白细胞减少、间质性肾炎、哮喘发作等和血清病型反应；过敏性休克偶见。

2. 毒性反应　少见，但本品大剂量静脉滴注或鞘内给药时，可因脑脊液药物浓度过高导致抽搐、肌肉阵挛、昏迷及严重精神症状等（青霉素脑病）。

3. 赫氏反应和治疗矛盾　用本品治疗梅毒、钩端螺旋体病等疾病时可由于病原体死亡致症状加剧，称为赫氏反应；治疗矛盾也见于梅毒患者，系治疗后梅毒病灶消失过快，而组织修补相对较慢或病灶部位纤维组织收缩，妨碍器官功能所致。

4. 二重感染 可出现耐青霉素金葡菌、革兰阴性杆菌或念珠菌等二重感染。

5. 其他 应用大剂量可因摄入大量钠盐而导致心力衰竭。

【应急措施】一旦发生过敏反应，必须就地抢救，遵医嘱立即给予患者肌内注射0.1%肾上腺素注射液0.5～1ml，必要时以5%葡萄糖注射液或0.9%氯化钠注射液稀释后做静脉注射。临床指征无改善者，半小时后重复1次。心跳停止者，肾上腺素注射液可做心内注射，同时静脉滴注大剂量肾上腺皮质激素，并补充血容量；血压持久不升者给予多巴胺等血管活性药。出现血管神经性水肿或荨麻疹时，给予异丙嗪或苯海拉明等抗组胺药。有呼吸困难者予以氧气吸入或人工呼吸，喉头水肿明显者，应及时行气管切开。

【用药宣教】

1. 告知患有哮喘、湿疹、枯草热、荨麻疹等过敏性疾病的患者最好不用本品。

2. 详细询问患者共用药物，告知患者氯霉素、红霉素、四环素类、磺胺药等可干扰本品的杀菌活性，降低本品疗效，故不宜合用；丙磺舒、阿司匹林、吲哚美辛、保泰松、磺胺药可减少青霉素类在肾小管的排泄，使青霉素类不良反应可能增加，必须联用时应密切注意。

3. 告知哺乳期妇女患者用药时宜暂停哺乳。

4. 告知大剂量应用本品的患者应按时定期抽血检测血清钾或钠。

5. 告知患者本品可干扰多项医学诊断，如硫酸铜尿糖试验、葡萄糖酶尿糖试验、钠测定值增高、AST或ALT升高，在进行医学诊断前告知诊断医师正在接受本品治疗。

阿莫西林

Amoxicillin

【适应证】阿莫西林用于敏感细菌（不产β-内酰胺酶菌株）所致的感染，如大肠埃希菌、奇异变形杆菌或粪肠球菌所致的泌尿生殖道感染。

【用法用量】

1. 口服　每次 0.5g，每 6～8 小时 1 次，每天剂量不超过 4g。

2. 肌内注射或静脉滴注　每次 0.5～1g，每 6～8 小时 1 次。

【操作要点】

1. 注射液要现用现配。

2. 本品与氨基糖苷类药（如庆大霉素、卡那霉素）、环丙沙星、培氟沙星等药属配伍禁忌，联用时不可置于同一容器中。

【不良反应】

1. 过敏反应　可出现药物热、荨麻疹、皮疹等过敏反应。

2. 消化系统　多见腹泻、恶心、呕吐等症状，偶见假膜性结肠炎等胃肠道反应。

3. 血液系统　偶见嗜酸粒细胞增多、白细胞减少、血小板减少、贫血等。

4. 皮肤黏膜反应　偶见斑丘疹、渗出性多形性红斑、Lyell综合征、剥脱性皮炎。

5. 肝、肾功能紊乱　少数患者用药后偶见血清氨基转移酶轻度升高、急性间质性肾炎。

6. 中枢神经系统　兴奋、焦虑、失眠、头晕以及行为异常等中枢神经系统症状。

7. 其他　长期使用本品可出现由念珠菌或耐药菌引起的二重感染；静脉注射量大时可见惊厥、嗜酸性粒细胞增多。

【应急措施】参见青霉素过敏反应的救治。

【用药宣教】

1. 告知患者本品口服制剂宜饭后服用，以减轻胃肠道反应。

2. 告知患者在治疗期间或治疗后出现严重持续性腹泻（可能是假膜性肠炎）时，必须停药。

3. 告知患者本品可以与牛奶等食物同服。

4. 告知患者在服用本品期间不要吃高纤维食品，如燕麦、芹菜、胡萝卜等。

5. 告知患者若患有传染性单核细胞增多症不宜使用本品。

哌拉西林

Piperacillin

【适应证】主要用于铜绿假单胞菌和各种敏感革兰阴性杆菌所致的严重感染。与氨基糖苷类联合应用，亦可用于有中性粒细胞减少症等免疫缺陷患者的感染。

【用法用量】肌内注射时，以灭菌注射用水配制成 1g/2.5ml 的浓度。每个肌内注射部位每次肌内注射量不可超过 2g。静脉滴注时，将 1g 静脉注射液再稀释至 50～100ml，于 20～30 分钟内滴入。

【操作要点】

1. 使用本品前必须做皮肤过敏试验，可用青霉素皮试液作皮试，阳性反应者禁用。

2. 注射液要现用现配。

3. 与氨基糖苷类药（如庆大霉素、卡那霉素）、环丙沙星、培氟沙星等药有配伍禁忌，联用时不可置于同一容器中。

【不良反应】本品过敏反应的发生和严重程度均低于青霉素。

1. 注射局部引起静脉炎或局部红肿。

2. 消化系统反应有腹泻、恶心、呕吐，少见肝功能异常、胆汁淤积性黄疸等。

3. 可致皮疹。

4. 偶见过敏性休克。

5. 神经系统可见头痛、头晕、乏力等。

6. 少见肾功能异常，白细胞减少及凝血功能障碍。

【应急措施】参见青霉素过敏反应的抢救。

【用药宣教】

1. 详细询问患者是否有无出血史，告知溃疡性结肠炎、克罗恩病或假膜性结肠炎者慎用本品。

2. 告知患者用药期间注意观察注射部位是否出现静脉炎或局部红肿。

3. 告知患者用药期间注意观察消化系统反应，如腹泻、恶心、呕吐及胆汁淤积性黄疸等。

4. 告知患者长期用药应注意检查肝、肾功能。

美洛西林

Mezlocillin

【适应证】用于治疗铜绿假单胞菌及其他敏感革兰阴性杆菌所致的下呼吸道感染、尿路感染、生殖系统感染及血流感染、脑膜炎等。

【用法用量】肌内注射临用前加灭菌注射用水溶解，静脉注射通常加入5%葡萄糖氯化钠注射液或5%～10%葡萄糖注射液溶解后使用。肌内注射每天2～4次，静脉滴注按需要每6～8小时1次，其剂量根据病情而定，严重者可每4～6小时静脉注射1次。每天2～6g，严重感染者可增至8～12g，最大可增至15g。

【操作要点】

1. 使用本品前必须做皮肤过敏试验，可用青霉素皮试液作皮试，阳性反应者禁用。

2. 用药时需严格掌握静脉注射时间，0.5g剂量的注射时间为15～20分钟；早产儿和新生儿要延长输注时间。肾功能不全患者给药间隔时间应大于12小时。

3. 以5%葡萄糖注射液稀释本品时，在20℃以下，24小时内超过10%的本品会分解。本品稀释溶液在冰箱内保存不得超过24小时。

4. 本品与酸性溶液（pH＜4.5）、碱性溶液（pH＞8.0）有配伍禁忌。

5. 本品与阿米卡星、乙胺碘呋酮、诺氟沙星、非格司亭、庆大霉素、柔红霉素、卡那霉素、哌替啶、新霉素等药有配伍禁忌。

【不良反应】

1. 本品不良反应与羧苄西林相似，但高钠血症、低钾血症以及出血时间延长均较后者少见。

2. 以变态反应较为多见，有皮疹、药物热、嗜酸粒细胞增多等。腹泻、恶心、呕吐等胃、肠道反应亦发生于少数患者，个别患者出现血清氨基转移酶升高和血小板减少、白细胞总数减少。

少数患者静脉给药时可发生血栓性静脉炎。

3. 可出现神经、肌肉过度应激，偶见癫痫发作的报道，偶见凝血功能障碍。

【应急措施】参见青霉素过敏反应的救治。

【用药宣教】

1. 告知哺乳期妇女应用本品时宜暂停哺乳。

2. 告知大剂量使用本品的患者应定期测定血钠浓度。

阿洛西林

Azlocillin

【适应证】用于敏感的革兰阴性菌及阳性菌所致的各种感染，以及铜绿假单胞菌感染，包括败血症、脑膜炎、心内膜炎、化脓性胸膜炎、腹膜炎，以及下呼吸道、胃肠道、胆道、肾及输尿管、骨及软组织和生殖器官感染，妇科、产科感染，外耳炎、烧伤、皮肤及手术感染。

【用法用量】静脉滴注，每天 6 ~ 10g，重症可增至每天 10 ~ 16g，分 2 ~ 4 次静脉滴注，溶媒宜用 5% 葡萄糖氯化钠注射液或 5% ~ 10% 葡萄糖注射液。

【操作要点】

1. 使用本品前必须做皮肤过敏试验，可用青霉素皮试液作皮试，皮试阳性反应者禁用。

2. 本品宜现配现用，静脉滴注时速度不宜过快。

3. 本品溶液呈碱性，与酸性注射液配伍容易出现白色絮状沉淀。

【不良反应】

1. 过敏反应　本品可致过敏性休克，用药前应作过敏试验。

2. 胃肠道反应　如恶心、呕吐、腹胀、腹泻、食欲不振等。

3. 静脉炎　大剂量应用可出现神经系统反应，如抽搐、痉挛、神志不清。

4. 其他　可见药物热等过敏反应，少见氨基转移酶升高、白色念珠菌继发感染。

【应急措施】参见青霉素过敏反应的救治。

【用药宣教】

1. 告知患者本品不宜与肝素、香豆素等抗凝药合用，也不宜与阿司匹林、布洛芬等非甾体类抗炎药合用，以免引起出血。

2. 告知需限制钠盐摄入的患者慎用。

3. 告知哺乳期妇女使用本品时宜暂停哺乳。

氨苄西林

Ampicillin

【适应证】用于敏感菌所致的呼吸道感染、胃肠道感染、尿路感染、皮肤及软组织感染、脑膜炎、血流感染及心内膜炎等。

【用法用量】

1. 口服　每次 0.25 ~ 0.75g，每天 4 次。

2. 肌内注射　每天 2 ~ 4g，分 4 次给药，用灭菌注射用水溶解。

3. 静脉滴注/静脉注射　每天 4 ~ 8g，分 2 ~ 4 次给药，重症感染者每天剂量可为 12g，每天极量 14g。

4. 肾功能不全者　肌酐清除率（Ccr）为 10 ~ 50ml/min 者，给药间隔为 6 ~ 12 小时；Ccr < 10ml/min 者，给药间隔为 12 ~ 24小时。

【操作要点】

1. 患者　用药前，必须先使用青霉素皮试液进行皮试。

2. 皮试　皮内注射皮试液 0.05 ~ 0.1ml，20 分钟后观察结果，阳性反应者禁用本品。但皮试阴性者不能排除出现过敏性休克的可能。

3. 配伍禁忌　硫酸阿米卡星、卡那霉素、庆大霉素、链霉素、磷酸克林霉素、盐酸林可霉素、多黏菌素甲磺酸钠、多黏菌素 B、氯霉素、红霉素乙基琥珀酸盐和乳糖酸盐、四环素类注射剂、新生霉素、肾上腺素、间羟胺、多巴胺、阿托品、盐酸肼屈嗪、水解蛋白、氯化钙、葡萄糖酸钙、维生素 B 族、维生素 C、含有氨基酸的营养注射剂、多糖（如右旋糖酐 40）和氢化可的松琥珀酸钠。

4. 溶剂 本品浓度越高,稳定性越差,药液稳定性易受温度及溶液 pH 的影响,故宜采用中性液体作为溶剂,且应现用现配。

5. 肌内注射溶液配制 分别溶解 125mg、500mg 和 1g 本品于 0.9~1.2ml、1.2~1.8ml 及 2.4~7.4ml 灭菌注射用水中。

6. 浓度 本品静脉滴注液的浓度不宜超过 30mg/ml。

【不良反应】【应急措施】参见"青霉素"。

【用药宣教】

1. 告知患者,口服本品不能以果汁、蔬菜汁及苏打水送服,建议空腹服药。

2. 用药期间如出现严重的持续性腹泻,可能为假膜性肠炎,应停药并进行确诊。

3. 长期或大量用药者应定期检查肝功能、肾功能、造血系统功能及血清钾、钠水平。怀疑为淋病伴梅毒损害者,用药前应进行暗视野检查,并至少在 4 个月内每月接受血清试验 1 次。

4. 余见"青霉素"。

二、头孢菌素类

头孢唑林
Cefazolin

【适应证】用于治疗敏感细菌所致的呼吸道感染、尿路感染、皮肤软组织感染、骨和关节感染、败血症、感染性心内膜炎、肝胆系统感染及眼、耳、鼻、喉科等感染,也可作为外科手术前的预防用药。

【用法用量】

1. 静脉注射、静脉滴注或肌内注射 每次 0.5~1g,每天 2~4 次,严重感染者可增至每天 6g。

2. 肾功能不全者 首剂 0.5g,根据 Ccr 给予不同的维持剂量,Ccr>50ml/min 时,可按正常剂量给药;Ccr 为 20~50ml/min 时,每 8 小时给予 0.5g;Ccr 为 10~20ml/min 时,每 12 小时给予 0.25g;Ccr<10ml/min 时,每 18~24 小时给予 0.25g。

3. 血液透析者 血液透析者应在透析后补加 0.25~0.5g。

【操作要点】

1. 溶液的配制

（1）肌内注射 每 0.5g 或 1g 头孢唑林钠分别加入 2ml 和 2.5ml 灭菌注射用水或 0.9% 氯化钠注射液中；

（2）静脉注射 每 0.5g 或 1g 溶于 10ml 灭菌注射用水中，3~5 分钟内缓慢静脉注射；

（3）静脉滴注 每 0.5g 或 1g 溶于 10ml 灭菌注射用水中，再以 100ml 稀释液稀释。

2. 保存 本品配制后宜避光保存，室温下不得超过 48 小时。本品受冷后可析出结晶，此时应置于 37℃ 加温使其溶解后应用。

3. 配伍禁忌 硫酸阿米卡星、庆大霉素、卡那霉素、妥布霉素、盐酸四环素、乳糖酸红霉素、硫酸多黏菌素 B、林可霉素、可溶性巴比妥类、氯化钙、葡萄糖酸钙、氨茶碱、盐酸苯海拉明及其他抗组胺药、磺胺异噁唑、利多卡因、间羟胺、去甲肾上腺素及琥珀胆碱等。

4. 静脉给药时，药液应充分稀释，选用细针头和较粗的静脉，注意更换静脉，以减少局部疼痛和静脉炎的发生。

【不良反应】

1. 可见过敏反应（皮疹、荨麻疹、红斑及药物热等）、恶心、呕吐、腹痛、腹泻、食欲减退、血红蛋白降低及血小板减少等，偶见假膜性肠炎、过敏性休克、暂时性肝功能异常、肾功能异常及溶血性贫血等。

2. 长期用药可导致二重感染；肾功能不全者大剂量给药可出现脑病反应。

3. 肌内注射或静脉给药时，可出现注射部位疼痛、硬结，大剂量或快速给药可出现灼热感及血管疼痛，严重者可致血栓性静脉炎。

【应急措施】

1. 如发现注射静脉疼痛并呈现条索状发红时，应停止输注，抬高患肢或热敷。

2. 出现过敏性休克的应急措施参见"青霉素"。

3. 药物过量时，给予对症治疗、大量饮水及补液等，也可血液透析以清除部分药物。

【用药宣教】

1. 本品乳汁中含量低，但哺乳期妇女用药时仍建议暂停哺乳。

2. 早产儿及 1 个月以下的新生儿不推荐应用本品。

3. 老年人应按肾功能适当减量或延长给药间期。

4. 对检验值及诊断有影响，如直接抗球蛋白试验呈阳性，硫酸铜法测尿糖呈假阳性，磺基水杨酸测尿蛋白呈阳性，Jaffe 反应测定血清及尿肌酸酐时可出现假性增高。

头孢硫脒

Cefathiamidine

【适应证】用于敏感菌所引起的呼吸系统、肝胆系统、五官、尿路感染及心内膜炎、败血症。

【用法用量】

1. 肌内注射　每次 0.5g ~ 1.0g，每天 4 次。

2. 静脉注射　每次 1g，每天 2 ~ 4 次。

【操作要点】临用前以灭菌注射用水或 0.9% 氯化钠注射液适量溶解，再用 0.9% 氯化钠注射液或 5% 葡萄糖注射液 250ml 稀释。药液宜现用现配，配制后不宜久置。

【不良反应】偶有荨麻疹、哮喘、皮肤瘙痒、寒战、高热、血管神经性水肿等，偶见治疗后非蛋白氮和谷丙转氨酶升高。

【应急措施】

1. 出现一般过敏反应　如荨麻疹，可使用抗过敏药物，如苯海拉明口服 25mg，每天 3 次；或应用氯苯那敏口服 4mg，每天 3 次。

2. 严重过敏现象　①立即皮下或静脉注射 0.1% 肾上腺素注射液 0.5 ~ 1ml，如不缓解，十几分钟后，可再次注射 0.1% 肾上腺素注射液 0.3 ~ 0.5ml。有条件者可静脉滴注 5% 葡萄糖或葡萄糖氯化钠注射液加氢化可的松 100 ~ 200mg；对血压急剧下降者，输液中加入升压药物如间羟胺或去甲肾上腺素。有条件者也可同时吸入氧气，使用脱敏药物如注射异丙嗪 25mg，或采用其他方法对症处理。②现场无输液条件时，可静脉注射25%葡萄糖60~80ml，静脉注射升压药物，但注射速度应缓慢。

【用药宣教】

1. 告知患者用药前必须先做皮试。本品可发生过敏性休克，用药后出现过敏反应或其他严重不良反应须立即停药并及时救治。

2. 肾功能不全的患者，应根据其轻重程度予以减量。

3. 本品可使接受抗人球蛋白试验（Coombs试验）的患者出现假阳性反应，还可干扰尿糖反应，使Benedict、Fehling和Clintest试验出现假阳性反应。孕妇于产前应用本品，其所生下的婴儿也可出现类似的阳性反应。

4. 几乎所有抗生素包括本品在使用时都有难辨梭状芽孢杆菌性腹泻的报道，根据病情严重程度可能为轻度腹泻至致命性结肠炎。

5. 告知孕妇怀孕早期应慎用，哺乳期妇女应慎用。

头孢呋辛

Cefuroxime

【适应证】用于敏感菌所致的各种感染，包括产科、妇科感染以及淋病等，尤其用于不宜用青霉素治疗的淋病。

【用法用量】静脉滴注，常用量为每次0.75g，每8小时给药1次，疗程为5~10天，对于生命受到威胁的严重感染或罕见敏感菌所引起的感染，可增加至每次1.5g，每天3次；可酌情增至每6小时给药1次，每天总量达3~6g。对于细菌性脑膜炎，使用剂量应每8小时不超过3.0g。对于单纯性淋病应肌内注射单剂量1.5g，可分注于两侧臀部。口服0.25g，每天2次，重症可服到每次0.5g。肾功能不全者，应根据肾功能不全的程度来调整用法与用量。

【操作要点】

1. 氨基糖苷类抗生素或强利尿药与头孢菌素联合用药可导致肾毒性。

2. 本品注射剂不能以碳酸氢钠溶液溶解，两者混合后溶液变色。

3. 本品注射剂不可与其他抗菌药在同一容器中给药。

4. 肾功能不全者应减少每天剂量，尤其是合并应用强效利尿药或氨基糖苷类抗生素治疗的患者应注意监测肾功能，特别是对接受高剂量的重症患者。

5. 本品能引起假膜性肠炎，对有胃肠道疾病史者，特别是溃疡性结肠炎、局限性结肠炎或抗生素相关性结肠炎患者，应警惕。

6. 少数患儿使用本品时出现轻、中度听力受损。

7. 本品注射剂与下列药物存在配伍禁忌：硫酸阿米卡星、庆大霉素、卡那霉素、妥布霉素、新霉素、盐酸金霉素、盐酸四环素、盐酸土霉素、多黏菌素甲磺酸钠、硫酸多黏菌素、葡萄糖酸红霉素、乳酸红霉素、林可霉素、磺胺异噁唑、氨茶碱、可溶性巴比妥类、氯化钙、葡萄糖酸钙、盐酸苯海拉明和其他抗组胺药、利多卡因、去甲肾上腺素、间羟胺、哌甲酯、琥珀酸胆碱等。与下列药物可能发生配伍禁忌：青霉素、甲氧西林、琥珀酸氢化可的松、苯妥英钠、丙氯拉嗪、维生素 B 族和维生素 C、水解蛋白等。

【不良反应】

1. 局部反应　如肌内注射部位疼痛、血栓性静脉炎等。

2. 胃肠道反应　如腹泻、恶心、假膜性结肠炎等。

3. 过敏反应　常见为皮疹、瘙痒、荨麻疹等。偶见过敏症、药物热、多形红斑、间质性肾炎、中毒性表皮剥脱性皮炎、斯－约综合征。

4. 血液　可见血红蛋白和红细胞压积减少，短暂性嗜酸粒细胞增多症，短暂性的中性粒细胞减少症及白细胞减少症等，偶见血小板减少症。

5. 肝功能　可见 ALT、AST、碱性磷酸酶、乳酸脱氢酶及血清胆红素一过性升高。

6. 其他　尚见呕吐，腹痛，结膜炎，阴道炎（包括阴道念珠球菌病），肝功能异常（包括胆汁淤积），再生障碍性贫血，溶血性贫血，出血，引发癫痫，凝血酶原时间延长，各类血细胞减少，粒细胞缺乏症等。

【应急措施】出现一般不良反应时，遵医嘱对症处理。出现过敏性休克时，参照青霉素过敏性休克的应急措施。

【用药宣教】

1. 告知患者本品与青霉素类有交叉过敏反应。对青霉素类药过敏者，慎用本品。有青霉素过敏性休克史者，不宜再选用本品。

2. 告知患者使用本品时，应注意监测肾功能，特别是对接受高剂量的重症患者。

3. 告知肾功能不全者应减少每天剂量。合并应用强效利尿药或氨基糖苷类抗生素治疗的患者应注意监测肾功能。

4. 告知患者本品能引起假膜性肠炎，对有胃肠道疾病史者，特别是溃疡性结肠炎、局限性结肠炎或抗生素相关性结肠炎患者，应警惕。

5. 告知患者本品可干扰多项医学诊断，如可干扰直接Coombs 实验结果，出现阳性反应；对 Benedict 试验、Fehling 试验或 Clintest tabets 试纸检查尿糖时会出现假阳性反应。

头孢西丁

Cefoxitin

【适应证】临床主要用于敏感菌所致的呼吸道感染、心内膜炎、腹膜炎、肾盂肾炎、尿路感染、败血症以及骨、关节、皮肤和软组织等感染。

【用法用量】每次 1 ~ 2g，每天 3 ~ 4 次，重症 1 天量可达 12g。

【操作要点】

1. 主要由肾排泄，偶可引起肾功能损害，对肾功能不全者应减量。

2. 与氨基糖苷类抗生素合用时，有协同抗菌作用，但会增加肾毒性。

3. 与呋塞米等强利尿剂合用时，可增加肾毒性。

4. 与丙磺舒合用时可延迟本品的排泄，升高本品的血药浓度及延长半衰期。

5. 本品可影响乙醇代谢，使血中乙醛浓度上升，导致双硫仑样反应（面部潮红、头痛、眩晕、腹痛、胃痛、恶心、呕吐、气促、心率加快、血压降低，以及嗜睡、幻觉等）。

6. 与阿米卡星、氨曲南、红霉素、非格司亭、庆大霉素、氢化可的松、卡那霉素、甲硝唑、新霉素、奈替米星、去甲肾上腺素等药物属配伍禁忌。

7. 不宜用大量输液稀释，药液宜现配现用，不宜配制后久置。

【不良反应】一般均呈暂时性及可逆性，主要的不良反应有如下。

1. 偶见恶心、呕吐、食欲下降、腹痛、腹泻、便秘等胃肠道反应。

2. 偶见皮疹、荨麻疹、红斑、药热等过敏反应；罕见过敏性休克症状。

3. 少数患者用药后可出现肝、肾功能异常。

4. 长期大剂量使用本品可致菌群失调，发生二重感染。还可能引起维生素 K、维生素 B 缺乏。

5. 肌内注射部位可能引起硬结、疼痛；静脉注射剂量过大或过快时可产生灼热感、血管疼痛，严重者可致血栓性静脉炎。

【应急措施】一旦发生过敏反应，必须就地抢救，遵医嘱立即给予患者肌内注射 0.1% 肾上腺素注射液 0.5～1ml，必要时以 5% 葡萄糖注射液或氯化钠注射液稀释后做静脉注射。

【用药宣教】

1. 告知孕妇及哺乳期妇女、早产儿、新生儿慎用本品。

2. 告知严重肝、肾功能不全患者长期用药时应常规监测肝、肾功能及血常规。

3. 告知患者偶见用药后可出现 ALT、AST、尿素氮、肌酸、肌酐升高。

4. 告知患者少数用药后可出现血色素降低，血小板、中性粒细胞减少，嗜酸粒细胞增多等。

5. 告知患者使用本品时，应用碱性酒石酸铜试液进行尿糖试验可呈假阳性。

6. 告知患者用药期间及用药后一周内应避免饮酒及口服或静脉输入含乙醇的药物。

7. 告知患者长期大剂量使用本品可致菌群失调，发生二重感染。还可能引起维生素 K、维生素 B 缺乏。

8. 告知患者肌内注射部位可能引起硬结、疼痛；静脉注射剂量过大或过快时可产生灼热感、血管疼痛，严重者可致血栓性静脉炎。

头孢替安

Cefotiam

【适应证】本品适应于治疗敏感菌所致术后感染，烧伤感染，皮肤软组织感染，骨和关节感染，呼吸系统感染，胆道感染，泌尿生殖系统感染，耳、鼻、喉感染，败血症，脑脊膜炎，腹膜炎等。

【用法用量】1 天常用量为 0.5～2g，分 2～4 次给予。严重感染如败血症可用至 1 天 4g。

【操作要点】

1. 做好发生休克时急救处置的准备，让患者保持安静状态，仔细观察。

2. 与氨基糖苷类抗生素、呋塞米等强利尿药合用可加重肾损害，同置于一个容器中给药可影响药物效价。

3. 为了避免大剂量静脉给药时偶尔引起的血管痛、血栓性静脉炎，应注意注射液的配制、注射部位、注射法等，并尽量减慢注射速度。

4. 溶解后的药液应立即使用，若必须贮存应在 8 小时内用完，药液颜色可能随着时间的延长而加深。

5. 给药期间应定期做肝、肾功能及血常规等检查。

【不良反应】

1. 休克　偶有发生休克症状，给药后应注意观察，若发生感觉不适、口内感觉异常、喘鸣、眩晕、排便感、耳鸣、出汗等症状，应停止给药。

2. 过敏性反应　若出现皮疹、荨麻疹、红斑、搔痒、发热、淋巴结肿大、关节痛等过敏性反应时应停止给药并做适当处置。

3. 肾脏　偶尔出现急性肾衰竭等严重肾障碍，应定期实行检查，出现异常情况时中止给药，并做适当处置。

4. 血液系统　有时出现红细胞减少，粒细胞减少，嗜酸性粒细胞增多，血小板减少，偶尔出现溶血性贫血。

5. 肝脏　有时出现 ALT、AST、碱性磷酸酶增高，偶尔出现胆红素、乳酸脱氢酶、γ–GGT 增高。

6. 消化系统　偶尔出现假膜性肠炎等伴随带血便症状的严重结肠炎。

7. 呼吸系统　偶尔发生伴随发热、咳嗽、呼吸困难、胸部 X线异常、嗜酸性粒细胞增多等间质性肺炎的症状，若出现上述症状，应停药并采取注射肾上腺皮质激素等适当处置。

8. 中枢神经系统　对肾功能不全患者大剂量给药时有时可出现痉挛等神经症状。

9. 菌群失调　偶尔出现口腔炎、念珠菌症。

10. 维生素缺乏症　偶尔出现维生素 K 缺乏症（低凝血酶原血症、出血倾向等）、维生素 B 族缺乏症（舌炎、口腔炎、食欲不振、神经炎等）。

11. 其他　偶尔引起头晕、头痛、倦怠感、麻木感等。

【应急措施】出现过敏性休克时，参照青霉素过敏休克的应急措施。

【用药宣教】

1. 告知患者给药期间定期做肝功能、肾功能、血常规等检查。

2. 经口摄取不良或采取非经口摄取营养的患者、高龄者、全身状态不佳者因可能出现维生素 K 缺乏症，要充分进行观察。

3. 告知患者本品偶尔可引起口腔炎、念珠菌症。

4. 告知患者本品偶尔发生伴随发热、咳嗽、呼吸困难、胸部 X 线异常、嗜酸性粒细胞增多等症状的间质性肺炎。若出现上述症状，应停药并告知医务人员。

5. 告知患者本品可对临床化验值产生影响，如检查尿糖有时出现假阳性反应，直接库姆斯试验阳性。

头孢噻肟

Cefotaxime

【适应证】用于敏感细菌所致的肺炎及其他下呼吸道感染、尿路感染、脑膜炎、败血症、腹腔感染、盆腔感染、皮肤软组织感染、生殖道感染、骨和关节感染等。

【用法用量】中度感染，每次1g，每12小时1次；严重感染每天8～12g，分3～4次给药。

【操作要点】

1. 肌内注射剂量超过2g时，应换不同部位注射。

2. 有胃肠道疾病或肾功能不全者慎用。

3. 大剂量本品与强利尿药及氨基糖苷类抗生素联合应用时，用药期间应随访肾功能。

4. 本品与氨基糖苷类药物不可同瓶滴注，不能与碳酸氢钠注射液混合。

【不良反应】

1. 有皮疹和药物热、静脉炎、腹泻、恶心、呕吐、食欲不振等。

2. 碱性磷酸酶或血清氨基转移酶轻度升高，暂时性血尿素氮和肌酐升高等。

3. 少见白细胞减少、酸性粒细胞增多或血小板减少。

4. 偶见头痛、麻木、呼吸困难和面部潮红。

5. 极少数患者可发生黏膜念珠菌病。

【应急措施】出现皮疹和静脉炎及胃肠道症状时，对症处理；出现过敏性休克时，参照青霉素过敏性休克的应急抢救。

【用药宣教】

1. 告知患者本品有交叉过敏反应，对一种头孢菌素或头霉素过敏者对其他头孢菌素类或头霉素也可能过敏。对青霉素或青霉胺过敏者也可能对本品过敏。

2. 详细询问患者有无胃肠道疾病史或肾功能损伤存在，告知有胃肠道疾病或肾功能不全者慎用本品。

3. 告知患者可有皮疹、头晕、耳鸣、发热、腹泻、呕吐、全身不适等症状，多停药后缓解。

4. 告知哺乳期妇女应用本品时宜暂停哺乳。

5. 告知患者本品可干扰多项医学诊断：患者库姆斯试验可出现阳性；孕妇产前应用本品，此反应可出现于新生儿。用硫酸铜法测定尿糖可呈假阳性。血清碱性磷酸酶、血尿素氮、ALT、AST 或血清乳酸脱氢酶值可增高。

头孢曲松

Ceftriaxone

【适应证】主要用于敏感菌感染的脑膜炎、肺炎、皮肤软组织感染、腹膜炎、泌尿系统感染、淋病、肝胆感染、外科创伤、败血症及生殖器感染等，已作为治疗淋病的第一线药物。

【操作要点】

1. 本品不能加入哈特曼氏以及林格氏等含有钙的溶液中使用。

2. 与含钙剂或含钙产品合并用药有可能导致致死性不良事件。

3. 应选择臀部大肌群缓慢深部注射，并注意每次更换注射部位。

4. 静脉给药时，注意更换穿刺静脉，防止发生静脉炎。

5. 给药期间，注意监测血常规、血红蛋白及肝、肾功能，并注意观察和随访用药后的不良反应。

6. 注意观察用药局部的改变。肌内注射时，注射部位可能引起硬结、疼痛；静脉给药时，如剂量过大或速度过快可产生灼热感、血管疼痛，严重者可致血栓性静脉炎。

7. 长期用药易引起菌群失调所致的假膜性肠炎，尤其是慢性疾病患者、体弱者、老年人及腹部手术者更易发生，给药期间注意是否发生腹痛、频繁腹泻等假膜性肠炎症状以及念珠菌二重感染的早期症状。

8. 长期或大剂量应用可使肠道产生维生素 K 的细菌减少，并可致低凝血因子 II 血症，给药期间应监测凝血常规变化，同时还应观察和随访有无出血征象。

【用法用量】

1. 肌内注射　每次 1g，每天 1 次，1g 溶于 3.5ml 利多卡因注射液（1%）中，供深部肌内注射（以 1% 利多卡因注射液溶解的该药禁用于静脉注射）。

2. 静脉注射　每次 1g，每天 1 次，溶于注射用水 10ml 中，缓缓静脉注射，一般需 2 ～ 4 分钟。

3. 静脉滴注　每天 2g，溶于 0.9% 氯化钠注射液、5% 或 10% 葡萄糖注射液或右旋糖酐注射液 40ml 中，约 10 ～ 15 分钟内滴入。

4. 治疗淋病的治疗方案　1 次单剂肌内注射 0.25g 即可。另外加口服多西环素 0.1g，每天 2 次，共口服 5 ～ 7 天。

【不良反应】

1. 过敏反应　皮疹、瘙痒、发热、支气管痉挛和血清病等。

2. 胃肠道反应　腹泻、恶心、呕吐、腹痛、结肠炎、胀气、味觉障碍和消化不良。

3. 注射部位　疼痛或静脉炎。

4. 血液系统反应　偶见嗜酸性粒细胞增多，血小板减少、白细胞减少或出血。

【应急措施】

1. 患者的血常规，血红蛋白，肝、肾功能等检查值明显异常，或出现药物热、多形红斑、血清病样反应的征兆，以及支气管痉挛症状，立即停药，及时对症处理。

2. 如出现皮肤淤血或瘀斑、牙龈出血、鼻出血等，立即停药，并服用适量维生素 K。

3. 一旦发生过敏反应，及时停药，补充液体，可遵医嘱口服或注射抗组胺药物、糖皮质激素和钙剂进行常规抗过敏处理，症状仍不能控制的，可考虑采用糖皮质激素冲击疗法。

4. 若出现过敏性休克的前驱症状，马上停药，患者立即取头低仰卧位，做好抢救准备。抢救方法：保持气道通畅，给予吸氧、肾上腺素及糖皮质激素等治疗。同时，严密监护心电、血压，监测并维持水、电解质、血糖、血气的稳定，记录每小时尿量。

5. 若出现双硫仑样反应，让患者卧床休息，并给予对症处理。反应严重时，立即采取抢救措施，如维持血压、抗休克，必要时行人工给氧、静脉输液，给了大量维生素 C，并注意测定血钾、血镁浓度，及时纠正低血钾、低血镁。

6. 若出现假膜性肠炎，立即停药，可给予甲硝唑口服，无效时可口服万古霉素。

7. 如出现血栓性静脉炎征象，应停止使用此静脉，并抬高患肢，活动局部，给予轻柔按摩或热敷，必要时局部涂多磺酸多糖。

【用药宣教】

1. 告知有青霉素过敏性休克或即刻反应的患者，不宜再选用头孢菌素类。

2. 告知有胃肠道疾病史者，特别是溃疡性结肠炎、局限性肠炎或抗生素相关性结肠炎（头孢菌素类很少产生假膜性肠炎）者应慎用本品。

3. 告知患者给药期间严密监测血常规及肝、肾功能。

4. 告知患者用药期间及停药 3～5 天内应避免饮酒及含乙醇的饮料，以免引起双硫仑样反应。

头孢哌酮

Cefoperazone

【适应证】临床上用于各种敏感菌所致的呼吸道、泌尿道、腹膜、胸膜、皮肤和软组织、骨和关节、五官等部位的感染，还可用于败血症和脑膜炎等。

【用法用量】1～2g，每 12 小时 1 次，每天 2～4 次。严重感染可增至 1 次 4g，每 12 小时 1 次。

【操作要点】

1. 对头孢菌素类过敏及有青霉素过敏休克和即刻反应史者禁用本品。

2. 肝病和（或）胆道梗阻患者，剂量需适当调整，且应进行血药浓度监测。如不能进行血药浓度监测时，每天给药剂量不应超过 2g。

3. 本品与氨基糖苷类抗生素联合使用时，不宜置于同一针筒或输液瓶中。

【不良反应】

1. 过敏反应引起的主要症状是斑丘疹、荨麻疹、药物热等，有药物过敏史者容易发生。

2. 偶有血清转氨酶和碱性磷酸酶短暂升高，胃肠道反应一般较轻，如稀便、腹泻等。

3. 本品可导致低凝血酶原血症，偶有出血发生，必要时给予维生素 K。

4. 本品在胆汁中的含量较高，易使肠道菌群失调。

【应急措施】同头孢曲松。

【用药宣教】

1. 详细询问患者是否有青霉素类药物过敏史，以免发生过敏反应。

2. 告知患者用药期间及停药后 3～5 天内不宜饮酒及服用含乙醇的饮品。

3. 告知严重肾功能不全者慎用本品。

4. 告知孕妇、婴幼儿慎用本品。

5. 告知患者本品可干扰体内维生素 K 的代谢，造成出血倾向，大剂量用药时尤应注意。

6. 告知患者本品尚可改变血常规，造成肝、肾损害和导致胃肠道反应。

头孢唑肟

Ceftizoxime

【适应证】用于敏感菌所致的下呼吸道感染、尿路感染、腹腔感染、盆腔感染、败血症、皮肤软组织感染、骨和关节感染、肺炎链球菌或流感嗜血杆菌所致的脑膜炎和单纯性淋病。

【用法用量】

1. 常用量　每次 1～2g，每 8～12 小时 1 次；严重感染者的剂量可增至每次 3～4g，每 8 小时 1 次。治疗非复杂性尿路感染时，每次 0.5g，每 12 小时 1 次。

2. 肾功能不全者　肾功能不全的患者需根据其严重程度调整剂量。在给予 0.5～1g 的首次负荷剂量后，轻度肾功能不全的患者（Ccr 为 50～79ml/min）常用剂量为每次 0.5g，每 8 小时 1 次，严重感染时每次 0.75～1.5g，每 8 小时 1 次；中度肾功能不全的患者（Ccr 为 5～49ml/min）常用剂量为每次 0.25～0.5g，每 12 小时 1 次，严重感染时每次 0.5～1g，每 12 小时 1 次；重度肾功能不全需透析的患者（Ccr 为 0～4ml/min）常用剂量为每次 0.5g，每 48 小时 1 次或每次 0.25g，每 24 小时 1 次，严重感染时每次 0.5～1g，每 48 小时 1 次或每次 0.5g，每 24 小时 1 次。血液透析患者透析后可不追加剂量，但需在透析结束时按上述给药剂量和时间给药。

【操作要点】

1. 拟用本品前必须详细询问患者先前有否对本品、其他头孢菌素类、青霉素类或其他药物的过敏史。对本品及其他头孢菌素过敏者禁用。

2. 重度肾功能不全的患者，进食困难或非经口摄入营养的患者，全身状态低下的患者，高龄患者均须慎用。

3. 大量静脉注射可引起血管痛及血栓性静脉炎，故宜减慢注射速度。

4. 与香豆素类药合用时，有增强香豆素类药作用的可能。

5. 与呋塞米等利尿药、其他头孢菌素与氨基糖苷类抗生素联合应用时有肾毒性。

6. 本品溶解后在室温下放置不宜超过 7 小时，冰箱中放置不宜超过 48 小时。

【不良反应】

1. 皮疹、瘙痒和药物热等过敏反应、腹泻、恶心、呕吐、食欲不振等。

2. 碱性磷酸酶、血清氨基转移酶轻度升高，暂时性血胆红素、血尿素氮和肌酐升高等。

3. 少见贫血（包括溶血性贫血）、白细胞减少、嗜酸性粒细胞增多或血小板减少。

4. 偶见头痛、麻木、眩晕、维生素 K 和维生素 B 缺乏症、过敏性休克。

5. 极少数患者可发生黏膜念珠菌病。

6. 注射部位烧灼感、蜂窝织炎、静脉炎（静脉注射者）、疼痛、硬化和感觉异常等。

【应急措施】 一旦发生过敏反应，必须就地抢救，遵医嘱立即给予患者肌内注射 0.1% 肾上腺素注射液 0.5 ~ 1ml，保持呼吸道通畅、吸氧等紧急措施。

【用药宣教】

1. 详细询问患者是否对本品、其他头孢菌素类、青霉素类或其他药物有过敏史，如以往发生过青霉素休克的患者，则不宜再选用本品。必要时可作皮试。

2 告知患者本品有胃肠道反应，如恶心、呕吐、腹泻等。有胃肠道疾病病史者，特别是结肠炎患者应慎用。

3. 告知患者易发生支气管哮喘、皮疹、荨麻疹等过敏性体质者慎用。

4. 告知不能很好进食或非经口摄取营养者、高龄者、恶液质等患者应慎用。

5. 告知患者应用本品时应注意肾功能，特别是大剂量治疗的重症患者。

6. 告知患者过长时间应用本品可导致不敏感微生物的过度繁殖，需要严密观察，一旦发生二重感染，需采取相应措施。

7. 告知患者可发生眩晕、头痛等反应。

8. 告知患者每次大剂量静脉注射时可引起血管痛、血栓性静脉炎，应尽量减慢注射速度以防其发生。

9. 告知患者本品可干扰多项医学诊断，如库姆斯试验可出现阳性。用 Benedict、Fehling 及 Clinitest 试剂检查尿糖可呈假阳性。血清碱性磷酸酶、血尿素氮、ALT、AST 或血清乳酸脱氢酶值可增高。

头孢他啶

Ceftazidime

【适应证】 用于敏感革兰阴性杆菌所致的败血症、下呼吸系感染、腹腔胆系感染、复杂性尿路感染和严重皮肤软组织感染。可用于治疗单纯的感染或由两种以上敏感菌引起的混合感染。

【用法用量】

1. 常用量　①败血症、下呼吸道感染、胆道感染等，每天 4~6g，分 2~3 次静脉滴注或静脉注射，疗程 10~14 天。②泌尿系统感染和重度皮肤软组织感染等，每天 2~4g，分 2 次静脉滴注或静脉注射，疗程 7~14 天。对于轻度尿路感染，每 12 小时 0.5~1g 即已足够。③对于某些危及生命的感染、严重铜绿假单胞菌感染和中枢神经系统感染，可酌情增量至每天 0.15~0.2g/kg，分 3 次静脉滴注或静脉注射。

2. 肾功能不全的患者　因本品主要经肾脏排泄，对肾功能不全患者应减量使用，可根据 Ccr 来计算合适的给药剂量。透析后患者应重复适当维持剂量。

【操作要点】

1. 静脉给药时应快速静脉滴注或缓慢静脉推注，不宜作快速静脉推注。

2. 肌内注射不宜用于早产儿、新生儿、6 岁以下幼儿及对利多卡因或酰胺类局部麻醉药过敏者。

3. 本品不可与氨基糖苷类抗生素在同一容器中给药。与万古霉素混合可发生沉淀。

4. 本品与氨基糖苷类抗生素或呋塞米等强利尿剂合用时需严密观察肾功能，以避免肾损害的发生。

5. 本品在碳酸氢钠溶液中的稳定性较在其他溶液中为差。

6. 有黄疸的新生儿或有黄疸严重倾向的新生儿禁用。

7. 本品与下列药物有配伍禁忌：硫酸阿米卡星、庆大霉素、卡那霉素、妥布霉素、新霉素、盐酸金霉素、盐酸四环素、盐酸土霉素、多黏菌素甲磺酸钠、硫酸多黏菌素 B、葡萄糖酸红霉素、乳糖酸红霉素、林可霉素、磺胺异噁唑、氨茶碱、可溶性巴比妥类、氯化钙、葡萄糖酸钙、盐酸苯海拉明和其他抗组胺药、利多卡因、去甲肾上腺素、间羟胺、哌甲酯、琥珀胆碱等。偶亦可能与下列药物发生配伍禁忌：青霉素、甲氧西林、琥珀酸氢化可的松、苯妥英钠、丙氯拉嗪、维生素 B 族和维生素 C、水解蛋白。

【不良反应】

1. 过敏反应　以皮疹、荨麻疹、红斑、药热、支气管痉挛和血清病等过敏反应多见，少见过敏性休克症状。

2. 消化道反应　少数患者有恶心、呕吐、食欲下降、腹痛、腹泻、胀气、味觉障碍等胃肠道症状，偶见假膜性肠炎。

3. 血液学改变　少数患者用药后可出现中性粒细胞减少、嗜酸粒细胞增多。

4. 肝毒性　少数患者用药后可出现一过性肝酶升高。

5. 肾毒性　少数患者用药后偶可出现尿素氮、肌酸、肌酐升高。

6. 中枢神经反应　用药后偶见头痛、眩晕、感觉异常等中枢神经反应的症状；少见癫痫发作。

7. 二重感染　少数患者长期应用本品可导致耐药菌的大量繁殖，引起菌群失调，发生二重感染。偶见念珠菌病（包括鹅口疮、阴道炎等）。

8. 双硫仑样反应　应用本品期间饮酒或接受含乙醇药物者可出现双硫仑样反应（患者面部潮红、头痛、眩晕、腹痛、胃痛、恶心、呕吐、气促、心率加快、血压降低、嗜睡、幻觉等）。

9. 其他　少数患者长期应用本品可能引起维生素 K、维生素 B 缺乏。肌内注射时，注射部位可能引起硬结、疼痛；静脉给药时，如剂量过大或速度过快可产生血管灼热感、血管疼痛，严重者可致血栓性静脉炎。

【应急措施】如遇休克反应，可按青霉素过敏性休克处理方法进行处理。

【用药宣教】

1. 详细询问患者是否对青霉素类药有过敏史，使用本品时须进行皮试，对头孢菌素类抗生素过敏的患者禁用本品。

2. 告知患者在治疗期间及停药后 1 周内应避免饮酒、口服或静脉输入含乙醇的药物。

3. 告知患者应用本品可出现过敏反应，主要是红斑及荨麻疹、瘙痒、药物热，偶有血管神经性水肿、气喘和低血压。

4. 告知患者用药期间可出现恶心、呕吐及腹泻等胃肠道反应。

5. 告知患者血清氨基转移酶可轻度升高。

6. 告知患者局部肌内注射部位可引起疼痛，静脉注射可引起静脉炎或血栓性静脉炎。

7. 告知患者使用本品少有头痛、眩晕、感觉失常等神经系统反应。

头孢吡肟

Cefepime

【适应证】用于治疗各种细菌性感染：包括下呼吸道感染、尿路感染、皮肤软组织感染、骨髓炎、败血症及其他严重全身感染。

【用法用量】每 12 小时 1～2g，肌内注射或静脉滴注。

【操作要点】

1. 在用本品治疗期间患者出现腹泻时应考虑伪膜性肠炎发生的可能性。

2. 对肾功能不全（Ccr≤60ml/min）的患者，应根据肾功能调整本品剂量或给药间歇时间。

3. 本品与氨基糖苷类药物或强效利尿剂合用时，应加强临床观察，并监测肾功能，避免引发氨基糖苷类药物的肾毒性或耳毒性。

4. 本品不可加至甲硝唑、万古霉素、庆大霉素、妥布霉素、硫酸奈替米星或氨茶碱溶液中。本品浓度超过 40mg/ml 时，不可加至氨苄西林溶液中。如有与本品合用的指征，这些抗菌药应与本品分开使用。

5. 本品可用 0.9% 氯化钠注射液、5%～10% 葡萄糖、0.16mol/L 乳酸钠、林格液等溶解。本品溶解液应在室温 24 小时内使用。

【不良反应】主要为腹泻、头痛、皮疹、恶心、呕吐及瘙痒、便秘、眩晕等。偶有发热、口腔及阴道念珠菌感染、假膜性肠炎、局部痛或静脉炎。

【应急措施】

1. 出现皮肤过敏反应，立即停药，对症处理。

2. 出现严重的速发型过敏反应或过敏性休克，立即应用肾上腺素和其他急救措施。

3. 出现腹泻症状，应考虑假膜性肠炎的可能性，轻症停药即可，中、重度患者需给予甲硝唑口服，无效时考虑口服万古霉素。

4. 若发生口腔及阴道念珠菌二重感染，应及时报告医生，按黏膜念珠菌病治疗原则处理。

【用药宣教】

1. 出现严重腹泻时，应及时报告医务人员。

2. 告知孕妇、哺乳期患者应谨慎使用本品。

3. 告知患者本品可引起尿糖试验假阳性反应。

三、其他 β – 内酰胺类药

氨 曲 南

Aztreonam

【适应证】用于敏感菌所致的尿路感染、下呼吸道感染、血流感染、皮肤软组织感染、腹膜炎等腹腔感染、生殖道感染。

【用法用量】本品可供静脉滴注、静脉注射和肌内注射给药。

1. 肾功能正常成人

①尿路感染，每次 0.5g 或 1g，每 8 小时或 12 小时 1 次；②中度感染，每次 1g 或 2g，每 8 小时或 12 小时 1 次；③重症感染，每次 2g，每 6 小时或 8 小时 1 次；每天最大剂量为 8g；④铜绿假单胞菌感染应按重症感染剂量给药。

2. 肾功能不全患者　首剂与肾功能正常者相同，维持剂量应调整，Ccr 为 10～30ml/min 者，维持剂量减半；Ccr < 10ml/min 者，维持剂量为肾功能正常患者剂量的 1/4；血液透析患者每次透析后补充首次剂量的 1/8。

【操作要点】

1. 与丙磺舒合用可导致血药浓度轻度上升。

2. 头孢西丁、亚胺培南等药物与本品可发生拮抗作用。

3. 可与氯霉素磷酸酯、硫酸庆大霉素、硫酸妥布霉素、头孢唑啉钠、氨苄西林联合使用，但和奈呋西林、头孢拉定、甲硝唑有配伍禁忌。

4. 注射时，如下药液可用作本品的溶解或稀释液：灭菌注射用水、0.9%氯化钠注射液、林格液、乳酸钠林格液、5%～10%葡萄糖液、葡萄糖氯化钠注射液等。用于肌内注射时，还可用含苯甲醇的氯化钠注射液作溶剂。

【不良反应】

1. 常见的不良反应有胃肠道不适，皮疹，瘙痒，血清转氨酶升高等。

2. 可见腹泻、恶心、呕吐、味觉改变、黄疸及药物性肝炎。

3. 可见神经系统症状、乏力、眩晕等。

4. 罕见血小板和白细胞计数下降，凝血时间延长。

5. 个别患者有阴道炎、口腔黏膜损害。

【应急措施】

1. 用药前备好抢救药品及物品。

2. 一旦发生过敏反应，及时停药，补充液体。可遵医嘱口服或注射抗组胺药物、糖皮质激素和钙剂进行常规抗过敏处理，症状仍不能控制的，可考虑采用糖皮质激素冲击疗法。

3. 如突然出现不适、口内异常感、喘鸣、眩晕、便意、耳鸣、出汗等休克前驱症状，立即停药，密切观察病情，做好抢救准备。抢救方法同青霉素致过敏性休克。

4. 出现腹痛、腹胀、频繁腹泻时，立即停药，及时处置，以免发生假膜性肠炎。

5. 出现牙龈出血、鼻出血、皮肤淤血或瘀斑等，立即停药，并应用维生素 K_1。

【用药宣教】

1. 告知患者本品与头孢西丁合用可引起拮抗作用。

2. 告知肾功能损害的患者应酌情调整剂量。

3. 告知患者常见的胃肠道反应有恶心、呕吐、腹泻，过敏反应有皮疹、紫癜、瘙痒等。

4. 告知患者肌内注射本品可有疼痛，静脉使用偶见静脉炎及血栓性静脉炎等。

亚胺培南 – 西司他丁钠
Imipenem and Cilastatin Sodium

【适应证】用于治疗敏感革兰阳性菌及阴性杆菌所致的严重感染如败血症、感染性心内膜炎、下呼吸道感染、腹腔感染、盆腔感染、皮肤软组织感染、骨和关节感染、尿路感染以及多种细菌引起的混合感染。

【用法用量】

1. 静脉滴注或肌内注射　用量以亚胺培南计，根据病情，1次 0.25 ~ 1g，每天 2 ~ 4 次。中度感染可每次 1g，每天 2 次。静脉滴注可选用 0.9% 氯化钠注射液，5% ~ 10% 葡萄糖液作溶剂。

2. 肾功能不全者按 Ccr 调整剂量　Ccr 为 31 ~ 70ml/min，每6 ~ 8 小时用 0.5g，每天最高剂量为 1.5 ~ 2.0g；Ccr 为 21 ~ 30ml/min 者，每 8 ~ 12 小时用 0.5g，每天最高剂量为 1 ~ 1.5g；Ccr 为 <20ml/min 者，每 12 小时用 0.25 ~ 0.5g，每天最高剂量为 0.5 ~ 1g。

【操作要点】

1. 本品每 0.5g 用 100ml 溶剂，制成 5mg/ml 液体，缓缓滴入。肌内注射用 1% 利多卡因注射液为溶剂，以减轻疼痛。

2. 注射时应注意改换注射部位以防止发生血栓性静脉炎。

3. 本品应在使用前溶解，用 0.9% 氯化钠注射液稀释的药液只能在室温存放 10 小时，含葡萄糖的药液只能存放 4 小时。

4. 本品不可与含乳酸钠的液体或其他碱性药液相配伍。

【不良反应】

1. 皮疹、皮肤瘙痒、发热等过敏反应较多见。

2. 恶心、呕吐、腹泻等胃肠道症状亦较多见。

3. 亚胺培南每天用量 2g 以上以及既往有抽搐病史或肾功能不全者用药后可出现中枢神经系统不良反应（如头昏、抽搐、肌阵挛及精神症状等）。

4. 长期用药可致二重感染，如出现假膜性肠炎、口腔白色念珠菌感染等。

5. 本品静脉滴注速度过快时可出现头昏、出汗、全身乏力、血栓性静脉炎等症状。

【应急措施】

1. 若在使用本品时出现过敏反应，应立即停药并作相应处理。

2. 对在使用本品过程中出现腹泻的患者，应考虑诊断假膜性肠炎的可能。

3. 本品可产生中枢神经系统的副作用，如肌阵挛、精神错乱或癫痫发作，尤其当使用剂量超过了根据体重和肾功能状态所推荐的剂量时。已有癫痫发作者，继续使用抗惊厥药来治疗。

4. 尚无本品治疗过量的资料。本品可通过血液透析清除。

【用药宣教】

1. 亚胺培南可经乳汁分泌，哺乳期妇女必须使用本品时，应停止哺乳。

2. 告知患者本品避免与环孢素、茶碱、更昔洛韦等合用，以避免产生神经系统不良反应。

美罗培南

Meropenem

【适应证】用于敏感菌所致的呼吸道、尿路、肝胆、外科、骨科、妇科、五官科感染以及腹膜炎、皮肤化脓性疾病等。本品可用于敏感菌所致的脑膜炎。

【用法用量】

1. 每天 0.5~1g，分为 2~3 次，稀释后静脉滴注每次 30 分钟。重症每天剂量可增至 2g。连续应用不超过 2 周。本品每 0.5g 用 0.9% 氯化钠注射液约 100ml 溶解，不可用注射用水。

3. 肾功能不全者，Ccr 为 26~50ml/min，1g，每 12 小时 1 次；Ccr 为 10~25ml/min，0.5g，每 12 小时 1 次；Ccr < 10ml/min，0.5g，每 24 小时 1 次。

【操作要点】

1. 本品可静脉滴注。本品 1g 静脉滴注 15~30 分钟；或溶于

5～20ml 液体中缓慢静脉注射，注射时间应超过 5 分钟。

2. 本品用 0.9% 氯化钠注射液溶解，可在室温 4 小时内或 4℃ 24 小时内应用；若用 5% 葡萄糖注射液溶解，可在室温 1 小时内或 4℃ 4 小时内应用。

【不良反应】

1. 过敏反应　皮疹、瘙痒、药物热等症状。偶见过敏性休克。

2. 消化系统　腹泻、恶心、呕吐、便秘等胃肠道症状。

3. 肝脏、肾脏　偶见肝功异常、胆汁淤积性黄疸、排尿困难和急性肾功能衰竭等。

4. 中枢神经系统　偶见失眠、焦虑、意识模糊、眩晕、神经过敏、感觉异常、幻觉、抑郁、痉挛、意识障碍等中枢神经系统症状。

5. 血液系统　偶见胃肠道出血、鼻出血和腹腔积血等出血症状。

6. 其他　肌内注射或静脉给药时可致局部疼痛、红肿、硬结，严重者可致血栓性静脉炎。

【应急措施】本品可能导致轻微至危及生命的假膜性肠炎，使用本品后引起的腹泻或腹痛加剧者，应确诊其是否为难辨梭状芽孢杆菌引起的假膜性肠炎。

【用药宣教】

1. 哺乳期妇女应用本品时应停止哺乳。

2. 肝功能不全患者应用本品时不需调整剂量。

3. 细菌性脑膜炎患者、其他中枢神经系统疾患或肾功能不全者使用本品，癫痫发作及其他中枢神经系统不良反应风险增加。

四、氨基糖苷类药

链　霉　素
Streptomycin

【适应证】与其他抗结核药联合用于结核分枝杆菌所致的各种结核病的初治病例，或其他敏感分枝杆菌感染。单用可治疗土拉菌病，或与其他抗菌药物联合用于鼠疫、腹股沟肉芽肿、布鲁菌病、鼠咬热等，亦可与青霉素或氨苄西林联合治疗草绿色链球菌或肠球菌所致的心内膜炎。

【用法用量】

1. 肌内注射

（1）与其他抗菌药物合用 每次0.5g，每12小时1次。

（2）细菌性心内膜炎 每12小时1g，与青霉素合用，连续1周，继以每12小时0.5g，连续1周。

（3）肠球菌性心内膜炎 与青霉素合用，每12小时1g，连续2周，继以每12小时0.5g，连续4周。

（4）鼠疫 每次0.5~1g，每12小时1次，与四环素合用，疗程10天。

（5）土拉菌病 每12小时0.5~1g，连续7~14天。

（6）结核 每12小时0.5g，或1次0.75g，每天1次，与其他抗结核药合用，如采用间歇疗法，即每周给药2~3次，每次1g。

（7）布鲁菌病 每天1~2g，分2次注射，与四环素合用，疗程3周或3周以上。

2. 老年人 肌内注射，细菌性心内膜炎，60岁以上者每12小时0.5g，连续2周；结核，每次0.5~0.75g，每天1次。

3. 肾功能不全者 肌内注射，正常剂量为每天1次，每次15mg/kg。Ccr为50~90ml/min，每24小时给予正常剂量的50%；Ccr为10~50ml/min，每24~72小时给予正常剂量的50%；Ccr<10ml/min，每72~96小时给予正常剂量的50%。

【操作要点】

1. 皮试方法 取本品皮试液0.1ml做皮内注射，20分钟后判断皮试结果。

2. 配伍禁忌 禁与青霉素类、头孢菌素类药物配伍使用。

3. 皮肤过敏试验 用药前必须做皮肤过敏试验，皮试阳性者不能使用本品。

4. 肌内注射 本品肌内注射的浓度≤0.5g/ml，应经常更换注射部位，肌内注射宜深，有助于吸收的同时还可避免局部出现硬结。

5. 其他 本品不得直接静脉注射，以免出现呼吸抑制；也不可鞘内注射，引起椎管的粘连及堵塞。

6. 皮试液的配制

（1）取 100 万单位的本品，加入 3.5ml 的 0.9% 氯化钠注射液摇匀，得浓度为 25 万 U/ml 的药液。

（2）取 0.1ml 上述药液的上液，加入 0.9ml 的 0.9% 氯化钠注射液摇匀，得浓度为 2.5 万 U/ml 的药液。

（3）取上一步骤配制药液的上液 0.1ml，加入 0.9ml 的 0.9% 氯化钠注射液摇匀，得浓度为 2500U/ml 的皮试液。

【不良反应】可见步履不稳、眩晕、血尿、排尿次数减少或尿量减少、食欲减退、口渴、听力减退、耳鸣、耳部饱满感等；偶见血液中尿素氮及肌酐值增高、面部或四肢麻木、针刺感、视力减退（视神经炎）、嗜睡、软弱无力、呼吸困难、皮疹、瘙痒及红肿等；少数患者停药后仍可发生听力减退、耳鸣、耳部饱满感等耳毒性症状。

【应急措施】药物过量时，采取对症及支持疗法，补充大量水分，必要时给予腹膜透析或血液透析。

【用药宣教】

1. 本品用于强化期的抗结核治疗，必须与其他抗结核药物联用，以延缓耐药性的发生。

2. 治疗结核过程中，即使症状好转，也应继续使用直至疗程结束，如出现中毒症状或产生耐药性，立即停药。

3. 本品可透过胎盘屏障，可引起胎儿听力损害，故妊娠期妇女必须充分权衡利弊。虽然本品经乳汁分泌的很少，但仍建议哺乳期妇女用药期间宜暂停哺乳。

4. 老年患者应采用较小治疗量且尽可能给予血药浓度监测。

5. 用药期间定期监测血药浓度（肾功能不全者的血药峰浓度不得超过 20～25μg/ml，每 12 小时给药 7.5mg/kg 者血药峰浓度应维持在 15～30μg/ml，谷浓度应维持在 5～10μg/ml；每天 1 次给药 15mg/kg 者血药峰浓度应维持在 56～64μg/ml，谷浓度应维持在 <1μg/ml）、尿常规、肾功能、听力检查及听电图（尤其高频听力）测定以防止出现严重肾毒性反应。

6. 对检验值的影响：谷丙转氨酶（ALT）、门冬氨酸氨基转移酶（AST）、血清胆红素浓度及乳酸脱氢酶浓度的测定值可能增高，血钙、血镁、血钾、血钠浓度的测定值可能降低。

庆大霉素

Gentamycin

【适应证】

1. 用于治疗敏感革兰阴性杆菌，如大肠埃希菌、克雷伯菌属、肠杆菌属、变形杆菌属、沙雷菌属、铜绿假单胞菌以及葡萄球菌甲氧西林敏感株所致的严重感染，如败血症、下呼吸道感染、肠道感染、盆腔感染、腹腔感染、皮肤软组织感染、复杂性尿路感染等。治疗腹腔感染及盆腔感染时应与抗厌氧菌药物合用，也可与青霉素（或氨苄西林）合用治疗肠球菌属感染。

2. 本品鞘内注射用于敏感细菌所致中枢神经系统感染（如脑膜炎、脑室炎）的辅助治疗。

【用法用量】

1. 常用量

（1）肌内注射/静脉滴注　每次 80mg（8 万单位），或每次 1~1.7mg/kg，每 8 小时 1 次；或每次 5mg/kg，每 24 小时 1 次，疗程 7~14 天。

（2）鞘内及脑室内给药　每次 4~8mg。

2. 肾功能不全者　肾功能正常者每 8 小时 1 次，每次的正常剂量为 1~1.7mg/kg，Ccr 为 10~50ml/min 者，每 12 小时 1 次，每次为正常剂量的 30%~70%；Ccr < 10ml/min 者，每 24~48 小时给予正常剂量的 20%~30%。

3. 血液透析者　透析后可按感染严重程度，再次给予 1~1.7mg/kg。

【操作要点】

1. 禁与青霉素类、头孢菌素类药物配伍使用。

2. 本品有抑制呼吸作用，不得静脉注射（如果阻滞发生，可用钙盐逆转，同时采用机械通气），同时，本品不宜进行皮下注射及耳部滴用。

3. 本品不宜与其他药物同瓶滴注。静脉滴注时将一次剂量加入 50~200ml 的 0.9% 氯化钠注射液或 5% 葡萄糖注射液中，每天 1 次静脉滴注时加入的液体量应不少于 300ml，使药液浓度不超过 0.1%，该溶液应在 30~60 分钟内缓慢滴注，以免发生神经肌肉阻滞作用。

4. 鞘内及脑室内给药时，将药液稀释至不超过 0.2% 的浓度，抽入 5ml 或 10ml 的无菌针筒内，进行腰椎穿刺后先使相当量的脑脊液流入针筒内，边抽边推，将全部药液于 3~5 分钟内缓缓注入。

5. 不能测定血药浓度时，应根据测得的 Ccr 调整剂量。

【不良反应】【应急措施】参见"链霉素"。

【用药宣教】

1. 告知患者长期、大剂量用药可出现神经毒性及肾毒性，应严格按照规定用法、用量及疗程服药。

2. 告知患者用药过程中应补充充足的水分，以减少肾小管的损害。

3. 本品可透过胎盘屏障，引起胎儿听力损害，故妊娠期妇女必须充分权衡利弊。虽然本品经乳汁分泌的很少，但仍建议哺乳期妇女用药期间宜暂停哺乳。

4. 老年患者应采用较小治疗量且尽可能给予血药浓度监测。

5. 用药期间定期监测血药浓度，并据其调整剂量（尤其对新生儿、老年人和肾功能不全者），每 8 小时给药 1 次者有效血药浓度应保持在 $4~10\mu g/ml$，避免峰浓度超过 $12\mu g/ml$，谷浓度保持在 $1~2\mu g/ml$；每 24 小时给药 1 次者血药峰浓度应保持在 $16~24\mu g/ml$，谷浓度应 $<1\mu g/ml$。接受鞘内注射者应同时监测脑脊液内药物浓度。

6. 给予首剂负荷量（$1~2mg/kg$）后，存在肾功能不全、前庭功能或听力减退者所用维持剂量酌减。

7. 用药期间应监测肾功能、第 8 对脑神经功能、血药浓度、血尿素氮、血清肌酸酐、Ccr、尿液及系列听力图。

8. 对诊断的干扰：ALT、AST、血清胆红素浓度及乳酸脱氢酶浓度的测定值可能增高，血钙、血镁、血钾、血钠浓度的测定值可能降低。

9. 本品给药期间同时使用其他药物者，应详细告知医师，并遵医嘱用药。

阿米卡星
Amikacin

【适应证】本品用于铜绿假单胞菌及其他假单胞菌、大肠埃希菌、变形杆菌属、克雷伯菌属、肠杆菌属、沙雷菌属、不动杆菌属等敏感革兰阴性杆菌与葡萄球菌属（甲氧西林敏感株）所致的严重感染。

【用法用量】

1. 肌内注射或静脉滴注　单纯性尿路感染对常用抗菌药耐药者每12小时0.2g；用于其他全身感染每12小时7.5mg/kg，或每24小时15mg/kg。每天不超过1.5g，疗程不超过10天。

2. 肾功能不全患者　Ccr>50~90ml/min者每12小时给予正常剂量（7.5mg/kg）的60%~90%；Ccr为10~50ml/min者每24~48小时用7.5mg/kg的20%~30%。

【操作要点】

1. 本品与其他氨基糖苷类合用或先后连续局部或全身应用，可增加耳毒性、肾毒性及神经肌肉阻滞作用。

2. 本品与神经肌肉阻断药合用可加重神经肌肉阻滞作用，导致肌肉软弱、呼吸抑制等症状。本品与卷曲霉素、顺铂、依他尼酸、呋塞米或万古霉素（或去甲万古霉素）等合用，或先后连续局部或全身应用，可能增加耳毒性与肾毒性。

3. 本品与头孢噻吩或头孢唑林局部或全身合用可能增加肾毒性。本品不宜与两性霉素B、头孢噻吩、磺胺嘧啶和四环素等注射剂联合应用，可发生配伍禁忌。

4. 配制静脉用药时，每500mg加入0.9%氯化钠注射液或5%葡萄糖注射液或其他灭菌稀释液100~200ml。应在30~60分钟内将上述溶液缓慢滴入，婴儿患者稀释的液量相应减少。

【不良反应】

1. 患者可发生听力减退、耳鸣或耳部饱满感；少数患者亦可发生眩晕、步履不稳等症状。听力减退一般于停药后症状不再加重，但个别在停药后可能继续发展至耳聋。

2. 本品有一定肾毒性，患者可出现血尿，排尿次数或尿量减少，血尿素氮、血肌酐值增高等。大多系可逆性，停药后即见减轻，但亦有个别出现肾衰竭的报道。

3. 软弱无力、嗜睡、呼吸困难等神经肌肉阻滞作用少见。

4. 其他不良反应有头痛、麻木、针刺感染、震颤、抽搐、关节痛、药物热、嗜酸性粒细胞增多、肝功能异常、视物模糊等。

【应急措施】

1. 出现过敏反应，及时停药，补充液体。可遵医嘱口服或注射抗组胺药物、糖皮质激素和钙剂进行常规抗过敏处理，症状仍不能控制的，可考虑采用糖皮质激素冲击疗法。

2. 如突然出现不适、口内异常感、喘鸣、眩晕、便意、耳鸣、出汗等休克前驱症状，立即停药，密切观察病情，做好抢救准备。抢救方法同青霉素致过敏性休克的抢救。但应注意同时迅速静脉注射 5% 氯化钙注射液或 10% 葡萄糖酸钙注射液 10 ~ 20ml，疗效良好。

3. 患者如出现头晕、头痛、口唇及面部和指端麻木等症状，可静脉注射钙剂对抗。

4. 如出现皮疹、药物热、血管神经性水肿以及中毒性脑病症状（如恶心、呕吐、腱反射增强、惊厥、肌阵挛、抽搐、意识障碍等），或感觉头晕、耳鸣、听力减退、耳部饱满感等，或出现血尿、排尿次数减少、极度口渴等症状，均应及时停药，报告医生，对症处理。

5. 出现肠道菌群失调症状（如腹痛、每天数次的水样腹泻、大便呈水样或蛋花样，偶有痢疾样症状，重者呕吐剧烈，并伴有脱水甚至休克），及时报告医生处理。

6. 本品缺少特异性对抗药，过量或引起毒性反应时，应给大量水分，主要采用对症疗法和支持疗法。腹膜透析或血液透析有助于本品清除。

【用药宣教】

1. 告知患者本品有交叉过敏反应，对一种氨基糖苷类过敏的患者可能对其他氨基苷也过敏。对阿米卡星或其他氨基糖苷类过敏的患者禁用。

2. 告知患者在用药过程中应注意进行下列检查。

（1）尿常规和肾功能测定，以防止出现严重肾毒性反应。

（2）听力检查或听电图检查，尤其注意高频听力损害，这对老年患者尤为重要。

3. 告知患者在用药过程中应监测血药浓度，尤其是新生儿、老年人和肾功能不全患者。

4. 告知患者下列情况应慎用本品。

（1）失水，可使血药浓度增高，易产生毒性反应。

（2）第 8 对脑神经损害，因本品可导致前庭神经和听神经损害。

（3）重症肌无力或帕金森病，因本病可引起神经肌肉阻滞作用，导致骨骼肌软弱。

（4）肾功能损害者，因本品具有肾毒性。

5. 对诊断的干扰：本品可使 ALT、AST、血清胆红素及乳酸脱氢酶浓度的测定值增高；血钙、血镁、血钾、血钠浓度的测定值可能降低。

6. 告知患者用药期间补充足够的水分，以减少肾小管损害。

7. 告知哺乳期妇女用药时宜暂停哺乳。

依替米星

Etimicin

【适应证】用于敏感革兰阴性杆菌所致的各种感染，如支气管炎、肺部感染、膀胱炎、肾盂肾炎、皮肤及软组织感染等。

【用法用量】每天 200~300mg，分 1~2 次静脉滴注。

【操作要点】

1. 肾功能不全的患者，不宜使用本品，必须使用时应调整剂量。

2. 对本品及其他氨基糖苷类抗生毒过敏者禁用。

【不良反应】有眩晕、耳鸣、恶心、呕吐、皮疹、静脉炎，程度均较轻。个别患者中血尿素氮及肌酐增高。主要发生于肾功能不全患者。

【应急措施】

1. 出现过敏反应，及时停药，补充液体。可遵医嘱口服或注射抗组胺药物、糖皮质激素和钙剂进行常规抗过敏处理，症状仍不能控制的，可考虑采用糖皮质激素冲击疗法。

2. 如突然出现不适、口内异常感、喘鸣、眩晕、便意、耳鸣、出汗等休克前驱症状，立即停药，密切观察病情，做好抢救准备。抢救方法同青霉素致过敏性休克的抢救。但应注意同时迅速静脉注射 5% 氯化钙注射液或 10% 葡萄糖酸钙注射液 10～20ml，疗效良好。

3. 患者如出现头晕、头痛、口唇及面部和指端麻木等症状，可静脉注射钙剂对抗。

【用药宣教】

1. 详细询问患者是否有氨基糖苷类过敏史，以免发生过敏反应。

2. 告知孕妇及哺乳期妇女、早产儿、新生儿慎用本品。

奈替米星

Netilmicin

【适应证】用于敏感革兰阴性杆菌所致严重感染（参阅硫酸庆大霉素），临床上本品常与 β – 内酰胺类联合应用；亦可与其他抗感染药物联合用于治疗葡萄球菌属感染，但对耐甲氧西林葡萄球菌感染无效。

【用法用量】单纯泌尿系感染，1 日用量为 3～4mg/kg，分为 2 次给药。较严重的感染，1 日用量为 4～6.5mg/kg，分 2～3 次给药。

【操作要点】

1. 肾功能不全者应根据肾损害程度减量用药。

2. 疗程一般不宜超过 14 天，以减少耳毒性、肾毒性的发生。

3. 本品不宜与其他药物配伍滴注。

【不良反应】

1. 可有轻度听力损害及肾损害。

2. 能引起过敏反应，表现为皮疹、药热、面部潮红或苍白、气喘、心悸、胸闷、腹痛、过敏性休克。

3. 少数患者口周、面部和四肢皮肤发麻、白细胞减少。可引起罗姆伯格氏综合症（闭目难立、暗处和洗脸时站不稳）中毒症状。

4. 大剂量使用可有尿闭、急性肾功能衰竭及神经系统症状。

5. 吸入可有过敏反应、哮喘，滴眼可有水肿、中毒性结膜炎、过敏反应。

6. 本品可引起肾功能和听力损害，用药后患者可出现管型尿，以及血尿素氮和肌酐升高等，但症状大都轻微而可逆。

7. 本品偶可引起头痛、视物模糊、瘙痒、恶心、呕吐、皮疹、血清转氨酶和碱性磷酸酶增高，嗜酸粒细胞增高等。

【应急措施】应用本品发生过敏性休克时，必须就地抢救，遵医嘱立即给予患者肌内注射 0.1% 肾上腺素 0.5～1ml，必要时以 5% 葡萄糖注射液或 0.9% 氯化钠注射液稀释后做静脉注射。

【用药宣教】

1. 为避免或减少耳毒性、肾毒性反应的发生，治疗期间应定期监测尿常规、BUN、血肌酐等，并密切观察前庭功能及听力改变。有条件时应进行血药浓度监测，调整剂量使血药峰值在 16mg/L 以下，且不宜持续较长时间（如 2～3 小时以上），谷浓度避免超过 4mg/L。

2. 严重烧伤患者使用本品时的血药浓度可能较低，应根据血药浓度测定结果调整剂量。

五、四环素类药

多西环素

Doxycycline

【适应证】主要用于敏感的革兰阳性菌和革兰阴性杆菌所致的上呼吸道感染、扁桃体炎、胆道感染、淋巴结炎、蜂窝织炎、老年慢性支气管炎等，也用于治疗斑疹伤寒、恙虫病、支原体肺炎等。尚可用于治疗霍乱，也可用于预防恶性疟疾和钩端螺旋体感染。

【用法用量】

1. 口服　①治疗细菌性及寄生虫感染，第 1 天 0.1g，每 12 小时 1 次，继以 0.1~0.2g，每天 1 次，或 0.05~0.1g，每 12 小时 1 次。②淋病奈瑟菌性尿道炎和宫颈炎，每次 0.1g，每 12 小时 1 次，疗程为 8 天。③非淋病奈瑟菌性尿道炎，由沙眼衣原体或解脲脲原体引起者，以及沙眼衣原体所致的单纯性尿道炎、宫颈炎或直肠感染，每次 0.1g，每天 2 次，疗程至少 8 天。④梅毒，每次 0.15g，每 12 小时 1 次，疗程至少 10 天。

2. 静脉滴注　①常用量：首日 0.2g，分 1~2 次给药，之后根据感染程度每天给予 0.1~0.2g，分 1~2 次给药。②梅毒一期、二期治疗：每天 0.3g，疗程至少 10 天。③吸入性炭疽：每次 0.1g，每天 2 次，注射给药仅在口服给药没有应用指征时方可应用，且连续注射一段时间后需改用口服药物，疗程至少持续 2 个月。

【操作要点】

1. 制备溶液时，将本品 0.1g 瓶中内容物用 10ml 灭菌注射用水或规定溶剂溶解成 10mg/ml 的溶液，每 100mg 本品用 200~250ml 的 0.9% 氯化钠注射液、5% 葡萄糖注射液、林格注射液稀释，得到浓度为 0.4~0.5mg/ml 的溶液，其他浓度的溶液制备方法可将 10mg/ml 的溶液按比例稀释，但浓度低于 0.1mg/ml 或高于 1mg/ml 的溶液不宜使用。

2. 本品要求缓慢滴注，输液时间一般为 2~4 小时，100mg 本品，浓度为 0.4~0.5mg/ml 的药液，建议滴注时间不少于 2 小时，增加剂量则相应增加输液时间。

3. 本品给药时间应维持到发热症状结束 24~48 小时后。

【不良反应】

1. 口服本品常见恶心、呕吐、腹痛、腹胀、腹泻等。

2. 本品可沉积于牙和骨骼中，致牙齿产生不同程度的变色黄染、牙釉质发育不良及龋齿，并可致骨发育不良，还可出现斑丘疹、红斑。

3. 偶见食管炎、食管溃疡、荨麻疹、血管神经性水肿、过敏性休克、哮喘、光感性皮炎、溶血性贫血、血细胞异常、良性颅内压增高、头痛、呕吐及胰腺炎等。

4. 长期用药易致肝损害、二重感染、维生素缺乏、口角炎及舌炎等。

【应急措施】无特异性拮抗药，药物过量时应给予催吐、洗胃、补液等对症及支持治疗。

【用药宣教】

1. 告知患者，饭后服药，可减轻胃肠道不良反应。

2. 易暴露于太阳光照和紫外灯照射者应注意，服用四环素类药物会发生表现为强度晒斑的光敏性反应，告知患者应避免长时间阳光直射，一旦皮肤出现红斑，立即停药。

3. 在牙齿生长发育期（怀孕后期、婴儿期以及 8 岁前儿童）使用四环素类药物，会造成永久性牙齿变色（黄 – 灰 – 褐），故告知患者除非其他药物无效或禁用，该年龄段患者不宜使用四环素类药物。

4. 本品可透过胎盘，沉积在牙和骨的钙质区中，造成胎儿损伤，故妊娠期妇女不宜用药。

5. 本品可经乳汁分泌，且乳汁中浓度较高，故哺乳期妇女用药时应暂停哺乳。

6. 对诊断的影响，如干扰荧光，使尿邻苯二酚胺浓度测定结果偏高；影响梅毒检测结果；血清氨基转移酶、碱性磷酸酶、胆红素等测定值升高。

7. 当怀疑性病与梅毒共存时，用药前应进行暗视野检查，并每月进行血清检查，至少持续 4 个月。

8. 长期用药者，应定期进行各器官功能的检查，如造血功能、肾功能和肝功能检查。

米诺环素
Minocycline

【适应证】用于因葡萄球菌、链球菌、肺炎球菌、淋病奈瑟菌、痢疾杆菌、大肠埃希菌、克雷伯氏菌、变形杆菌、铜绿假单胞菌、梅毒螺旋体及衣原体等导致的感染。本品尚可作为严重痤疮的辅助治疗。

【用法用量】口服给药。常用剂量，首次 200mg，以后 12 小时 100mg 或每 6 小时 50mg。

【操作要点】

1. 四环素类可影响凝血酶原活性，与抗凝药合用时，后者需适当减量。

2. 四环素类为抑菌药，不宜与杀菌药青霉素类合用。

【不良反应】

1. 本品口服吸收完全，胃肠道反应特别是腹泻发生率明显低于四环素。

2. 本品引起光敏反应者少见。

3. 本品可引起眩晕、耳鸣、共济失调伴恶心、呕吐等前庭功能紊乱，常发生于用药后第 3 天起，女性多于男性。部分病例需停药，停药后 1~2 天症状消失。

4. 可引起皮肤色素沉着。

5. 婴幼儿及年轻人在使用本品后偶可出现良性颅内压增高。

【应急措施】

1. 出现厌食、恶心、呕吐、上腹不适、腹泻等胃肠道反应，及时报告医师，必要时停药或对症处理。

2. 患者如突然出现不适、口内异味、喘鸣、眩晕、便意、耳鸣、出汗等休克前驱症状，应立即停药，并做好抢救准备。

3. 如出现药物热、红斑、光敏性皮炎、多形性红斑等皮肤过敏反应，应停药，改换其他药物。

【用药宣教】

1. 告知患者本品较易引起光敏性皮炎，用药后应避免日晒，注意观察是否有皮肤红斑出现，如有异常应及时告知医师。

2. 告知患者为减轻本品的胃肠道不良反应，可与食物同服，服药时多饮水；不能与牛奶等饮料同服，以免形成络合物影响药物吸收。

3. 告知患者本品可引起眩晕等前庭功能紊乱，用药期间禁止从事高空作业、驾车及操作有危险性的机械。

4. 告知患者用药期间应注意牙齿颜色变化，如有异常应及时告知医师。

5. 告知长期服用本品的患者，用药期间定期检查口腔，了解是否有白色念珠菌感染，并注意是否有口、舌、喉及食管疼痛，阴道或肛门瘙痒，异味分泌物等。

6. 告知患者本品可致皮肤瘙痒症状，用药期间适当降低环境温度并保持皮肤清洁可减轻瘙痒症状，必要时经医师同意可服用适量抗组胺药。

7. 本品可干扰医学检查，告知患者在测定尿邻苯二酚胺浓度时可使测定结果偏高，可能使碱性磷酯酶、血清淀粉酶、血清胆红素、血清转氨酶升高。

六、大环内酯类

红　霉　素
Erythromycin

【适应证】用于支原体肺炎、沙眼衣原体引起的新生儿结膜炎、婴儿肺炎、生殖泌尿道感染（包括非淋病性尿道炎）、军团菌病、白喉（辅助治疗）及白喉带菌者、皮肤软组织感染、百日咳、敏感菌（流感杆菌、肺炎球菌、溶血性链球菌、葡萄球菌等）引起的呼吸道感染（包括肺炎）、链球菌咽峡炎、李斯德菌感染、风湿热的长期预防及心内膜炎的预防、空肠弯曲菌肠炎，以及淋病、梅毒、痤疮等。

【用法用量】口服，每次 1~2g，每天 3~4 次。静脉滴注可用乳糖酸红霉素，每次 0.5~1g，每天 2~3 次。

【操作要点】

1. 乳糖酸红霉素应先以注射用水溶解，切不可用 0.9% 氯化钠注射液或其他无机盐溶液溶解，因无机离子可引起沉淀。待溶解后则可用 5% 葡萄糖注射液或 0.9% 氯化钠注射液稀释供静脉滴注，浓度不宜大于 0.1%，以防血栓性静脉炎产生。

2. 本品静脉给药时注意允分稀释药液，经常更换静脉穿刺，静脉滴注速度宜缓慢，每分钟 15～30 滴。

3. 乳糖酸红霉素与氨茶碱、辅酶 A、细胞色素 C、万古霉素、磺胺嘧啶钠、青霉素、氨苄西林钠、头孢噻吩钠及碳酸氢钠等混用可产生浑浊、沉淀或降效，故不宜同时静脉滴注。

4. 本品在酸性输液中破坏降效，一般不应与低 pH 的葡萄糖输液配伍。在 5%～10% 葡萄糖输液 500ml 中，添加维生素 C 注射液（抗坏血酸 1g）或 5% 碳酸氢钠注射液 0.5ml 使 pH 升到 6 左右，再加红霉素乳糖盐，则有助稳定。

5. 本品在酸中不稳定，能被胃酸破坏，故需同时服用抑酸剂碳酸氢钠；若服用肠溶片制剂则可避免此现象发生。

6. 与碱化尿液药物碳酸氢钠同用时，本品在泌尿系统的抗菌活性随 pH 值的升高而增强。

【不良反应】

1. 潜在肝毒性，长期及大剂量服用可引起胆汁淤积和肝酶升高，尤以酯化红霉素为著。

2. 还可引起耳鸣、听觉减退，注射给药较易引起。

3. 胃肠道反应有腹泻、恶心、呕吐、胃绞痛、口舌疼痛、胃纳减退等，其发生率与剂量大小有关。

4. 过敏反应表现为药物热、皮疹、嗜酸粒细胞增多等。

5. 心血管系统可见室性心律失常、室性心动过速、Q－T 间期延长等。

【应急措施】

1. 如出现胃肠道反应，可控制减缓滴注速度。

2. 如出现不耐受的局部刺激，降低输入药物浓度，静脉滴注浓度不能大于 1mg/ml，局部刺激疼痛明显者，可采取局部热毛巾湿敷。一旦出现血管红肿，立即给予 30% 硫酸镁或 95% 乙醇湿敷。

3. 若胃肠道反应严重，采取配合药物治疗，如西咪替丁、蒙脱石散等缓解症状。

【用药宣教】

1. 告知患者本品为抑菌性药物，给药应按一定时间间隔进行，以保持体内药物浓度。

2. 告知患者本品片剂应整片吞服，若服用药粉，则受胃酸破坏而发生降效。

3. 告知患者同时服用青霉素类或头孢类抗菌药物时，可使本品药效降低。

4. 告知患者同时口服避孕药物时，药效降效。

5. 告知患者本品可干扰医学检查。包括使儿茶酚胺的测定值出现假性增高。血清碱性磷酸酶、胆红素、ALT 和 AST 的测定值均可能增高。

罗红霉素

Roxithromycin

【适应证】

1. 主要适应证为敏感菌所致的五官、呼吸道、生殖系统及皮肤感染。

2. 也可用于支原体肺炎、沙眼衣原体感染及军团病等。

3. 本品可作为与流脑患者密切接触者的预防用药。

【用法用量】 剂量：每天 2 次，每次 150mg。餐前至少 15 分钟服用。老年人与轻度肾功能不全患者不必调整剂量。严重肝硬化者，每天 150mg。

【操作要点】

1. 孕妇、哺乳期妇女或合用茶碱、卡马西平、雷尼替丁、抗酸剂等时应注意观察不良反应。

2. 本品禁止与麦角胺及其衍生物合用，以免可引起动脉痉挛和严重的局部缺血。

【不良反应】 最常见者为恶心、腹痛、腹泻等胃肠道症状；另可有皮疹等过敏反应；肝功能发生变化者极少。

【用药宣教】

1. 详细询问患者药物过敏史，告知患者对本品及大环内酯类抗生素有严重过敏史者禁用。

2. 告知患者餐前空腹服用有利于吸收及提高疗效。

3. 告知患者此类药物，如克拉霉素、阿奇霉素等易透过胎盘，因此孕妇和哺乳妇女均须慎用，必要时宜暂停哺乳。

4. 告知患者本类药物可抑制茶碱的正常代谢，故不宜和茶碱类药物合用，以防茶碱浓度升高而引起中毒、甚至死亡。必须使用进行茶碱血药浓度监测，以防意外。

5. 告知患者本品的中枢神经系统不良反应，停药后症状逐渐减轻至消失。

6. 告知患者服用本品后可影响驾驶及机械操作能力。

阿奇霉素

Azithromycin

【适应证】

1. 用于化脓性链球菌引起的急性咽炎、急性扁桃体炎。

2. 用于敏感细菌引起的鼻窦炎、中耳炎、急性支气管炎、慢性支气管炎急性发作。

3. 用于肺炎链球菌、流感嗜血杆菌以及肺炎支原体所致的肺炎。

4. 用于沙眼衣原体及非多种耐药淋病奈瑟菌所致的尿道炎和宫颈炎。

5. 用于敏感细菌引起的皮肤软组织感染。

【用法用量】

1. 口服，在饭前 1 小时或饭后 2 小时服用。沙眼衣原体或敏感淋病奈瑟菌所致性传播疾病，仅需单次口服本品 1.0g。对其他感染，第 1 天，0.5g 顿服，第 2～5 天，每天 0.25g 顿服；或每天 0.5g 顿服，连服 3 天。

2. 静脉滴注，每次 0.5g，每天 1 次，用药 1 天或 2 天后改用口服制剂，口服每天 0.25g，8 天为 1 个疗程。

【操作要点】

1. 本品每次滴注时间不得少于 60 分钟，滴注液浓度不得高于 2.0mg/ml。

2. 本品与红霉素等其他大环内酯类抗生素不同，不影响其他药物的药代动力学，不会因诱导肝内 CYP 或通过形成细胞色素代谢复合物而失去活性。

3. 本品不宜肌内给药。

【不良反应】

1. 常见的胃肠道不良反应为腹泻、软便、恶心、腹痛、消化不良、肠胃气胀、呕吐、黑粪症和胆汁淤枳性黄疸。其发生率明显比红霉素低。

2. 用药后偶可出现头昏、头痛及发热、皮疹、瘙痒、关节痛等过敏反应，过敏性休克和血管神经性水肿极为少见。

3. 少数患者可出现一过性肌酐、ALT、AST、胆红素及碱性磷酸酶升高；白细胞、中性粒细胞、血小板减少等。

4. 有报道，少数患者使用本品还偶可引起阴道炎、口腔炎、支气管痉挛、嗜睡等症状。

5. 非胃肠道给药时有注射部位疼痛、炎症等局部症状。

6. 心血管系统不良反应有心悸、胸痛。

7. 泌尿生殖系统的念珠菌属引起的肾炎和阴道炎。

8. 神经系统有眩晕、头痛、嗜睡、疲倦。

9. 过敏反应有皮疹、光敏和血管神经性水肿。

【应急措施】

1. 控制减缓输液速度，以减轻胃肠道反应，输液低速应控制在 15～30 滴/分。

2. 降低输入药物浓度，以减少局部刺激，静脉滴注浓度不能大于 2mg/ml。局部刺激性疼痛明显者，可采取局部热毛巾湿敷。局部一旦出现血管红肿，立即给予 30% 硫酸镁或 95% 乙醇湿敷。

3. 若胃肠道反应严重，采取配合药物治疗。

【用药宣教】

1. 告知患者进食可影响本品吸收，故需在饭前 1 小时或饭后 2 小时口服。

2. 告知患者用药期间如果发生过敏反应（如血管神经性水肿、皮肤反应、斯约综合征及中毒性表皮坏死等），应立即告知医师。

3. 告知患者治疗期间如出现腹泻症状，可能为假膜性肠炎，立即告知医师，通过维持水、电解质平衡、补充蛋白质等可缓解、治愈。

4. 本品在肝病患者中可以蓄积，因此大剂量用药时应监测血药浓度。

5. 本品与氨茶碱合用时，应注意监测氨茶碱的血药浓度。

6. 本品与华法林合用时应监测凝血酶原时间。

克拉霉素

Clarithromycin

【适应证】用于敏感细菌所致的上、下呼吸道感染，包括扁桃体炎、咽喉炎、鼻窦炎、支气管炎、肺炎等、皮肤、软组织感染、脓疖、丹毒、毛囊炎、伤口感染等，疗效与其他大环内酯类相仿。本品也可用于沙眼衣原体或溶脲脲原体所致生殖泌尿系感染、艾滋病患者的非典型分枝杆菌感染等。

【用法用量】口服常用量每次 250mg，每 12 小时 1 次；重症感染者每次 500mg，每 12 小时 1 次。根据感染的严重程度应连续服用 6 ~ 14 天。

【操作要点】

1. 本品与卡马西平或地高辛合用时，需进行卡马西平或地高辛血药浓度监测。

2. 重度肾功能不全者，Ccr < 30mg/L 者，需作剂量调整。

【不良反应】

1. 主要有口腔异味（3%），腹痛、腹泻、恶心、呕吐等胃肠道反应（2% ~ 3%），头痛（2%），血清氨基转移酶短暂升高。

2. 可能发生过敏反应，轻者为药疹、荨麻疹，重者为斯 – 约综合征。

3. 偶见肝毒性、难辨梭菌引起的假膜性肠炎。

4. 曾有发生短暂性中枢神经系统不良反应的报告，包括焦虑、头昏、失眠、幻觉、噩梦或意识模糊，然而其原因和药物的关系仍不清楚。

【应急措施】出现皮疹等过敏症状时须停药。遵医嘱口服或注射抗组胺药物、糖皮质激素和钙剂，进行常规抗过敏处理，症状仍不能控制的，可考虑采用糖皮质激素冲击疗法。

【用药宣教】

1. 告知患者本品可空腹口服，也可与食物或牛奶同服，与食物同服不影响其吸收。

2. 告知患者本品与红霉素及其他大环内酯类药物之间有交叉过敏和交叉耐药性。

3. 告知患者 HIV 感染的成年人同时口服本品和齐多夫定时，本品会干扰后者的吸收使其稳态血浓度下降，应错开服用时间。

七、糖肽类药

万古霉素

Vancomycin

【适应证】临床用于革兰阳性菌严重感染，尤其是对其他抗菌耐药的耐甲氧西林菌株。血液透析患者发生葡萄球菌属所致的动静脉分流感染。口服用于甲硝唑无效的假膜性结肠炎或多重耐药葡萄球菌小肠结肠炎。

【用法用量】

1. 口服　每次 125～500mg，每 6 小时 1 次，每天剂量不宜超过 4g，疗程 5～10 天。

2. 静脉滴注　全身感染，每 6 小时 7.5mg/kg，或每 12 小时 15mg/kg。严重感染，每天 3～4g 短期应用。

【操作要点】

1. 本品药液过浓可致血栓性静脉炎，应适当控制药液浓度和滴速。

2. 本品不可肌内注射，因可致剧烈疼痛。

【不良反应】

1. 耳毒性　可出现听神经损害、听力减退甚至缺失、耳鸣或耳部饱胀感。在大剂量和长时间应用时尤易发生。

2. 肾毒性　主要损害肾小管。早期可有蛋白尿、管型尿、继之出现血尿、尿量或排尿次数显著增多或减少等，严重者可致肾功能衰竭。

3. 变态反应　快速大剂量静脉给药，少数患者可出现"红颈综合征"。

4. 过敏反应　少数患者用药可出现皮肤瘙痒、药物热等过敏反应症状，偶见过敏性休克。

5. 消化系统　口服给药可引起恶心、呕吐等胃肠道症状。

6. 其他　肌内注射或静脉注射时可致注射部位剧烈疼痛，严重者可致血栓性静脉炎。

【应急措施】密切观察患者用药后反应，备好抢救药品及物品，一旦发生过敏反应及时停药。遵医嘱口服或注射抗组胺药、糖皮质激素和钙剂行常规抗过敏处理，症状仍不能控者，可考虑采用糖皮质激素冲击疗法。

【用药宣教】

1. 少数患者用药后可出现血尿素氮升高。

2. 长期用药时应定期检查听力。

3. 长期用药时应定期监测肾功能及尿液中蛋白、管型、细胞数和尿比重。

4. 用药中应注意监测血药浓度，尤其是需延长疗程或有肾功能减退、听力减退、耳聋病史的患者。

去甲万古霉素

Norvancomycin

【适应证】主要用于葡萄球菌（包括产酶株和耐甲氧西林株）、肠球菌（耐氨苄西林株）、难辨梭状芽孢杆菌等所致的系统感染和肠道感染，如心内膜炎、败血症，以及假膜性肠炎等。

【用法用量】

1. 口服（治疗假膜性肠炎）　每次 0.4g，每 6 小时 1 次，每天量不可超过 4g。

2. 静脉滴注　1 天量 0.8～1.6g，1 次或分次给药。一般将 1 次量的药物先用 10ml 灭菌注射用水溶解，再加入到适量等渗氯化钠注射液或葡萄糖溶液中，缓慢滴注。如采取连续滴注给药，则可将 1 天量药物加到 24 小时内所用的输液中。

【操作要点】同"万古霉素"。

【不良反应】

1. 可引起口麻、刺痛感、皮肤瘙痒、嗜酸性粒细胞增多、一过性白细胞减少、药物热、感冒样反应以及血压剧降、过敏性休克反应等。

2. 可致严重的耳中毒和肾中毒，大剂量和长时间应用时尤易发生。

3. 输入速度过快、剂量过大可产生红斑样或荨麻疹样反应，皮肤发红（红颈综合征），尤以躯干上部为甚。

【应急措施】【用药宣教】同"万古霉素"。

替考拉宁
Teicoplanin

【适应证】用于皮肤和软组织感染，泌尿道感染，呼吸道感染，骨和关节感染，败血症，心内膜炎及持续不卧床腹膜透析相关性腹膜炎，也可用于治疗各种严重的革兰阳性菌感染（包括不能用青霉素类和头孢菌素类其他抗生素者），不能用青霉素类或头孢菌素类抗生素治疗或用上述抗生素治疗失败的严重葡萄球菌感染，或对其他抗生素耐药的葡萄球菌感染。在矫形手术具有革兰阳性菌感染的高危因素时，也可预防性使用本品。

【用法用量】本品 0.2g 及 0.4g 标准剂量分别相当于 3mg/kg 及 6mg/kg 平均剂量，如患者体重超过 85kg，建议用相同治疗方案按公斤体重给药，如中度感染为 3mg/kg，严重感染为 6mg/kg。

1. 中度感染（皮肤和软组织感染、泌尿系统感染、呼吸道感染）　负荷量为第 1 天静脉注射 0.4g，每天 1 次；维持量为静脉或肌内注射 0.2g，每天 1 次。

2. 严重感染（骨和关节感染、败血症、心内膜炎）　负荷量，头 3 剂静脉注射 0.4g，每 12 小时给药 1 次；维持量为静脉或肌内注射 0.4g，每天 1 次；某些临床情况，如严重烧伤感染或金黄色葡萄球菌心内膜炎患者，替考拉宁维持量可能需要达到 12mg/kg。

3. 肾功能不全者　前 3 日仍然按常规剂量，第 4 日开始根据血药浓度的测定结果调节治疗用量，疗程第 4 日的用量如下。

（1）轻度肾功能不全　Ccr 40～60ml/min，按常规剂量，隔日 1 次；或剂量减半，每天 1 次。

（2）严重肾功能不全　Ccr＜40ml/min 或血液透析者，本品剂量应为常规剂量的 1/3，或按常规剂量给药，每 3 天 1 次；或按常规剂量的 1/3 给药，每天 1 次。

4. 持续不卧床腹膜透析引起的腹膜炎　第一次负荷剂量 0.4g 静脉给药，然后推荐在第一周中每袋透析液内按 20mg/L 的剂量加入本品，在第二周中于交替的透析液袋中按 20mg/L 的剂量给药，在第三周中仅在夜间的透析液袋内按 20mg/L 的剂量给药。

【操作要点】

1. 可用下述溶剂稀释药粉，如 0.9% 氯化钠注射液、复方乳酸钠注射液（林格－乳酸注射液，哈特曼氏注射液）、5% 葡萄糖注射液、0.18% 氯化钠和4% 葡萄糖注射液、含 1.36% 或 3.86% 葡萄糖的腹膜透析液。

2. 制备好的本品溶液在 4℃ 条件下保存，贮存时间如果超过 24 小时，建议不再使用。

3. 本品既可以快速静脉注射也可以肌内注射，静脉注射时间为 3～5 分钟之间，静脉滴注的时间不少于 30 分钟。

4. 对敏感菌所致感染的大多数患者，给药后 48～72 小时会出现疗效反应，疗程长短则依据感染的类型、严重程度和患者的临床反应而定。

5. 心内膜炎和骨髓炎的疗程推荐为 3 周或更长时间。

6. 禁与氨基糖苷类药物配伍使用。

【不良反应】本品耐受性良好，不良反应多轻微且短暂，罕见严重不良反应。主要不良反应如下。

1. 局部反应　红斑、局部疼痛、血栓性静脉炎，可能会引起肌内注射部分脓肿。

2. 变态反应　皮疹、瘙痒、发热、僵直、支气管痉挛、过敏反应、过敏性休克、荨麻疹、血管神经性水肿，罕见剥脱性皮炎、中毒性表皮溶解坏死、多形性红斑、包括斯－约综合征。

3. 中枢神经系统　头晕、头痛、心室内注射时癫痫发作。

4. 听觉及前庭功能　听力丧失、耳鸣和前庭功能紊乱。

5. 肝肾功能　血清转氨酶增高、血清碱性磷酸酶增高、血清肌酐升高、肾功能衰竭。

6. 其他　二重感染（不敏感菌生长过度）。

【应急措施】药物过量，采取对症及支持治疗。

【用药宣教】

1. 本品是否透过胎盘并经乳汁分泌尚不明确，但妊娠期及哺乳期妇女仍建议权衡利弊，谨慎用药。

2. 用药期间应监测血药浓度，长期或大剂量给药应定期监测肝功能、肾功能及血常规（2 次），肾功能不全者长期用药或与可能导致神经毒性、肾毒性的药物合用时应监测肾功能和听力。

八、林可酰胺类药

克林霉素

Clindamycin

【适应证】用于革兰阳性菌、厌氧菌引起的各种感染性疾病。

【用法用量】

1. 口服　①常规剂量，每次 0.15 ~ 0.3g，每天 4 次；②重症感染，每次 0.45g，每天 4 次。

2. 深部肌内注射/静脉滴注　溶于 0.9% 氯化钠注射液，5% 葡萄糖注射液中。①轻中度感染，每天 15 ~ 25mg/kg，分 2 ~ 4 次给药；②重度感染，每天 25 ~ 40mg/kg，分 2 ~ 4 次给药。

【操作要点】

1. 溶液的配制

（1）肌内注射　将本品用 0.9% 氯化钠注射液配制成 50 ~ 150mg/ml 的澄明液体并立即使用。

（2）静脉滴注　每 0.3g 需用 50 ~ 100ml 的 0.9% 氯化钠注射液或 5% 葡萄糖注射液稀释成浓度低于 6mg/ml 的药液，缓慢静脉滴注，滴注速度不超过 20mg/min。

2. 本品与卡那霉素、氨苄西林、苯妥英钠、氨茶碱、葡萄糖酸钙、巴比妥盐酸盐及硫酸镁存在配伍禁忌。

3. 由于不同菌株对本品敏感性不同，故在用药前需做药敏试验。

【不良反应】

1. 局部反应　肌内注射后，注射部位偶可出现疼痛、硬结及无菌性脓肿，长期静脉滴注应注意静脉炎的出现。

2. 胃肠道反应　偶见恶心、呕吐、腹痛及腹泻，罕见假膜性肠炎。

3. 过敏反应　药物性皮疹，偶见剥脱性皮炎。

4. 造血系统　偶可引起血细胞异常。

5. 其他　可发生一过性碱性磷酸酶、血清转氨酶轻度升高及黄疸、肾功能异常。

【应急措施】

1. 假膜性肠炎　立即停药，重症患者立即补水、电解质及蛋白质，如仍无好转，口服甲硝唑 0.25~0.5g，每天 3 次。如复发，可再次口服甲硝唑，仍无效时改用万古霉素或去甲万古霉素口服，每次 0.125~0.5g，每 6 小时 1 次，疗程 5~10 天。

2. 药物过量　严重腹泻时补充液体、电解质及蛋白质，必要时口服万古霉素、杆菌肽、考来烯胺或甲硝唑，对于过敏反应症状，可给予肾上腺素类药物，吸氧及保持气道通畅。

【用药宣教】

1. 告知患者，本品口服给药时宜与食物或牛奶同服，以减少本品的胃肠道不良反应。

2. 为防止急性风湿热的出现，本品用于治疗溶血性链球菌感染的疗程至少为 10 天。

3. 告知患者用药期间密切注意大便次数，如排便次数增多，可能出现假膜性肠炎，需及时停药并告知医师。

4. 本品偶可致二重感染，如出现二重感染，应立即停药并告知医师。

5. 本品可透过胎盘并经乳汁分泌，故妊娠期及哺乳期妇女应权衡利弊，谨慎用药。

　　6. 60 岁以上老年人更易出现假膜性肠炎及艰难梭状芽孢杆菌引发的腹泻，且症状较重，故用药时需密切观察。

　　7. 严重肝功能不全及肾功能不全伴严重代谢异常者，大剂量用药时应监测血药浓度。长期用药者需定期监测血常规及肝功能、肾功能。

　　8. 本品给药期间同时使用其他药物者，应详细告知医师，并遵医嘱用药。

九、其他抗细菌类抗生素

夫西地酸
Fusidic Acid

　　【适应证】用于由各种敏感细菌，尤其是葡萄球菌引起的各种感染，如骨髓炎、败血症、心内膜炎，反复感染的囊性纤维化、肺炎、皮肤及软组织感染，外伤及创伤性感染等。

　　【用法用量】

　　1. 口服　常规剂量为每次 0.5g，每天 3 次，每天极量 2g，重症加倍。

　　2. 静脉滴注　每次 0.5g，每天 3 次。

　　【操作要点】

　　1. 溶液的配制

　　（1）取本品　0.5g 溶于所附的无菌缓冲溶液中，然后用0.9% 氯化钠注射液或 5% 葡萄糖注射液稀释至 250～500ml。

　　（2）注意事项　①若所用的葡萄糖注射液 pH 偏低，配制的药液会呈乳状，如出现此情况则药液不能使用；②配好的药液应在 24 小时内用完；③未经稀释的本品溶液不得直接静脉注射，为避免局部组织损伤，本品亦不得肌内注射或皮下注射。

　　2. 本品静脉滴注时间不应少于 2～4 小时。

　　3. 本品应输入血流良好、直径较大的静脉，或中心静脉插管输入，以减少发生静脉痉挛及血栓性静脉炎的危险。

　　【不良反应】用药后可出现黄疸、肝功能异常及皮疹等，静脉注射给药可出现静脉炎、血管痉挛及溶血等，局部外用可出现皮肤过敏症状，包括皮疹、瘙痒、红斑及接触性皮炎等。

【应急措施】一旦出现上述异常，应立即停药，遵医嘱给予对症处理。

【用药宣教】

1. 告知患者，口服本品可与食物同服，以减轻胃肠道症状。

2. 用药过程中如出现过敏反应，应立即停药。

3. 动物试验显示本品可致胎儿畸形，但尚无临床对照研究，故妊娠期妇女应权衡利弊。

4. 本品可经皮肤吸收，故哺乳期妇女禁止局部应用于乳房部位的皮肤感染。

5. 为避免出现胆红素性脑病，新生儿应慎用本品。

6. 用药期间应定期监测肝功能及血清胆红素浓度。

利奈唑胺

Linezolid

【适应证】用于由特定微生物敏感株引起的下列感染。

1. 耐万古霉素的肠球菌引起的感染（包括并发的菌血症）。

2. 由金黄色葡萄球菌（甲氧西林敏感或耐药的菌株）或肺炎链球菌（包括多药耐药的菌株）引起的院内获得性肺炎。

3. 由肺炎链球菌（包括对多药耐药的菌株）引起的社区获得性肺炎，包括伴发的菌血症，或由金黄色葡萄球菌（仅为甲氧西林敏感的菌株）引起的社区获得性肺炎。

4. 复杂性皮肤和皮肤软组织感染，包括未并发骨髓炎的糖尿病足部感染以及由金黄色葡萄球菌（甲氧西林敏感或耐药的菌株）、化脓性链球菌或无乳链球菌引起的复杂性皮肤感染和皮肤软组织感染。

5. 非复杂性皮肤和皮肤软组织感染，由金黄色葡萄球菌（仅为甲氧西林敏感的菌株）或化脓性链球菌引起非复杂性皮肤感染和皮肤软组织感染。

【用法用量】

1. 复杂性皮肤和皮肤软组织感染、社区获得性肺炎，医院获得性肺炎，口服或静脉给药，每次 0.6g，每 12 小时给药 1 次，疗程 10～14 天。

2. 万古霉素耐药的肠球菌感染，包括伴发的菌血症，口服或静脉给药，每次 0.6g，每 12 小时给药 1 次，疗程 14～28 日。

3. 非复杂性皮肤感染和皮肤软组织感染，口服，每次 0.4g，每 12 小时给药 1 次，疗程 10～14 天。

【操作要点】

1. 为减少细菌耐药的发生，本品应仅用于治疗或预防确诊或高度怀疑敏感菌所致感染。如可获得细菌培养和药物敏感性结果，应当考虑据此选择或调整抗菌治疗。

2. 本品不用于治疗革兰阴性菌感染。如确诊或疑诊合并革兰阴性菌感染，立即开始针对性的抗革兰阴性菌治疗十分重要。

3. 对多药耐药的肺炎链球菌是指对于如下两种或更多种抗菌药物耐药的菌株。抗菌药物包括：青霉素、二代头孢菌素、大环内酯类药物、四环素和磺胺甲基异噁唑 - 甲氧苄啶。

4. 本品从静脉转为口服给药时不必调整剂量。

5. 本品静脉注射剂为单次使用的即用型输液袋，静脉给药前应目测微粒物质，用力挤压输液袋以检查细微的渗漏，如有渗漏，不得使用。且输液袋现用现拆，室温下贮藏，不得冷冻。本品注射液可呈黄色，且随时间延长可加深，但对药物含量无不良影响。

6. 本品静脉用应于 0.5～2 小时内静脉滴注完毕。不可将此静脉输液袋串联在其他静脉给药通路中，不可于此溶液中加入其他药物。

7. 本品与下列药物通过 Y 型接口联合给药时，会出现配伍禁忌，如两性霉素 B、地西泮、乳糖酸红霉素、苯妥英钠、盐酸氯丙嗪、喷他脒及磺胺甲基异噁唑 - 甲氧苄啶。此外，本品与头孢曲松钠联用存在配伍禁忌。

8. 如于同一静脉通路中，几种药物依次给药，在使用本品前后，应使用 5% 葡萄糖注射液、0.9% 氯化钠注射液或乳酸林格氏液进行冲管。

9. 使用本品治疗前，应对所有菌落进行药敏试验。

【不良反应】

1. 常见腹泻、头痛、恶心、呕吐、失眠、便秘、皮疹、头晕及发热等，儿童用药后还可出现上呼吸道感染、咽炎、咳嗽、弥漫性及局限性腹痛等。

2. 实验室检查异常，如血小板、白细胞或中性粒细胞减少、ALT、乳酸脱氢酶、AST、碱性磷酸酶、淀粉酶、脂酶、血尿素氮、总胆红素及肌酸酐等改变。

3. 研究显示，本品所致导管相关性血流感染者死亡率高于其他对比抗菌药物，且与患者感染的菌型有关。

【应急措施】 药物过量，给予支持疗法，维持肾小球的滤过，血液透析可加速清除。

【用药宣教】

1. 告知患者，本品片剂在餐前或餐后服用均可。

2. 告知患者，用药期间应避免食用大量高酪胺含量的食物及饮料，包括陈年乳酪、泡菜、酱油、红酒、生啤、发酵过或风干的肉类以及长时间贮存或不适当冷藏的富含蛋白质的食物。每餐摄入酪胺量应低于 0.1g，如必须食用，应告知医师并按照医师推荐的方案饮食。

3. 妊娠期及哺乳期妇女应权衡利弊，谨慎用药。

4. 用药期间应定期检查血小板计数。

十、磺胺类药

磺胺嘧啶

Sulfadiazine

【适应证】 本品为广谱抗菌药，但由于目前许多临床常见病原菌对该类药物耐药，故仅用于敏感细菌及其他敏感病原微生物所致的感染。

1. 敏感脑膜炎球菌所致的流行性脑脊髓膜炎的治疗和预防。

2. 与甲氧苄啶合用可治疗对其敏感的流感嗜血杆菌、肺炎链球菌和其他链球菌所致的中耳炎及皮肤软组织感染等。

3. 星形奴卡菌病。

4. 对氯喹耐药的恶性疟疾治疗的辅助用药。

5. 治疗由沙眼衣原体所致的宫颈炎和尿道炎的次选药物。

6. 治疗由沙眼衣原体所致的新生儿包涵体结膜炎的次选药物。

【用法用量】

1. 口服　一般感染，首剂 2g，之后每次 1g，每天 2 次；预防流行性脑脊髓膜炎，每次 1g，每天 2 次，疗程 2 天。

2. 静脉给药　严重感染（如流行性脑脊髓膜炎），首剂静脉注射 50mg/kg，继以每天 100mg/kg，分 3～4 次静脉滴注或缓慢静脉注射。

【操作要点】

1. 本品需用灭菌注射用水或 0.9% 氯化钠注射液稀释成 5% 的溶液，缓慢静脉注射，如进行静脉滴注，则静脉滴注浓度 ≤1%。

2. 本品注射剂仅供重症患者使用，不得进行皮下、鞘内或肌内注射，以免引起组织坏死，静脉给药时药液的稀释浓度不得高于 5%。

3. 禁与碳酸氢钠及 5% 葡萄糖注射液配伍使用。

4. 治疗严重感染时需大剂量给药，病情改善后应立即改为口服给药。

5. 本品在尿中溶解度低，易出现结晶尿，故一般不用于尿路感染的治疗。

【不良反应】轻者可出现恶心、呕吐及眩晕等（但不影响用药），过敏性反应以药热、皮疹为多见，偶见剥脱性皮炎、光敏性皮炎、重症多形红斑等严重反应，长期大剂量服用可出现粒细胞减少、血小板减少、偶见再生障碍性贫血和肝损害。

【应急措施】一旦发生严重不良反应，应立即停药，通知医生及时救治。

【用药宣教】

1. 告知患者服药期间保持充足进水量，使每天尿量至少维持在 1200ml 以上。如疗程较长，剂量大时除多饮水外宜同服碳酸氢钠。

2. 本品能抑制大肠埃希菌生长，妨碍 B 族维生素的合成，故用药超过 1 周者应同服维生素 B。

3. 本品可透过胎盘屏障并经乳汁分泌，可能导致胎儿或乳儿出现严重不良反应，故妊娠期及哺乳期妇女禁用。

4. 本品可增加新生儿胆红素脑病发病的危险性，故 2 个月以下婴儿禁用。

5. 老年患者更易引发不良反应，故应权衡利弊，谨慎用药。

6. 治疗中应检查全血常规（对接受较长疗程的患者尤为重要）、尿液检查（每 2～3 天查尿常规 1 次，以发现长疗程或高剂量治疗时可能发生的结晶尿）及肝、肾功能检查。

7. 严重感染者应定期监测血药浓度，总磺胺血药浓度不应超过 200μg/ml。

8. 对砜类、呋塞米、噻嗪类利尿剂、磺脲类及碳酸酐酶抑制剂过敏者，对磺胺类药物也可能过敏，故此类人群用药宜谨慎。

9. 本品给药期间同时使用其他药物者，应详细告知医师，并遵医嘱用药。

复方磺胺甲噁唑

Compound Sulfamethoxazole

【适应证】主要适应证为敏感菌株所致的下列感染。

1. 大肠埃希杆菌、克雷伯菌属、肠杆菌属、奇异变形杆菌、普通变形杆菌和莫根菌属敏感菌株所致的尿路感染。

2. 肺炎链球菌或流感嗜血杆菌所致 2 岁以上小儿急性中耳炎。

3. 肺炎链球菌或流感嗜血杆菌所致的慢性支气管炎急性发作。

4. 由福氏或宋氏志贺菌敏感菌株所致的肠道感染、志贺菌感染。

5. 治疗卡氏肺孢子虫肺炎，本品系首选。

6. 卡氏肺孢子虫肺炎的预防，可用已有卡氏肺孢子虫病至少一次发作史的患者，或 HIV 感染者，其 CD_4 淋巴细胞计数

≤200/mm³或少于总淋巴细胞数的 20%。

7. 由产肠毒素大肠埃希杆菌（ETEC）所致的腹泻。

【用法用量】

1. 细菌性感染常用量 每次 TMP 0.16g 和 SMZ 0.8g，每 12 小时服用 1 次。

2. 卡氏肺孢子虫肺炎 每次 TMP 3.75～5.0mg/kg，SMZ 18.75～25mg/kg，每 6 小时服用 1 次。

3. 预防用药 首剂 TMP 0.16g 和 SMZ 0.8g，每天 2 次，继以相同剂量每天 1 次，或一周 3 次。

【操作要点】本品不易清除细菌，故不宜用于中耳炎的预防、长程治疗及治疗 A 组溶血性链球菌扁桃体炎及咽炎。

【不良反应】【用药宣教】参见"磺胺嘧啶"。

【应急措施】服药后引起叶酸缺乏，同服叶酸制剂；出现骨髓抑制，停药，之后给予叶酸 3～6mg 肌内注射，每天 1 次，联用 3 天或至造血功能恢复正常；长期用药者如出现造血功能异常，应给予高剂量叶酸（每天肌内注射甲酰四氢叶酸 5～15mg）治疗，直至造血功能恢复正常。

十一、喹诺酮类药

诺氟沙星
Norfloxacin

【适应证】用于敏感菌所致的泌尿生殖系感染，如单纯性、复杂性尿路感染、细菌性前列腺炎、淋球菌性尿路感染和生殖系感染、肠道感染。

【用法用量】

1. 口服 每次 0.1～0.2g，每天 3～4 次。空腹服药吸收较好。一般疗程为 3～8 日，少数病例可达 3 周。对于慢性泌尿道感染病例，可先用一般量 2 周，再减量为 200mg/d，睡前服用，持续数月。

2. 静脉滴注 严重病例及不能口服者需静脉滴注，其用量为每次 200～400mg，每 12 小时 1 次。将 1 次量加于输液中，滴注

1 小时。

　　3. 经眼给药　①用 0.3% 溶液滴眼每次 1～2 滴，每天 4～6 次；②用 0.3% 眼膏涂眼每天 2～3 次。

【操作要点】

　　1. 尿液碱化剂可减少本品在尿中的溶解度，导致结晶尿和肾毒性。

　　2. 本品不宜做静脉推注，滴注速度不宜过快，每分钟 30～40 滴为宜。

　　3. 本品静脉用药时应注意避光，以免发生药物的光敏反应。

【不良反应】

　　1. 胃肠道反应较为常见，可表现为腹部不适或疼痛、腹泻、恶心或呕吐。

　　2. 中枢神经系统反应可有头晕、头痛、嗜睡或失眠。

　　3. 过敏反应有皮疹、皮肤瘙痒，偶可发生渗出性多形性红斑及血管神经性水肿。少数患者有光敏反应。

　　4. 偶见癫痫发作、精神异常、烦躁不安、意识障碍、幻觉、震颤、静脉炎、结晶尿，多见于高剂量应用时。

　　5. 少数患者可发生血清氨基转移酶升高、血尿素氮增高及周围血常规白细胞降低，多属轻度，并呈一过性。

【应急措施】出现过敏反应，采取以下措施：①平卧，给予氧气吸入，避开阳光照射；②立即停药，遵医嘱皮下注射 0.1% 盐酸肾上腺素注射液 1ml；③遵医嘱给予氢化可的松 200mg 或地塞米松 5～10mg 加入 50% 葡萄糖液静脉注射。

【用药宣教】

　　1. 应用氟喹诺酮类药物可发生中、重度光敏反应。应用本品时应避免过度暴露于阳光，如发生光敏反应需停药。

　　2. 本品口服制剂宜空腹服用，并同时饮水 250ml。

　　3. 告知患者应用本品期间多饮水并注意观察尿量变化，确保每天尿量 >1200ml，以防止结晶尿和血尿的发生。

　　4. 告知患者应用本品期间忌食菠菜、胡萝卜、黄瓜、苏打饼干等偏碱性的食物，以免影响本品吸收。

环丙沙星

Ciprofloxacin

【适应证】用于呼吸道、尿道、消化道、胆道、皮肤和软组织、盆腔、眼、耳、鼻、咽喉等部位的感染。

【用法用量】

1. 口服　1 次 250mg，每天 2 次，重症者可加倍量。但 1 天最高量不可超过 1500mg。肾功能不全者（Ccr 每分钟低于 30ml）应减量。

2. 静脉滴注　1 次 100～200mg，每天 2 次，预先用 0.9% 氯化钠注射液或葡萄糖注射液稀释，滴注时间不少于 30 分钟。

【操作要点】本品静脉用药时应注意避光，以免发生光敏反应。

【不良反应】

1. 胃肠道反应　较为常见，可表现为腹部不适或疼痛、腹泻、恶心或呕吐。

2. 中枢神经系统　可有头晕、头痛、嗜睡或失眠。

3. 过敏反应　皮疹、皮肤瘙痒，偶可发生渗出性多形性红斑及血管神经性水肿。少数患者有光敏反应。

4. 泌尿生殖系统　偶可出现血尿、发热、皮疹等间质性肾炎表现；少数患者可有血尿素氮增高；大剂量可致结晶尿。

5. 血液系统　白细胞减少、血小板减少等。

6. 其他　可有静脉炎、关节疼痛及白细胞降低等。

【应急措施】参考"诺氟沙星"。

【用药宣教】

1. 告知患者本品严重抑制茶碱的正常代谢，共用时可引起茶碱的严重不良反应，应监测茶碱的血药浓度。

2. 告知患者应用本品是可与食物同服，但抗酸药则抑制本品吸收，应避免同服。

3. 告知患者应用本品期间如出现脚踝部位疼痛、僵硬和肿胀等，立即告知医师且不可随意活动。

4. 告知患者应用本品时为避免结晶尿的发生，宜多饮水，保持 24 小时排尿量在 1200ml 以上。

5. 告知患者应用本品时应避免过度暴露于阳光下，如发生皮肤异常反应需停药并及时告知医师。

左氧氟沙星

Levofloxacin

【适应证】用于治疗呼吸道、咽喉、扁桃体、泌尿道（包括前列腺）、皮肤及软组织、胆囊及胆管、中耳、鼻窦、泪囊、肠道等部位的急、慢性感染。

【用法用量】

1. 口服　每次 0.5g，每天 1 次。

2. 静脉滴注　每次 0.5g，每天 1 次。

3. 局部眼用　一般每天 3 次、每次滴眼 1 滴，根据症状可适当增减。对角膜炎的治疗在急性期每 15～30 分钟滴眼 1 次，对严重的病例在开始 30 分钟内每 5 分钟滴眼 1 次，病情控制后逐渐减少滴眼次数。治疗细菌性角膜溃疡推荐使用高浓度的抗生素滴眼制剂。

【操作要点】

1. 本品每 100ml 液体输注时间不能少于 1 小时。

2. 使用本品前或后至少 2 小时应再服用含镁或铝的抗酸剂、硫糖铝、金属阳离子（如铁）、含锌的多种维生素制剂等。

【不良反应】不良反应发生率在常用同类药物中相对较低。

1. 消化系统　可有口干、食欲减退、胃肠不适、恶心、呕吐、腹痛、腹泻、便秘等。偶见血清氨基转移酶升高。

2. 精神神经系统　可有头晕、头痛、眩晕、失眠、抽搐等，长期大剂量应用可引起轻微精神障碍。

3. 皮肤　可有皮疹、瘙痒等，光敏反应少见，偶可致中毒性表皮坏死症、斯－约综合征。

4. 血液系统　偶有血细胞及血小板减少等。

5. 肌肉骨骼　偶见肌肉痛、跟腱炎、跟腱断裂等。

【应急措施】

1. 若出现面色苍白、心慌、出冷汗等低血糖症状，应立即停药，给予对症处理。密切监测血糖水平。

2. 若出现静脉炎时，可局部给予硫酸镁湿敷、患肢抬高等措施，有计划选择血管进行穿刺。

3. 偶有用药后发生跟腱炎或跟腱断裂的报告，如有上述症状发生，须立即停药，直至症状消失。

【用药宣教】

1. 告知患者由于目前大肠埃希菌对氟喹诺酮类药物耐药者多见，应在给药前留取尿培养标本，参考细菌药敏结果调整用药。

2. 告知患者本品大剂量应用或尿 pH 值在 7 以上时可发生结晶尿。为避免结晶尿的发生，宜多饮水，保持 24 小时排尿量在1200ml 以上。

3. 告知患者应用本品时可与食物同服，但抗酸药会抑制本品吸收，应避免同服。

4. 告知患者应用本品期间如出现脚踝部位疼痛、僵硬和肿胀等，立即告知医师且不可随意活动。

莫西沙星

Moxifloxacin

【适应证】用于成人（≥18 岁）上呼吸道感染和下呼吸道感染，如急性窦炎、慢性支气管炎急性发作、社区获得性肺炎及皮肤和软组织感染，还可用于复杂腹腔感染包括混合细菌感染，如脓肿。

【用法用量】口服或静脉滴注，每次 0.4g，每天 1 次，疗程7～14 天。

【操作要点】

1. 避免快速静脉滴注本品，滴注时间以 90 分钟为宜，以免出现严重不良反应。

2. 禁与 10% 及 20% 氯化钠注射液、4.2% 及 8.4% 碳酸氢钠注射液配伍使用。

【不良反应】

1. 常见霉菌性二重感染、头晕、头痛、恶心、呕吐、腹泻、胃肠及腹部疼痛、低钾血症患者 Q – T 间期延长及转氨酶升高，还可见注射部位反应。

2. 少见贫血、血细胞异常、INR 增加、瘙痒、皮疹、荨麻疹、高脂血症、焦虑、单侧/双侧感觉减退、味觉错乱（包括味觉丧失）、定向紊乱和障碍、震颤、眩晕、嗜睡、视觉障碍、心动过速、呼吸困难、食欲减退、便秘、腹胀、消化不良、肝损伤及肝酶异常等。

3. 罕见凝血激酶水平异常、过敏/类过敏反应、变态反应性水肿、高血糖症、高尿酸血症、情绪不稳、幻觉、抑郁、感觉迟钝、协调失衡、言语障碍、健忘症、耳鸣、听力损害、室性快速型心律失常、高血压、晕厥、吞咽困难、抗菌药物相关结肠炎、黄疸、肝炎、肾功能衰竭及水肿等。

4. 极其罕见凝血酶原水平增加、过敏性休克、人格解体、一过性视觉丧失、非特异性心律失常、尖端扭转型室速、心跳停止、暴发型肝炎导致危及生命的肝脏衰竭、大疱皮肤反应、肌腱断裂及重症肌无力加重等。

【应急措施】一旦发生严重不良反应，应立即停药，通知医生及时救治。

【用药宣教】

1. 告知患者本品片剂以水送服，服药时间不受饮食影响。

2. 告知患者如在首次服用后即发生超敏反应和变态反应，应该立即告知医生。

3. 告知患者服药期间者避免在紫外线及日光下过度暴露。

4. 告知患者用药期间驾驶、操作机械及高空作业应格外谨慎。

5. 告知患者用药期间如出现严重腹泻，考虑患假膜性肠炎的可能性，应立即停药。

6. 妊娠期妇女用药的安全性尚不明确，考虑动物研究显示本品存在生殖毒性，故应权衡利弊，谨慎用药。

7. 本品可经乳汁分泌，故哺乳期妇女应权衡利弊，选择停药或停止哺乳。

十二、硝基咪唑类药

甲　硝　唑
Metronidazole

【适应证】用于治疗或预防厌氧菌引起的系统或局部感染，如腹腔、消化道、女性生殖器、下呼吸道、皮肤及软组织、骨和关节等部位的厌氧菌感染。

【用法用量】口服，每次 0.2～0.4g，每天 0.6～1.2g；静脉滴注，每次 500mg，每 8 小时 1 次，每次滴注 1 小时。一疗程 7天。治疗破伤风，每天 2.5g，分次口服或滴注。

【操作要点】

1. 本品经肝代谢，肝功能不全者药物可蓄积，应酌情减量。

2. 本品可诱发白色念珠菌病，必要时可并用抗念珠菌药。

3. 本品可致血常规改变，白细胞减少等，应予以注意。

【不良反应】消化道反应最为常见，包括恶心、呕吐、食欲不振、腹部绞痛，一般不影响治疗；神经系统症状有头痛、眩晕，偶有感觉异常、肢体麻木、共济失调、多发性神经炎等，大剂量可致抽搐。少数病例会见麻疹、潮红、瘙痒、膀胱炎、排尿困难、口中金属味及白细胞减少等，均属可逆性，停药后自行恢复。

【应急措施】本品可引起周围神经炎和惊厥，一旦观察到此类情况应通知医师考虑停药或减量。

【用药宣教】

1. 告知患者本品可致血常规改变，白细胞减少等。

2. 本品的代谢产物可使尿液呈深红色。

3. 告知患者应用本品期间出现荨麻疹、潮红、瘙痒、排尿困难或口中金属味时及时告诉医师。

4. 告知静脉输液患者出现局部刺激症状时，可能为本品引起的急性静脉炎，应及时告诉医师进行处理。

5. 告知原有肝脏疾患者，出现运动失调或头痛、眩晕、感觉异常、肢体麻木、抽搐等中枢神经系统症状时应立即告诉医师。

6. 告知患者本品可抑制乙醇代谢，应用期间应戒酒及含乙醇的饮品，避免出现腹痛、呕吐、头痛等双硫仑反应。

7. 告知患者应用期间应减少钠盐摄入量，如食盐过多可引起钠潴留。

替 硝 唑

Tinidazole

【适应证】治疗滴虫病、贾第虫病、阿米巴病、男女泌尿生殖道毛滴虫病，用于治疗敏感厌氧菌（如脆弱拟杆菌、消化球菌、梭状芽孢杆菌、梭形杆菌等）所致的感染，如肺炎、肺脓肿等呼吸道感染，腹膜内感染，子宫内膜炎，输卵管脓肿等妇科感染，牙周炎，冠周炎等口腔感染等。

【用法用量】

1. 口服每次 1g，每天 1 次，首剂加倍，一般疗程 5 ~ 6 天。餐间或餐后服用。

2. 静脉滴注每次 0.8g，每天 1 次，宜缓慢滴注，一般疗程 5 ~ 6 天。静脉滴注每 400mg（200ml）应不少于 20 分钟。

【操作要点】

1. 本品滴注速度宜缓慢，浓度为 2mg/ml 时，每次滴注时间应不少于 1 小时，浓度大于 2mg/ml 时，滴注速度宜再降低 1 ~ 2 倍。

2. 对首次用药的患者，用药初始时护士不要离开，应观察 5 ~ 10 分钟。

3. 应用本品期间护士应加强巡视，主动询问患者有无不适，便于及时发现过敏反应的早期症状并能及时停药或对症处理，防止发生严重的迟发型过敏反应，确保用药期间安全。

4. 12 岁以下儿童禁止注射给药。

【不良反应】不良反应少而轻微，偶有消化道症状、个别有眩晕感、口腔金属味、皮疹、头痛或白细胞减少。个别患者可有如下反应。

1. 口内有金属味，消化道不适（如恶心、呕吐、胃痛等）。

2. 过敏反应，如皮疹、荨麻疹、痒等。

3. 头痛、疲倦、头晕、深色尿等。少数患者可见消化道反应，如恶心、呕吐、食欲下降、口腔甜味感等。个别患者可见神经紊乱症状，如头晕、头痛、眩晕及运动性共济失调等，偶见短暂性癫痫发作。偶见滴注部位轻微静脉炎。罕见过敏反应，如皮疹、瘙痒、荨麻疹、血管神经性水肿和暂时性白细胞减少。

【应急措施】发生过敏反应，应立即停药，同时报告医生，迅速采取相应的抢救措施，遵医嘱给予抗过敏治疗，并严密观察患者生命体征等变化。

【用药宣教】

1. 告知患者用药期间禁酒且不可饮用含乙醇的饮料。本品停药后 5 天内亦应禁酒。

2. 告知患者不可随意调节本品滴速，因本品滴注速度宜缓慢，防止因短时间内药液大量进入体内引起不良反应。

3. 哺乳期妇女应避免使用。若必须用药，应暂停哺乳，并在停药 3 天后方可哺乳。

4. 老年人由于肝功能不全，应用本品时需监测血药浓度。

奥 硝 唑
Ornidazole

【适应证】

1. 用于治疗由脆弱拟杆菌、狄氏拟杆菌、多形拟杆菌、普通拟杆菌、梭状芽孢杆菌、真杆菌、消化球菌和消化链球菌、幽门螺杆菌、黑色素拟杆菌、梭杆菌、CO_2 噬织维菌、牙龈类杆菌等敏感厌氧菌所引起的多种感染性疾病。

2. 用于治疗消化系统严重阿米巴虫病，如阿米巴痢疾、阿米巴肝脓肿等。

【用法用量】

1. 口服 厌氧菌感染，每次 0.5g，每天 2 次；急性毛滴虫病，于夜间单次服用 1.5g；慢性毛滴虫病，每次 0.5g，每天 2 次，共用 5 天；贾第鞭毛虫病，于夜间顿服 1.5g，用药 1~2 天；阿米巴痢疾，于夜间顿服 1.5g，用药 3 天；其他阿米巴病，每次 0.5g，每天 2 次。

2. 静脉滴注　起始剂量为 0.5~1g，然后每 12 小时静脉滴注 0.5g；治疗严重阿米巴病时起始剂量为 0.5~1g，然后每 12 小时 0.5g，连用 3~6 天。

【操作要点】

1. 肝功能不全患者用药每次剂量与正常用量相同，用药间隔时间要加倍，以免药物蓄积。

2. 使用过程中，如有异常神经症状反应即停药，并进一步观察治疗。

3. 本品溶液显酸性，与其他药物合用时注意本品低 pH 值对其他药物的影响。

4. 本品与半合成青霉素类及头孢类药合用时应单独给药，两者不能使用同一稀释液稀释，应分别溶解稀释，分别滴注。

5. 如发现药液浑浊或变色切勿使用。

【不良反应】本品通常具有良好的耐受性，用药期间可能会出现下列反应。

1. 消化系统　包括轻度胃部不适、恶心、口腔异味等。

2. 神经系统　包括头晕及困倦、眩晕等。

3. 过敏反应　如皮疹、瘙痒等。

4. 其他　白细胞减少等。

【应急措施】过量使用本品可加重不良反应，如发生严重不良反应时应立即停止使用。如果发生痛性痉挛，可建议给予地西泮。

【用药宣教】

1. 告知患者本品治疗期间不宜哺乳。

2. 告知患者若合用华法林，出现异常反应需及时告知医师，以便调整给药剂量。

3. 告知患者为减少胃肠道反应，应在餐后或与食物同服。

十三、抗结核类药

异 烟 肼
Isoniazid

【适应证】

1. 与其他抗结核药联合，用于各型结核病的治疗，包括结核性脑膜炎以及其他分枝杆菌感染。

2. 单用用于各型结核病的预防。

【用法用量】

1. 口服　①预防：每天 0.3g 顿服。②治疗：口服，与其他抗结核药合用，每天 5mg/kg，每天极量 0.3g，或每天 15mg/kg，每天极量 0.9g，每周 2~3 次。

2. 静脉给药　①常用量：每天 0.3~0.4g 或 5~10mg/kg。②急性粟粒型肺结核或结核性脑膜炎，每天 10~15mg/kg，每天极量 0.9g。③间歇疗法：每次 0.6~0.8g，每周 2~3 次。

【操作要点】

1. 国内极少肌内注射，一般在强化期或对于重症或不能口服用药的患者采用静脉滴注的方法，用 0.9% 氯化钠注射液或 5% 葡萄糖注射液稀释后使用。

2. 禁与戊四氮配伍使用。

3. 每天 0.3g 顿服及 1 周 2 次，每次 0.6~0.8g 的给药方法，可提高疗效并减少不良反应的发生率。

【不良反应】

1. 肝脏毒性　本品可引起轻度一过性肝损害如血清氨基转移酶升高及黄疸等肝脏毒性与本品的代谢产物乙酰肼有关。

2. 神经系统毒性　周围神经炎多见于慢乙酰化者，并与剂量有明显关系。较多患者表现为步态不稳、麻木针刺感、烧灼感或手脚疼痛。

3. 变态反应　包括发热、多形性皮疹、淋巴结病、脉管炎等。一旦发生，应立即停药，如需再用，应从小剂量开始，逐渐增加剂量。

4. 血液系统 可有粒细胞减少、嗜酸性粒细胞增多、血小板减少、高铁血红蛋白血症等。

5. 其他 如口干、维生素 B_6 缺乏症、高血糖症、代谢性酸中毒、内分泌功能障碍等偶有报道。

【应急措施】药物过量，立即停药，保持呼吸道通畅，采用短效巴比妥制剂和维生素 B_6 静脉内给药。维生素 B_6 剂量为每 1mg 异烟肼用 1mg 维生素 B_6，如服用异烟肼的剂量不明，可给予维生素 B_6 5g，每 30 分钟给药 1 次，直至抽搐停止，患者恢复清醒。继以洗胃，洗胃应在服用本品后的 2～3 小时内进行。测定血气、电解质、尿素氮、血糖，静脉给予碳酸氢钠，纠正代谢性酸中毒，需要时重复给予。采用渗透性利尿药，并在临床症状已改善后继续应用，促进异烟肼排泄，预防中毒症状复发。严重中毒患者应及早配血，做好血液透析的准备，不能进行血液透析时，可进行腹膜透析，同时合用利尿剂。采取有效措施，防止出现缺氧、低血压及吸入性肺炎。

【用药宣教】

1. 为防止出现胃肠道刺激症状，本品可与食物同服，亦可在服用本品至少 1 小时后口服制酸剂。

2. 告知患者，服药期间饮酒可加速药物代谢，且易诱发肝脏毒性，吸烟可加重本品的对肝脏的损害，故服药期间禁止吸烟、饮酒或饮用含乙醇的饮料。

3. 告知患者，用药期间不宜食用酪胺类食物（红葡萄酒、海鱼、奶酪等），以免出现皮肤潮红、恶心、呕吐、头痛、呼吸困难及心动过速等类似组胺中毒的症状。

4. 乳糖类食物阻碍消化道对本品的吸收，用药期间不宜大量进食。

5. 服药期间避免饮用茶或咖啡，以免出现高血压及失眠等现象。

6. 大剂量用药时，可考虑每天联用维生素 B_6 50～100mg，有助于减轻或防止周围神经炎及维生素 B_6 缺乏症状。

7. 使用本品治疗结核必须持续 6～24 个月，甚至需数年或不定期用药。

8. 保肝治疗的同时，如出现氨基转移酶持续增高及出现黄疸，应立即停药。

9. 本品可透过胎盘并经乳汁分泌，故妊娠期及哺乳期妇女应权衡利弊，谨慎用药。

10. 新生儿用药时应严密监测不良反应。

11. 50 岁以上患者用药后发生肝炎的几率高，故应谨慎用药。

12. 对诊断的影响，如硫酸铜法测尿糖结果呈假阳性，血清胆红素、ALT 及 AST 测定值增高。

13. 用药期间定期检查肝功能，如治疗过程中患者出现视神经炎的症状，应立即进行眼部检查且应进行定期复查。

14. 本品给药期间同时使用其他药物者，应详细告知医师，并遵医嘱用药。

乙胺丁醇
Ethambutol

【适应证】用于与其他抗结核药联合治疗结核杆菌所致的肺结核，亦可用于结核性脑膜炎及非结核性分枝杆菌感染的治疗。

【用法用量】本品应与其他抗结核药联用，具体用法用量如下。

1. 初治 与其他抗结核药合用，每天 15mg/kg 顿服，或每次 25～30mg/kg（极量 2.5g），每周 3 次，或每次 50mg/kg（极量 2.5g），每周 2 次。

2. 复治 每天 25mg/kg 顿服，连续 60 天，继以 15mg/kg 每天 1 次顿服。

3. 非结核性分枝杆菌感染 每天 15～25mg/kg 顿服。

【操作要点】

1. 单用时细菌可迅速产生耐药性，因此必须与其他抗结核药联合应用。本品用于曾接受抗结核药的患者时，应至少与一种以上药物合用。

2. 鉴于目前尚无切实可行的测定血药浓度方法，剂量应根据患者体重计算，肝或肾功能不全的患者，本品血药浓度可能增高，半衰期延长。有肾功能不全的患者应用时需减量。

【不良反应】

1. 常见视物模糊、眼痛、红绿色盲或视力减退、视野缩小（视神经炎每天按体重 25mg/kg 以上时易发生）等，视力变化可为单侧或双侧。

2. 少见畏寒、关节肿痛（尤其大趾、踝、膝关节）、病变关节表面皮肤发热拉紧感（急性痛风、高尿酸血症）。

3. 罕见皮疹、发热、关节痛等过敏反应，以及麻木、针刺感、烧灼痛或手足软弱无力（周围神经炎）等。

【应急措施】 一旦药物过量，对症处理：①球后视神经炎，给予维生素 B_6、复合维生素及锌铜制剂等；②恢复视力，选用地塞米松 5mg，每天静脉滴注或球后注射；妥拉唑啉 12.5mg，每天球后注射；氢化可的松 200mg，每天静脉滴注；也可口服泼尼松 20mg，每天 2~3 次；同时给予维生素等；恢复期可予针刺治疗，口服地巴唑、烟酸等，或胎盘组织液每天肌内注射；③必要时进行血液透析和腹膜透析。

【用药宣教】

1. 告知患者本品可与食物同服，以减轻胃肠道不良反应。

2. 告知患者如将每天剂量分次服用，不易达到治疗效果，故宜将每天剂量一次顿服。

3. 告知患者治疗过程中如出现视力异常，应及时停药并报告医生。

4. 本品单药治疗可迅速出现耐药性，故应与其他抗结核药联合应用。

5. 本品可透过胎盘并经乳汁分泌，且动物试验显示高剂量本品可致畸胎，虽无人体试验数据，但妊娠期及哺乳期妇女应权衡利弊，谨慎用药。

6. 由于视力变化不易监测且缺乏充分的临床数据，故 13 岁以下儿童不宜应用本品。

7. 老年人由于生理性肾功能减退，故应按照肾功能调整用量。

8. 用药期间定期检测视力、视野、红绿鉴别能力等，尤其是长期用药且每天剂量超过 15mg/kg 者。同时应定期监测血清尿酸含量，避免因血尿酸浓度增加而引起痛风发作。

利　福　平

Rifampicin

【适应证】

1. 与其他抗结核药联合用于各种结核病的初治与复治，包括结核性脑膜炎的治疗。

2. 与其他药物联合用于麻风、非结核分枝杆菌感染的治疗。

3. 与万古霉素（静脉）可联合用于甲氧西林耐药葡萄球菌所致的严重感染，与红霉素联合方案用于军团菌属严重感染。

4. 用于无症状脑膜炎奈瑟菌带菌者，以消除鼻咽部脑膜炎奈瑟菌，但不用于脑膜炎奈瑟菌感染的治疗。

【用法用量】

1. 抗结核治疗　口服，每天 0.45g～0.6g，空腹顿服，每天极量 1.2g。

2. 脑膜炎奈瑟菌带菌者　每次 5mg/kg，每 12 小时 1 次，连服 2 天。

【操作要点】

1. 单用本品治疗结核病或其他细菌性感染时病原菌可迅速产生耐药性，因此本品必须与其他药物合用。治疗可能需持续 6 个月至 2 年，甚至数年。

2. 应于餐前 1 小时或餐后 2 小时服用，清晨空腹一次服用吸收最好，因进食影响本品吸收。

【不良反应】恶心、呕吐、食欲不振、腹泻、胃痛、腹胀等胃肠道不良反应，还可致白细胞减少、血小板减少、嗜酸性粒细胞增多、肝功能受损、脱发、头痛、疲倦、蛋白尿、血尿、肌病、心律失常、低血钙及多种过敏反应，如药物热、皮疹、急性肾功能衰竭、胰腺炎、剥脱性皮炎和休克等，在某些情况下尚可发生溶血性贫血。

【应急措施】药物过量，停药，洗胃，因患者往往出现恶心、呕吐，不宜再催吐，洗胃后给予活性炭糊以吸收胃肠道内残余药物，有严重恶心呕吐者给予镇吐药。给予利尿剂，促进药物的排泄。给予对症和支持疗法。出现严重肝功能损害达 24～48 小时以上者可考虑进行胆汁引流。

【用药宣教】

1. 告知患者本品应于餐前 1 小时或餐后 2 小时用水送服，清晨空腹服用吸收最好。如患者出现胃肠道刺激，可在睡前服药或与餐同服。

2. 告知患者服药后尿、唾液、汗液等排泄物可呈橘红色，不用惊慌。

3. 告知患者服药期间饮酒可导致肝毒性的发生率增加，故不建议饮酒及含乙醇的饮料，如患者执意每天饮酒，医师应调整给药剂量并监测有无肝毒性症状出现。

4. 告知患者本品不宜与牛奶、豆浆、麦乳精、米酒、茶等同服，以免降低药物的吸收。

5. 本品单药治疗可快速产生耐药性，故必须与其他抗结核药联用，治疗周期至少 6 个月，甚至持续 1～2 年、数年或长期服药。

6. 由于本品可导致白细胞及血小板减少、齿龈出血、感染及愈合延迟等，故用药期间避免拔牙，注意口腔卫生，日常刷牙需谨慎，直至血常规恢复正常。

7. 本品不用于脑膜炎球菌感染的治疗。

8. 本品可通过胎盘并经乳汁分泌，动物试验显示可引起畸胎，人体试验无足够数据，故妊娠早期禁用，妊娠中、晚期及哺乳期妇女应权衡利弊，谨慎用药。

9. 对诊断的影响，如直接抗球蛋白试验阳性，干扰血清维生素 B_{12} 及血清叶酸浓度测定，磺溴酞钠试验潴留假阳性，干扰利用分光光度计或颜色改变进行的各项尿液分析试验结果。

10. 用药期间应定期监测肝功能。

吡嗪酰胺

Pyrazinamide

【适应证】本品仅对分枝杆菌有效，与其他抗结核药（如链霉素、异烟肼、利福平及乙胺丁醇）联合用于结核的治疗。

【用法用量】口服，与其他抗结核药联合，每天 15～30 mg/kg 顿服；或 50～70mg/kg，每隔 2～3 次；每天服用者每天极量 2g，每周 3 次者每次极量 3g，每周服 2 次者每次极量 4g。

【操作要点】应用本品疗程中血尿酸常增高，可引起急性痛风发作，须进行血清尿酸测定。

【不良反应】常见关节痛（由于高尿酸血症引起，常轻度，有自限性），少见食欲减退、发热、乏力或软弱、眼或皮肤黄染、畏寒等，大剂量用药可出现肝损害。

【应急措施】一旦发生严重不良反应，应立即停药，通知医生及时救治。

【用药宣教】

1. 本品的毒性反应与剂量有关，故每天剂量应不超过 1.5g，如超过，应密切监测不良反应。

2. 本品单药治疗易引发快速耐药性，故应与其他抗结核药物联用。

3. 本品对胎儿及乳儿的影响尚不明确，由于毒性较大，故妊娠期及哺乳期妇女应权衡利弊，谨慎用药。患有结核病的妊娠期妇女可先用异烟肼、利福平及乙胺丁醇治疗 9 个月，如对上述任一药物耐药而对本品敏感者可考虑使用本品。

4. 本品毒性较大，儿童不宜使用。如必须使用，应充分权衡利弊。

5. 对诊断的影响，如与硝基氰化钠作用变为红棕色，影响尿酮测定结果。使 ALT、AST、血尿酸浓度测定值增高。

6. 用药期间定期进行血尿酸检测，以免因血尿酸过高引起痛风发作，同时还应定期检查肝、肾功能。

第二节 抗真菌药

一、咪唑类抗真菌药

氟 康 唑
Fluconazol

【适应证】

1. 念珠菌病 用于治疗口咽部和食道念珠菌感染；播散性念珠菌病，包括腹膜炎、肺炎、尿路感染等的念珠菌外阴阴道炎。尚可用于骨髓移植患者接受细胞毒类药物或放射治疗时，预防念珠菌感染的发生。

2. 隐球菌病 用于治疗脑膜以外的新型隐球菌；治疗隐球菌脑膜炎时，本品可作为两性霉素 B 联合氟胞嘧啶初治后的维持治疗物。

3. 其他 免疫功能正常者的地方性深部真菌病、球孢子菌病、类球孢子菌病、孢子丝菌病；亦可替代伊曲康唑用于芽生菌病和组织胞浆菌病的治疗。

【用法用量】

1. 隐球菌性脑膜炎及其他部位隐球菌感染 口服/静脉滴注，首日 0.4g，以后每天 0.2～0.4g，疗程视服药后临床及真菌学反应而定，但对隐球菌性脑膜炎而言，治疗期一般为脑脊液菌检转阴后，再持续 6～8 周；为防止艾滋病患者的隐球菌脑膜炎复发，在完成一个疗程的基本治疗后，可继续给予本品作维持治疗，日剂量为 0.2g，持续 10～12 周。

2. 念珠菌败血症、播散性念珠菌病及其他侵入性念珠菌感染 口服/静脉滴注，首日 0.4g，以后每天 0.2g，根据临床反应，可将日剂量增至 0.4g，疗程亦视临床反应而定。

3. 口咽部念珠菌病 口服/静脉滴注，每次 50～100mg，每天 1 次，连续 7～14 天，免疫功能严重受损者可根据需要延长疗程；对于牙托有关的萎缩性口腔念珠菌病，常用剂量为每次

50mg，每天 1 次，连续 14 天，同时在牙托部位给予局部抗感染治疗；其他黏膜念珠菌感染，如食道炎、非侵入性支气管感染、肺部感染、念珠菌尿症、慢性黏膜及皮肤念珠菌病等，常用剂量为每次 50mg，每天 1 次，连续 14～30 天；为防止艾滋病患者口咽部念珠菌病的复发，在患者完成一个全基本疗程后，可每周用药，每次 0.15g。

4. 恶性肿瘤患者发生真菌感染的预防　在患者接受化疗或放疗时，可每天 1 次口服 50mg。

5. 肾功能不全者　肾功能损伤者（Ccr＜40ml/min），应根据受损程度相应调整给药方案。

（1）只需每天 1 次给药的治疗不需调整剂量。

（2）多次给药时，应给予常规剂量，此后则按肌酐清除率来调整给药时间间隔或每天剂量：①Ccr＞40ml/min，给予常规剂量，24 小时给药 1 次；②Ccr 21～40ml/min，每 48 小时给予常规剂量的 1/2；③Ccr 10～20ml/min，每 72 小时给予常规剂量的 1/3。

6. 血液透析者　进行常规透析者，每次透析后给药一次，剂量为常规推荐剂量。

7. 老年人　肾功能正常老年人可参见成人用法用量，肾功能不全老年人参见肾功能不全者的用法用量。

【操作要点】

1. 溶液的配制　静脉滴注，将 0.2～0.4g 本品溶解于 100～250ml 的 5% 葡萄糖注射液或 0.9% 氯化钠注射液中配制成溶液。

2. 配伍禁忌　目前尚未发现本品配伍禁忌，但仍不推荐本品与其他药物混合后静脉滴注。

3. 给药途径　本品既可口服，也可静脉滴注，静脉滴注速度不应超过 10ml/min，先采用何种给药途径，应根据患者的临床状况而定，由静脉滴注转为口服，或相反情况，均不必改变剂量。

4. 其他　重度真菌性角膜炎应以全身抗真菌药物治疗为主，本品局部治疗为辅。

【不良反应】

1. 常见恶心、呕吐、腹痛、腹泻、头痛、ALT 升高、AST 升高、碱性磷酸酶升高及皮疹等。

2. 少见嗜睡、失眠、头晕、味觉异常、癫痫发作、消化不良、胃肠胀气、口干、胆汁淤积、胆红素升高、黄疸、瘙痒、药疹、荨麻疹、肌痛、疲劳、不适、乏力及发热等。

3. 罕见震颤、白细胞、中性粒细胞及血小板减少，罕见粒细胞缺乏、过敏反应、血管神经性水肿、高胆固醇血症、高甘油三酯血症、低钾血症、尖端扭转型室性心动过速、Q-T间期延长、肝毒性（包括罕见死亡病例）、中毒性表皮坏死松解、斯-约综合征、剥脱性皮炎、面部水肿及脱发等。

【应急措施】一旦发生严重不良反应，应立即停药，给予对症及支持治疗。利尿可能增加其清除率，经血液透析可降低本品血药浓度。

【用药宣教】

1. 用药期间如出现大疱损害或多形性红斑、憋气、难以缓解的胸闷等，应停药。

2. 出现皮疹，应立即告知医师，根据医嘱选择是否停药。

3. 出现肝功能持续异常或加剧，或出现肝毒性的临床症状时，均需中止治疗。

4. 动物实验显示本品具胎儿毒性，但尚无足够的人体试验数据，故妊娠期妇女应权衡利弊，谨慎用药。

5. 本品是否经乳汁分泌尚不明确，故哺乳期妇女应权衡利弊，选择停药或停止哺乳。

6. 用药期间应定期监测肝功能及肾功能。

伊曲康唑

Itraconazole

【适应证】

1. 疑为真菌感染的中性粒细胞减少伴发热患者的经验性治疗。

2. 系统性真菌感染疾病，如曲霉病，念珠菌病，隐球菌病（包括隐球菌性脑膜炎，对于免疫受损的隐球菌病患者及所有中枢神经系统隐球病患者，只有在一线药物不适用或无效时，方可适用本品治疗），组织胞浆菌病。

3. 本品口服液用于治疗 HIV 阳性或免疫系统损害患者的口腔和/或食道念珠菌病；对血液系统肿瘤、骨髓移植患者和预期发生中性粒细胞减少症（亦即 <500/μL）者，可预防深部真菌感染的发生；对于伴有发热的中性粒细胞减少患者，疑为系统性真菌病时，可作为伊曲康唑注射液经验治疗的序贯疗法。

【用法用量】

1. 口服

（1）念珠菌性阴道炎 每次 0.2g，每天 2 次，疗程 1 天；或每次 0.2g，每天 1 次，疗程 3 天。

（2）花斑癣 每次 0.2g，每天 1 次，疗程 8 天。

（3）皮肤真菌病 每次 0.1g，每天 1 次，疗程 15 天，或每次 0.2g，每天 1 次，疗程 8 天；高度角化区（如足底部癣、手掌部癣）每次 0.2g，每天 2 次，疗程 8 天，或每次 0.1g，每天 1 次，疗程 30 天。

（4）口腔念珠菌病 每次 0.1g，每天 1 次，疗程为 15 天。

（5）真菌性角膜炎 每次 0.2g，每天 1 次，疗程一般为 21 天，具体应根据疗效调整。

（6）甲真菌病 ①冲击治疗：每次 0.2g，每天 2 次，连用一周为一个冲击疗程；对于指甲感染，推荐采用 2 个冲击疗程，每个疗程间隔 3 周。对于趾甲感染，推荐采用 3 个冲击疗程，每个疗程间隔 3 周。②连续治疗：每次 0.2g，每天 1 次，连用 3 个月。

（7）系统性真菌疾病 具体疗程应根据疗效调整：①曲霉病，每次 0.2g，每天 1 次，平均疗程 2～5 个月，对侵袭性或播散性感染者，增加剂量至每次 0.2g，每天 2 次；②念珠菌病，每次 0.1～0.2g，每天 1 次，平均疗程 3 周～28 周，对侵袭性或播散性感染者，增加剂量至每次 0.2g，每天 2 次；③非脑膜部位的隐球菌病，每次 0.2g，每天 1 次，平均疗程 2～12 个月，脑膜感染者的维持治疗为每次 0.2g，每天 1 次；④隐球菌性脑膜炎，每次 0.2g，每天 2 次，平均疗程 2～12 个月，脑膜感染者的维持治疗为每次 0.2g，每天 1 次；⑤组织胞浆菌病，每次 0.2g，每天

1~2 次，平均疗程 8 个月；⑥淋巴皮肤型及皮肤型孢子丝菌病，每次 0.1g，每天 1 次，平均疗程 3 个月；⑦副球孢子菌病，每次 0.1g，每天 1 次，平均疗程 6 个月（尚无本品治疗艾滋病患者副球孢子菌病的有效性资料）；⑧着色真菌病，每次 0.1~0.2g，每天 1 次，平均疗程 6 个月；⑨芽生菌病，每次 0.1g，每天 1 次，或每次 0.2g，每天 2 次，平均疗程 6 个月。

2. 静脉滴注　第 1、2 天，每次 0.2g，每天 2 次；从第 3 天起，每天 1 次，每次 0.2g，静脉用药超过 14 天的安全性尚不明确。

【操作要点】

1. 必须使用本品包装中附带的 50ml 0.9% 氯化钠注射液稀释 25ml 本品注射液，否则本品可能会出现沉淀。

2. 本品注射液静脉滴注时间至少 1 小时，不得与其他药物或液体同时使用。

【不良反应】常见恶心、呕吐、腹痛、腹泻、便秘及消化不良等，还可见嗜睡、疲乏、抑郁、失眠、发热、高血压、男子乳腺发育、男性乳房痛、肝功能异常及蛋白尿等，极罕见血细胞减少、视觉障碍、耳鸣、头痛、眩晕、充血性心力衰竭、低血钾、周围神经病变、皮肤瘙痒、红斑、皮疹、血管神经性水肿、肌肉痛、关节痛、尿频、尿失禁、月经紊乱、勃起障碍、水肿、严重肝毒性及急性肝衰竭。

【应急措施】药物过量，采取支持疗法，服药后 1 小时内可洗胃，如有必要，给予活性炭。本品无特异性解毒药，也不能经血液透析清除。

【用药宣教】

1. 告知患者，为达到最佳吸收，本品应餐后立即给药。

（1）分散片可加水将药物分散均匀后口服，也可含于口中吮服或吞服。

（2）胶囊剂应整个吞服。

（3）颗粒剂应加水搅拌溶解均匀后口服。

2. 本品口服液不应与食物同服，服药后至少 1 小时内不得进食，对于对口腔和/或食道念珠菌病，应将本口服液在口腔内含漱约 20 秒后再吞咽，吞咽后不可用其他液体漱口。

3. 服药期间不宜同服葡萄柚汁，会降低本品生物利用度，减弱药效。

4. 胃酸降低会影响本品疗效，故对接受胃酸中和药（如氢氧化铝）治疗者，宜在服用本品至少 2 小时后再服用此类药物。对胃酸缺乏者（某些艾滋病患者、服用 H_2 受体拮抗药、质子泵抑制剂者），服药时宜同时饮用酸性饮料（如可乐）。

5. 本品从皮肤和甲组织中清除比血浆慢，因此，对皮肤感染来说，停药后 2~4 周达到最理想的临床和真菌学疗效，对甲真菌病来说在停药后 6~9 个月达到最理想的临床和真菌学疗效。

6. 对于一些免疫缺陷患者，如白血病、艾滋病或器官移植者等，采用本品分散片治疗真菌感染时，口服生物利用度可能会降低，故剂量可加倍。

7. 对免疫受损的隐球菌病及中枢神经系统隐球菌病者，只有在一线药物不适用或无效时，方可使用本品注射液治疗。

8. 用药如出现食欲减退、疲劳、恶心、呕吐、腹痛或尿色加深等肝炎症状及体征，充血性心力衰竭症状及体征以及神经系统症状，应立即停药并告知医师。

9. 国内尚无妊娠期妇女用药的研究，故妊娠期妇女应权衡利弊，谨慎用药。

10. 本品可经乳汁分泌，故哺乳期妇女应权衡利弊，谨慎用药。

11. 用药期间应监测肝功能。

伏立康唑
Voriconazole

【适应证】用于治疗侵袭性曲霉病，对氟康唑耐药的念珠菌引起的严重侵袭性感染（包括克柔念珠菌），由足放线病菌属和镰刀菌属引起的严重感染。本品应主要用于治疗免疫缺陷患者中进行性的、可能威胁生命的感染。

【用法用量】给约疗程通过临床及微生物学反应而定，静脉给药疗程不宜超过 6 个月。

1. 口服　患者体重 ≥40kg，首剂每 12 小时给药 1 次，每次 0.4g，开始用药 24 小时后，给予维持剂量，每次 0.2g，每天 2 次；患者体重 <40kg，首剂每 12 小时给药 1 次，每次 0.2g，开始用药 24 小时后，给予维持剂量，每次 0.1g，每天 2 次；如治疗反应欠佳，体重 ≥40kg 者，口服维持剂量可增加至每次 0.3g，每天 2 次，体重 <40kg 者可调整剂量为每次 0.15g，每天 2 次；如不能耐受上述剂量，维持量可以每次减低 0.05g，逐渐减至每次 0.2g，每天 2 次，体重 <40kg 者减至每次 0.1g，每天 2 次。

2. 静脉滴注　负荷剂量（第 1 个 24 小时）每 12 小时给药 1 次，每次 6mg/kg；维持剂量（开始用药 24 小时后）每天给药 2 次，每次 4mg/kg；如患者不能耐受此维持剂量，可减为每天 2 次，每次 3mg/kg；与苯妥英钠或利福平合用时，建议静脉维持剂量增加为每次 5mg/kg，每天 2 次。

3. 序贯疗法　静脉滴注及口服给药可进行序贯治疗，首先给予静脉滴注，每次 6mg/kg，每 12 小时 1 次，24 小时后给予维持剂量，静脉滴注维持剂量为 4mg/kg，每 12 小时给药 1 次，口服维持量，体重 ≥40kg 者，每次 0.2g，每 12 小时 1 次，体重 <40kg 者，每次 0.1g，每 12 小时 1 次。

4. 肝功能不全者

（1）急性肝损害（ALT 和 AST 增高）不必调整剂量，但应继续监测肝功能以观察是否进一步升高。

（2）轻至中度肝硬化患者（Child – Pugh A 和 B）本品的负荷剂量不变，维持剂量减半。

（3）尚无重度肝硬化患者（Child – Pugh C）应用本品的研究。

【操作要点】

1. 溶液的配制　将本品溶解为 10mg/ml 的溶液，再稀释至 2～5mg/ml。

2. 静脉滴注　速度最快不超过 3mg/(kg·h)，稀释后每瓶滴注时间须在 1 小时以上。

3. 现配现用　本品溶液配制完成后应立即使用，如无法立即静脉滴注，可在 2~8℃ 环境下于冰箱内保存 24 小时。本品仅供单次使用，剩余溶液应弃去，只有澄清、无颗粒的溶液才可使用。

4. 配伍禁忌　本品禁止与其他药物，包括肠道外营养剂在同一静脉通路中滴注；禁与替加环素、4.2% 碳酸氢钠注射液配伍使用。

5. 溶媒　本品专用溶媒成分为丙二醇和乙醇的灭菌混合溶液（含丙二醇 2ml，乙醇 3ml），本品与其他药物联合使用时应考虑溶媒成分对药物的影响。

6. 检查微生物　用药前应采集标本进行真菌培养及其他相关实验室检查，以便分离及鉴定可能的病原菌，一旦获得结果，立即调整用药方案。

7. 其他　本品不宜与血制品或任何电解质补充剂同时滴注；本品不宜静脉注射。

【不良反应】最常见的不良反应为视觉障碍、发热、恶心、皮疹、呕吐、寒战、头痛、肝功能检查值升高、心动过速及幻觉等。

【应急措施】本品无特异性解毒剂，应给予对症及支持治疗，血液透析有助于清除本品。

【用药宣教】

1. 告知患者本品片剂应在餐前或餐后至少 1 小时服用。

2. 告知患者由于本品可造成视觉障碍，故服药期间避免驾驶或操纵机器。

3. 用药期间应避免强烈的、直接的阳光照射。

4. 患者在静脉滴注过程中如发生的与滴注相关的类过敏反应，如脸红、发热、出汗、心动过速、胸闷、呼吸困难、晕厥、恶心、瘙痒以及皮疹等，应考虑停药。

5. 动物试验显示本品具胚胎毒性，且本品是否经乳汁分泌尚不明确，故妊娠期及哺乳期妇女应权衡利弊，谨慎用药。

6. 用药期间应监测血电解质（如存在低钾血症、低镁血症和低钙血症等电解质紊乱应予以纠正）、肾功能（特别是血肌酐)、肝功能（如肝功能试验和胆红素显示临床症状与肝病发展一致，且归因于本品，则必须停药）。

7. 如连续用药超过 28 日，应监测视觉功能，包括视力范围、视敏度及色觉。

二、抗生素类抗真菌药

两性霉素 B

Amphotericin B

【适应证】用于敏感真菌所致的深部真菌感染且病情呈进行性发展者，如败血症、心内膜炎、脑膜炎（隐球菌及其他真菌）、腹腔感染（包括与透析相关者）、肺部感染、尿路感染和眼内炎等。

【用法用量】

1. 静脉滴注

（1）普通注射剂　开始时先试以每次 1～5mg 或 0.02～0.1mg/kg 给药，以后根据患者耐受情况每天或隔日增加 5mg，当增至每次 0.6～0.7mg/kg 时即可暂停增加剂量，此即为一般治疗量；每天极量 1mg/kg，每天或隔 1～2 天给药 1 次，累积总量 1.5～3.0g，疗程 1～3 个月，也可长至 6 个月，视病情及疾病种类而定；敏感真菌感染宜采用较小剂量，即每次 20～30mg，疗程仍宜长。

（2）注射用脂质体　按每天 3.0～4.0mg/kg 的剂量使用，若症状无改善或真菌感染恶化，剂量可增至每天 6mg/kg。为减少输液反应，给药前可给予抗组胺药及解热镇痛药（如吲哚美辛、异丙嗪等），也可考虑同时给予琥珀酸氢化可的松 25～50mg 或地塞米松 2～5mg 静脉滴注。

2. 鞘内给药　使用普通注射剂，首次 0.05～0.1mg，以后渐增至每次 0.5mg，每次极量为 1mg，每周给药 2～3 次，总量 15mg 左右，鞘内给药时宜与小剂量地塞米松或琥珀酸氢化可的松同时给予，并需用脑脊液反复稀释药液，边稀释边缓慢注入以减少不良反应。

3. 局部用药　气溶吸入时每次 5～10mg，用灭菌注射用水溶解成 0.2%～0.3% 溶液应用；超声雾化吸入时本品浓度为 0.01%～0.02%，每天吸入 2～3 次，每次吸入 5～10ml；持续膀胱冲洗时每天以本品 5mg 加入 1000ml 灭菌注射用水中，按 40ml/h 的注入速度进行冲洗，共用 5～10 天。

【操作要点】

1. 溶液的配制

（1）静脉滴注或鞘内注射给药时，均先以灭菌注射用水 10ml 配制本品 50mg，或 5ml 配制 25mg，然后用 5% 葡萄糖注射液稀释（稀释用葡萄糖注射液的 pH 应在 4.2 以上，不可用氯化钠注射液，因可产生沉淀），滴注液浓度不超过 0.1mg/ml。

（2）鞘内注射时可取 5mg/ml 浓度的药液 1ml，加 5% 葡萄糖注射液 19ml 稀释，使最终浓度成 25μg/ml，注射时取所需药液量以脑脊液 5～30ml 反复稀释并缓慢注入。鞘内注射液药物浓度不可高于 0.25mg/ml，pH 应在 4.2 以上。

2. 本品溶液应于避光条件下缓慢静脉滴注，每次滴注时间需 6 小时以上。

3. 本品治疗如中断 8 天以上者，需重新自小剂量（0.25mg/kg）开始逐渐增加至所需量。为防止复发，治疗孢子丝菌病或曲霉菌病时疗程为 9～12 个月。

4. 静脉滴注时可在输液内加入肝素或间隔 1～2 天给药 1 次，以减少局部反应的发生。同时应避免药液外漏，以免导致局部刺激。

5. 仅 5mg 规格的本品可用于鞘内注射。

6. 本品禁与氯化钠、氯化钾、氯化钙、依地酸钙钠、葡萄糖酸钙、青霉素、羧苄西林、氨基糖苷类、硫酸多黏菌素、盐酸四环素、盐酸氯丙嗪、盐酸苯海拉明、盐酸利多卡因、盐酸多巴胺、盐酸普鲁卡因、盐酸甲基多巴、重酒石酸间羟胺、呋喃妥因及维生素类配伍应用。

7. 50mg 的本品脂质体加 10ml 灭菌注射用水，100mg 的本品脂质体加 20ml 灭菌注射用水，配制成浓度为 5mg/ml 的溶液，用手轻轻摇动和转动使所有固体溶解。注意液体可能呈乳色或透

明。如用于输注，进一步用 5% 葡萄糖注射液稀释上述溶解好的
液体至终浓度约为 0.6mg/ml（0.16～0.83mg/ml）。

【不良反应】

1. 静脉滴注　过程中或滴注后数小时出现寒战、高热、严重
头痛、恶心及呕吐，有时并可出现血压下降、眩晕等。

2. 肾脏　几乎所有患者均可出现不同程度的肾功能损害，尿
中可出现红细胞、白细胞、蛋白和管型，血尿素氮及肌酐升高，
Ccr 降低，也可引起肾小管性酸中毒。

3. 血液系统　可发生正常红细胞性贫血，血小板减少也偶可
发生。

4. 肝脏　肝毒不良反应较为少见，由本品所致的肝细胞坏
死、急性肝功能衰竭亦有发生。

5. 心血管系统　静脉滴注过快时可引起心室颤动或心脏骤
停，本品所致的电解质紊乱亦可导致心律失常的发生，本品刺激
性大，注射部位可发生血栓性静脉炎。

6. 神经系统　鞘内注射本品可引起严重头痛、发热、呕吐、
颈项强直、下肢疼痛及尿潴留等，严重者下肢截瘫。

7. 其他　偶有过敏性休克、皮疹等发生，尚有白细胞下降、
贫血、血压下降或升高、复视、周围神经炎等反应，可有局部刺
激，重者有发热、寒战、头痛、乏力、恶心、呕吐及纳差，同时
由于大量钾离子排出，可导致低钾血症。

【应急措施】一旦发生严重不良反应，应立即停药，给予对
症及支持治疗。

【用药宣教】

1. 妊娠期妇女用药缺乏良好的对照研究，故应权衡利弊，谨
慎用药。

2. 哺乳期妇女应权衡利弊，选择停药或停止哺乳。

3. 用药期间应定期监测肝功能、肾功能（定期检查尿常规、
血肌酐、血尿素氮，并于剂量递增时隔日测定上述各项，疗程中
上述各项至少每周测定 2 次）、周围血常规（每周测定 1 次）及
血钾（每周至少测定 2 次）。

三、其他抗真菌药

卡泊芬净
Caspofungin

【适应证】用于成人和儿童（3个月及以上）经验性治疗中性粒细胞减少、伴发热患者的可疑真菌感染，以及对其他治疗无效或不能耐受的侵袭性曲霉菌病。

【用法用量】

1. 经验性治疗　首日给予一次70mg的负荷剂量，随后每天1次50mg，疗程取决于患者的临床反应，经验治疗需要持续至患者的中性粒细胞恢复正常，确诊真菌感染者需要至少14天的疗程，在中性粒细胞恢复正常和临床症状消除后治疗还需持续至少7天；如果50mg剂量耐受性好但缺乏有效的临床反应，可以将每天剂量升高至70mg。

2. 侵袭性曲霉菌病　首日给予一次70mg的负荷剂量，随后每天给予50mg，疗程取决于患者的严重程度、被抑制的免疫功能恢复情况以及对治疗的临床反应，对于治疗无临床反应而对本品耐受性良好者可以考虑将每天剂量加大到70mg。

3. 配伍使用　当本品与具有代谢诱导作用的药物依非韦伦、奈韦拉平、利福平、地塞米松、苯妥英钠或卡马西平同时使用时，应考虑给予每天剂量70mg。

4. 肝功能不全

（1）轻度肝功能不全（Child – Pugh 5~6）者，不必调整剂量。

（2）中度肝功能不全（Child – Pugh 7~9）者，推荐在给予首次70mg负荷剂量之后，根据药代动力学数据将本品的每天剂量调整为35mg。

（3）严重肝功能不全（Child – Pugh >9）者和肝脏功能不全的儿童患者，目前尚无用药的临床经验。

【操作要点】

1. 溶液的配制

（1）步骤　①溶解药瓶中的药物：溶解粉末状药物时，将储存于冰箱中的本品药瓶置于室温下，在无菌条件下加入 10.5ml 的灭菌注射用水、含有对羟基苯甲酸甲酯和对羟基苯甲酸丙酯的灭菌注射用水或含有 0.9% 苯甲醇的灭菌注射用水，溶解后瓶中药液的浓度将分别为 7mg/ml（每瓶 70mg 装）或 5mg/ml（每瓶 50mg 装），轻轻晃动，使粉末溶解，直到获得透明溶液，对溶解后的溶液进行肉眼观察是否有颗粒物或变色。②配制供患者静脉滴注的溶液：溶媒为灭菌注射用 0.9% 氯化钠注射液或乳酸化林格溶液，溶媒应在无菌条件下将适量已溶解的药物加入 250ml 的静脉滴注袋或瓶中制备，如需要的每天剂量为 50mg 或 35mg，可将输注液的容积减少到 100ml；溶液浑浊或出现了沉淀，则不得使用。

（2）注意事项　①不得使用任何含有右旋糖（α-D-葡聚糖）的稀释液，因为本品在含有右旋糖的稀释液中不稳定；②不得将本品与任何其他药物混合或同时输注，因为尚无有关本品与其他静脉滴注物、添加物或药物的可配伍性资料。

2. 滴速　本品应缓慢静脉滴注，滴注速度至少为 1 小时。

3. 溶解液的贮藏　在制备溶液之前，溶解液可储存在 25℃ 或 25℃ 以下环境中维持 24 小时。稀释后的溶液，在静脉滴注袋或瓶中，可在 25℃ 或 25℃ 以下环境中维持 24 小时，在 2~8℃ 冰箱中维持 48 小时。

【不良反应】

1. 常见发热、头痛、腹痛、寒战、疼痛、恶心、腹泻、呕吐、肝酶水平升高、血清肌酐水平升高、贫血、心动过速、静脉炎/血栓性静脉炎、静脉滴注并发症、注射部位发红、呼吸困难、皮疹、瘙痒及发汗等。

2. 罕见肝脏功能失调、高钙血症、低白蛋白血症、低钾血症、低镁血症、血细胞异常及尿蛋白增多等。

【应急措施】当患者出现不良反应时，需停药，并给予对症处理。

【用药宣教】

1. 动物实验显示本品可透过胎盘屏障并存在胚胎毒性，故妊娠期妇女应权衡利弊，谨慎用药。

2. 本品是否经乳汁分泌尚不明确，故哺乳期妇女应权衡利弊，选择停药或停止哺乳。

3. 老年人的血药浓度较成人略有提高，应密切监测。

第三节　抗病毒药

一、抗疱疹病毒药

阿昔洛韦
Aciclovir

【适应证】

1. 单纯疱疹病毒感染　用于免疫缺陷者初发和复发性黏膜皮肤感染的治疗以及反复发作病例的预防；也用于单纯疱疹性脑炎治疗。

2. 带状疱疹　用于免疫缺陷者严重带状疱疹患者或免疫功能正常者弥散型带状疱疹的治疗。

3. 水痘　免疫缺陷者水痘的治疗。

【用法用量】

1. 口服　①生殖器疱疹初治和免疫缺陷者皮肤黏膜单纯疱疹：常用量，每次 0.2g，每天 5 次，共 10 天，或每次 0.4g，每天 3 次，共 5 天；复发性感染，每次 0.2g，每天 5 次，共 5 天；复发性感染的慢性抑制疗法，每次 0.2g，每天 3 次，共 6 个月，必要时剂量可加至每天 5 次，每次 0.2g，共 6～12 个月；②带状疱疹：常用量每次 0.8g，每天 5 次，共 7～10 天；③水痘：常用量为每次 0.8g，每天 4 次，共 5 天。

2. 静脉滴注　每天极量30mg/kg，或按体表面积为1.5g/m^2。①重症生殖器疱疹初治：每次5mg/kg（按阿昔洛韦计，下同），每 8 小时滴注 1 次，共 5 天；②免疫缺陷者皮肤黏膜单纯疱疹或严重带状疱疹：每次 5～10mg/kg，每 8 小时滴注 1 次，共 7～10 天；③单纯疱疹性脑炎：每次 10mg/kg，每 8 小时滴注 1 次，共 10 天；④急性视网膜坏死：每次 5～10mg/kg，每 8 小时滴注 1

次，共 7～10 天，以后 1 次口服 0.8g，每天 5 次，连续 6～14 周。

3. 肾功能不全者

（1）生殖器疱疹　①起始或间歇疗法：口服，Ccr > 10ml/min，每次 0.2g，每天 5 次；Ccr 为 0～10ml/min，每次 0.2g，每 12 小时给药 1 次。②慢性抑制疗法：口服，Ccr > 10ml/min，每次 0.4g，每 12 小时 1 次；Ccr 为 0～10ml/min，每次 0.2g，每 12 小时给药 1 次。

（2）带状疱疹　口服，Ccr > 25ml/min，每次 0.8g，每天 5 次；Ccr 为 10～25ml/min，每次 0.8g，每 8 小时 1 次；Ccr 为 0～10ml/min，每次 0.8g，每 12 小时 1 次。

【操作要点】

1. 溶液的配制　取本品 0.5g 加入 10ml 灭菌注射用水中，使浓度为 50g/L，充分摇匀成溶液后，再用 0.9% 氯化钠注射液或 5% 葡萄糖注射液稀释至 100ml 以上，使最后药物浓度不超过 7g/L，否则易引起静脉炎。

2. 本品静脉给药仅供静脉滴注，每次滴注时间在 1 小时以上。静脉滴注时注意勿将药液漏至血管外，以免引起局部皮肤疼痛及静脉炎。

3. 肾功能不全者不宜静脉滴注本品，滴速过快可引发肾功能衰竭。

4. 本品静脉制剂呈碱性，与其他药物混合易引起 pH 值改变，故不宜与其他药物配伍。

【不良反应】

1. 常见注射部位的炎症或静脉炎、皮肤瘙痒、荨麻疹、皮疹、发烧、轻度头痛、恶心、呕吐、腹泻、蛋白尿、血液尿素氮和血清肌酐值升高及肝功能异常等。

2. 少见急性肾功能不全、白细胞和红细胞下降、血红蛋白减少、胆固醇、甘油三酯升高、血尿、低血压、多汗、心悸、呼吸困难及胸闷等。

【应急措施】药物过量，本品无特殊解毒药，主要采取对症及支持治疗。血液透析有助于药物排泄，对急性肾功能衰竭和血尿者尤为重要。

【用药宣教】

1. 告知患者，口服本品期间及静脉滴注本品后 2 小时应足量饮水，防止药物在肾小管内沉积。

2. 尚无水痘发病后期才开始治疗的有效性资料，故宜于急性发作 24 小时内进行治疗。

3. 严重免疫功能缺陷者长期或多次应用本品后可能引起单纯疱疹病毒和带状疱疹病毒的耐药，如单纯疱疹患者应用本品后皮损不见改善。应测试单纯疱疹病毒对本品的敏感性。

4. 一旦疱疹症状与体征出现，应尽早给药。

5. 告知患者，生殖器疱疹为性传播疾病，能在无症状时传染，通过无症状的病毒排除。感染者用药期间，应避免接触患处并避免性交，以免感染配偶。一旦出现症状或体征，应立即治疗。

6. 感染妇女易患宫颈癌，故应至少一年检查 1 次，以尽早发现。

7. 本品能透过胎盘并经乳汁分泌，虽尚未发现对胎儿及乳儿造成严重不良反应，但仍建议妊娠期及哺乳期妇女权衡利弊，谨慎用药。

8. 用药期间应定期监测肝功能及尿常规。

更昔洛韦

Ganciclovir

【适应证】用于免疫功能缺陷者（包括艾滋病患者）发生的巨细胞病毒性视网膜炎，还可预防可能发生于接受器官移植者的巨细胞病毒感染。

【用法用量】

1. 巨细胞病毒视网膜炎　①诱导治疗：每次 5mg/kg，每 12 小时 1 次，疗程 14～21 天。②维持治疗：每次 5mg/kg，每天 1 次，每周 7 次，或每次 6mg/kg，每天 1 次，每周 5 次。

2. 器官移植患者预防用药　①诱导治疗：每次 5mg/kg，12 小时 1 次，疗程 7～14 天。②维持治疗：每次 5mg/kg，每天 1

次，每周 7 次，或每次 6mg/kg，每天 1 次，每周 5 次。

3. 肾功能不全　剂量调整参见下表。

肾功能不全者剂量调整表

Ccr (ml/min)	诱导治疗剂量	维持治疗剂量
≥70	每次 5mg/kg，每 12 小时给药 1 次	每次 5mg/kg，每天 1 次
50~69	每次 2.5mg/kg，每 12 小时给药 1 次	每次 2.5mg/kg，每天 1 次
25~49	每次 2.5mg/kg，每天 1 次	每次 1.5mg/kg，每天 1 次
10~24	每次 1.25mg/kg，每天 1 次	每次 0.625mg/kg，每天 1 次
<10	每次 1.25mg/kg，每周 3 次	每次 0.625mg/kg，一周 3 次

4. 血液透析者　血液透析者应在透析后给药，每次极量 1.25mg/kg，一周 3 次给药，应在血液透析完毕后短时间内给药。

5. 特殊患者　白细胞减少症、严重中性粒细胞减少症、贫血和血小板减少症者，应考虑降低剂量，同时建议定期进行全血细胞计数和血小板计数检查。

【操作要点】

1. 溶液的配制　将 0.5g 本品，加 10ml 灭菌注射用水，振摇使其溶解，液体应澄清，此溶液可在室温中稳定 12 小时，切勿冷藏，使用时根据患者所需剂量，加入 0.9% 氯化钠注射液、5% 葡萄糖注射液、林格氏液或乳酸林格氏液稀释，稀释后的溶液浓度不得超过 2.5mg/ml。

2. 本品不应与其他药物混合滴注，不得肌内注射，本品静脉滴注一次极量为 6mg/kg，应缓慢静脉滴注，滴注时间应在 1 小时以上。

3. 本品呈强碱性，故避免与皮肤、黏膜接触，避免药液渗漏。

【不良反应】【应急措施】参见"阿昔洛韦"，药物过量可酌情使用造血生长因子。

【用药宣教】

1. 告知患者，接受本品治疗的男女均应避孕（直至停药后至少

3 个月）。

2. 告知患者，由于本品可引起出血和感染，故用药期间应注意口腔卫生。

3. 动物实验显示本品存在致畸、致癌及胚胎毒性等，妊娠期妇女应权衡利弊，谨慎用药。

4. 哺乳期妇女应权衡利弊，选择停药或停止哺乳。

5. 由于本品存在致癌及影响生殖能力的远期毒性，故儿童应充分权衡利弊后用药。

6. 用药期间应每 2 周检查血清肌酸酐或 Ccr，至少 4～6 周进行一次眼科随访检查，同时定期检测全血细胞计数及血小板计数。肾功能不全者用药期间应监测血药浓度。

利巴韦林
Ribavirin

【适应证】用于呼吸道合胞病毒引起的病毒性肺炎与支气管炎以及皮肤疱疹病毒感染。

【用法用量】

1. 口服（片剂/分散片/胶囊剂/颗粒）　①病毒性呼吸道感染：每次 0.15g，每天 3 次，疗程 8 天；②皮肤疱疹病毒感染：每次 0.3g，每天 3 次，疗程 8 天。

2. 口服（含片）　每天 0.4～1g，疗程 7～14 天。

3. 静脉滴注　每次 0.5g，每天 2 次。

4. 喷雾吸入　首次使用，1 小时内掀喷 4 次，每次 2～3 掀，以后每隔 1 小时喷 1 次，2 天以后每天 4 次，每天平均剂量 20～30mg（40～60 掀），或遵医嘱。

【操作要点】

1. 溶液的配制　以 0.9% 氯化钠注射液或 5% 葡萄糖注射液稀释本品成浓度为 1mg/ml 的溶液。

2. 喷雾吸入操作

（1）口腔用　用于病毒性咽岬炎、病毒性咽结膜热或口咽部病毒感染。使用时先将气雾剂瓶摇匀，倒置垂直，将喷头转动至合适口腔的角度，对准口腔咽喉部，掀压气雾罐，喷雾至口腔咽喉部。

（2）鼻腔用　用于病毒性鼻炎，可喷雾入鼻腔，使用时可以擤鼻子或直接去除分泌物清洁鼻道，将气雾剂摇匀，倒置垂直，将喷头转动至适合鼻腔的角度，揿压气雾罐，喷雾到鼻腔内。

（3）口、鼻腔联合应用　用于病毒性上呼吸道感染，可喷雾口腔配合鼻腔同时使用，有效地控制上呼吸道病毒感染。

【不良反应】常见贫血、乏力等，停药后即消失；较少见疲倦、头痛、失眠、食欲减退、恶心、呕吐、轻度腹泻及便秘等，并可致红细胞、白细胞及血红蛋白下降。

【应急措施】一旦发生严重不良反应，应立即停药，通知医生及时救治。

【用药宣教】

1. 本品不宜用于未经实验室确诊的呼吸道合胞病毒感染。

2. 呼吸道合胞病毒性肺炎疾病开始 3 天内给药一般有效，故应尽早服药。

3. 本品分散片可直接口服，或加入适量温开水中搅拌均匀后口服；颗粒剂用温开水完全溶解后口服。

4. 本品气雾剂不得与其他气雾剂同时使用。

5. 告知患者，用药前、用药期间及停药后至少 6 个月，用药女性或男性的配偶均应避孕，可能怀孕者应采取至少 2 种以上避孕措施有效避孕。

6. 动物实验显示本品存在明显的致突变作用及胚胎毒性，由于本品可通过胎盘并经乳汁分泌，故妊娠期及哺乳期妇女禁用本品。

7. 65 岁以上老年人研究数据有限，因老年人肾功能多有下降，易导致药物蓄积，出现严重不良反应，故不建议老年人用药。

8. 用药期间应定期检测以下内容。

（1）血常规　血红蛋白水平（用药前及治疗第 2、4 周检查）、白细胞计数、血小板计数。

（2）促甲状腺素检查。

（3）血液生化检查。

（4）对可能妊娠者每月进行妊娠试验。

二、抗流感病毒药

流行性感冒是流感病毒引起的急性呼吸道感染，也是一种传染性强、传播速度快的疾病。其主要通过空气中的飞沫、人与人之间的接触或与被污染物品的接触传播。典型的临床症状包括急起高热、全身疼痛、显著乏力和轻度呼吸道症状。一般秋冬季节是其高发期。

奥司他韦

Oseltamivir

【适应证】用于成人和 1 岁及以上儿童的甲型和乙型流感治疗（本品能够有效治疗甲型和乙型流感，但是乙型流感的临床应用数据尚不多），患者应在首次出现症状的 48 小时以内使用，同时也用于成人、13 岁及以上青少年的甲型和乙型流感的预防。

【用法用量】

1. 流感的治疗　口服，推荐剂量为每次 75mg，每天 2 次，共服 5 天。

2. 流感的预防　①与流感患者密切接触后，每次 75mg，每天 1 次，至少服药 8 天；②流感季节时预防流感：每次 75mg，每天 1 次，有数据表明连用药物 6 周安全有效，服药期间一直具有预防作用。

3. 肾功能不全者

（1）流感的治疗　①Ccr > 60ml/min 者不必调整剂量；②Ccr 为 30～60ml/min 者，推荐剂量为每次 30mg，每天 2 次，共 5 天；③Ccr 为 10～30ml/min 者，推荐剂量为每次 30mg，每天 1 次，共 5 天；④定期血液透析者，如果在透析间期流感症状在 48 小时内加重，可在透析开始前给予 30mg，并在每次透析结束后给予 30mg；⑤腹膜透析者，建议在透析开始前给予本品 30mg，之后每天 30mg，共 5 天。

（2）流感的预防　①Ccr > 60ml/min 者不必调整剂量；②Ccr

为 30～60ml/min 者，推荐剂量为每次 30mg，每天 1 次；③Ccr
为 10～30ml/min 者，推荐剂量为每次 30mg，隔日 1 次；④定期
血液透析者，如果在透析间期流感症状在 48 小时内加重，可在
透析开始前给予 30mg，且在每 2 次透析结束后给予 30mg；⑤腹
膜透析者，建议在透析开始前给予本品 30mg，之后每天 30mg，
共 7 日进行预防。

【操作要点】在无颗粒剂可用的情况下，可用本品胶囊剂配
制急用口服混悬剂。但注意以下方法仅用于紧急情况：在无颗粒
剂可用的情况下，不能吞咽胶囊剂的成人、青少年或儿童可通过
打开胶囊剂将其内容物与少量（最多 1 茶匙）适宜甜味食品（巧
克力糖浆、低糖巧克力糖浆、玉米糖浆、焦糖酱以及红糖水）混
合掩盖苦味的方法获取合适剂量的本品。

【不良反应】较常见恶心、呕吐、支气管炎、失眠及眩晕等，
还可出现疼痛、鼻液溢、耳病、结膜炎、消化不良和上呼吸道感染
等，少见不稳定型心绞痛、贫血、假膜性结肠炎、肱骨骨折、肺炎、
发热和扁桃体周围脓肿等。

【应急措施】一旦发生严重不良反应，应立即停药，通知医
生及时救治。

【用药宣教】

1. 应于流感症状开始的第 1 天或第 2 天开始治疗（理想状态
为 36 小时内），早期服药效果更佳。

2. 国外资料报道，用于预防流感时，应在接触危险因素
（与流感患者密切接触后）2 天内开始用药；用于治疗流感时，
应在出现流感症状 2 天（最好在 24 小时）内开始用药。

3. 本品不能取代流感疫苗，其对流感的预防作用仅在服
药时才具有。

4. 妊娠期妇女用药的安全性尚不明确，故应权衡利弊，谨慎
用药。

5. 本品是否经乳汁分泌尚不明确，故哺乳期妇女应权衡利
弊，谨慎用药。

三、抗肝炎病毒药

病毒性肝炎是由多种肝炎病毒引起的以肝脏病变为主的一种传染病。临床上以食欲减退、恶心、上腹部不适、肝区痛、乏力为主要表现。部分患者可有黄疸发热和肝大伴有肝功能损害。有些患者可慢性化，甚至发展成肝硬化，少数可发展为肝癌。人类肝炎病毒有甲型、乙型、丙型、丁型和戊型和庚型，除了甲型和戊型病毒是通过肠道感染外，其他类型病毒均通过密切接触、血液和注射方式传播。对慢性乙型肝炎病毒感染，病毒复制指标持续阳性者，抗病毒治疗是一项重要措施。总的来说，人类目前用于抗病毒的药物还比较缺乏，远远比不上抗菌药物丰富。因篇幅所限，仅对常见的抗乙肝病毒进行介绍。

拉米夫定
Lamivudine

【适应证】

1. 与其他抗反转录病毒药物联用，治疗人类免疫缺陷病毒（HIV）感染。

2. 用于乙型肝炎病毒（HBV）感染，即伴有 HBV 复制的慢性乙型肝炎及慢性肝硬化活动期。

【用法用量】口服，推荐剂量为每天 0.3g，可每次 0.15g，每天 2 次。或每次 0.3g，每天 1 次；如患者从每天 2 次服药改为每天 1 次，则需在次日清晨给予 0.3g 顿服；如果患者从每天 2 次服药改为每天晚上服药 1 次，可在早晨顿服 0.15g，晚上再服用 0.3g；如果患者希望从每天 1 次服药改为每天 2 次，则需在当日服用足够治疗剂量，在次日清晨改为每次 0.15g，每天 2 次。

【操作要点】

1. 患者的初始治疗应由有治疗 HIV 感染经验的医师进行。

2. 本品用于治疗乙肝的停药标准如下。

（1）出现下列常见情况者需停药：①治疗 1 年无效者；②用药期间出现严重不良反应者；③用药期间怀孕者；④出现病毒变异及耐药性同时伴有临床症状恶化者；⑤不能坚持服药者。

（2）血清 ALT 超过正常上限 5 倍且出现下列情况者　①人血白蛋白 < 35g/L；②血清总胆红素 > 85.5μmol/L；③凝血因子Ⅱ活动度 < 60%；④出现明显失代偿表现，如乏力、恶心、明显畏食、呕吐、腹水、黄疸（进行性加深）、上消化道出血、自发性腹膜炎、皮肤黏膜出血倾向、肝脏进行性缩小及肝性脑病等；⑤测定血清 HBV－DNA 水平高于治疗前水平。

【不良反应】常见头痛、失眠、咳嗽、恶心、呕吐、腹痛、腹泻、脱发、皮疹、关节痛及肌肉功能失调等；少见肝酶一过性升高；罕见胰腺炎、血清淀粉酶升高、肝炎及横纹肌溶解等；极罕见外周神经疾病、感觉异常。

【应急措施】

1. 药物过量，对患者进行监护，给予常规支持治疗，必要时可进行血液透析。

2. 治疗过程中，如提示乳酸性酸中毒的临床表现及实验室检查结果，应立即中止治疗。

3. 用药期间一旦出现顽固性腹泻、失眠、肌肉疼痛等本品中毒症状，应立即停药。

【用药宣教】

1. 告知患者，本品不是一种可以根治乙型肝炎的药物，患者必须在有乙肝治疗经验的专科医生指导下用药，不能自行停药，并需在治疗中进行定期监测。

2. 本品用于治疗 HIV 感染时，不宜单独用药，以免产生HIV 耐药。

3. 告知患者，本品治疗乙肝期间不能防止 HBV 病毒通过性接触或血源性传播方式感染他人，故应采取适当保护措施。同时妊娠期妇女治疗乙肝期间仍需要对新生儿进行疫苗注射。

4. 治疗过程中如出现病情进展合并肝功能失代偿或肝硬化，不宜轻易停药，应加强对症的保肝治疗。

5. 本品停药后，少数患者可出现肝炎"复发"或出现 HBV的变异，导致肝炎加重。故如停药，应严密监测，如肝炎恶化，应考虑重新给予本品治疗。

6. 对于不适于服用片剂的患者和儿童，可给予口服溶液，口服溶液可与食物同时服用，也可单独服用。

7. 妊娠早期禁用，妊娠中晚期应权衡利弊，谨慎用药。

8. 本品可经乳汁分泌，故哺乳期妇女应权衡利弊，选择停药或停止哺乳。

9. 用药期间应定期监测肝、肾功能及全血细胞计数，同时应密切观察患者病情，进行全面的体格检查及胸部 X 光片检查。

10. 对 HIV 感染者，每 4~8 周检测一次血常规、CD₄ 细胞计数、β-2 微球蛋白等，如条件允许，可检测血清 HIV 的 RNA 水平。

11. 对慢性乙型肝炎者，应定期检测血清 ALT、HBV-DNA、五项血清 HBV 标志物。

12. 本品治疗 HBV 感染停药后易致反跳，故应每月复查血清 ALT，如 ALT 正常，每 3 个月测一次 HBeAg 或 HBV-DNA，如果由阴性转为阳性，必须开始新一轮治疗。

阿德福韦酯
Adefovir Dipivoxil

【适应证】用于治疗有乙型肝炎病毒活动复制证据，并伴有血清氨基酸转移酶（ALT 或 AST）持续升高或肝脏组织学活动性病变的肝功能代偿的成年慢性乙型肝炎患者。

【用法用量】

1. 推荐剂量为每天 1 次，每次 10mg，饭前或饭后口服均可，勿超过推荐剂量使用，治疗的最佳疗程尚未确定，HBeAg 阳性者用药后发生 HBeAg 血清学改变后，继续治疗 6 个月，确认疗效巩固后可考虑中止治疗，HBeAg 阴性者，建议治疗至少应达 HBsAg 发生血清学改变或失去疗效方可停药。

2. 肾功能不全者

（1）Ccr≥50ml/min 者不需要调整给药间期。

（2）Ccr 为 20~49ml/min 者，推荐剂量每次 10mg，每 48 小时给药 1 次。

（3）Ccr 为 10~19ml/min 者，推荐剂量每次 10mg，每 72 小

时 1 次。

(4) 血液透析者在透析后给予 10mg，每 8 天 1 次。

【操作要点】饭前或饭后口服均可。治疗的最佳疗程尚未确定。勿超过推荐剂量使用。

【不良反应】常见不良反应为虚弱、头痛、腹痛、恶心、胃肠胀气、腹泻和消化不良等，国内临床研究中不良反应为全身酸痛、头痛、白细胞轻度减少、腹泻、中度脱发、尿蛋白、皮疹、肌酐升高及可逆性肝脏转氨酶升高等。

【应急措施】

1. 药物过量，密切监测，必要时给予对症及支持治疗，也可进行血液透析。

2. 患者在出现提示乳酸酸中毒或明显肝脏毒性的临床表现或实验室结果时（甚至可能包括无明显转氨酶升高的肝肿大和脂肪变性），都必须暂停阿德福韦酯的治疗。

【用药宣教】

1. 告知患者不可随意停药，因患者停止乙型肝炎治疗会发生肝炎的急性加重，包括停止使用阿德福韦酯。因此，停止乙肝治疗的患者应当严密监测肝功能，若必要，应重新进行抗乙肝治疗。

2. 合并 HIV 的慢性乙肝患者，服用本品后可能会使 HIV 产生耐药，

3. 告知患者，必须在有慢性乙型肝炎治疗经验的医生指导下使用本品。

4. 治疗过程中如出现失代偿性肝病（如失代偿性肝硬化）者，不建议停药。

5. 使用抗乙肝治疗药物，如本品，会对慢性乙肝患者携带的未知或未治疗的 HIV 产生作用，也许会出现 HIV 耐药，故用药过程中应注意。

6. 妊娠期妇女用药的研究尚不充分，本品是否经乳汁分泌尚不明确，故妊娠期及哺乳期妇女应权衡利弊，谨慎用药。

7. 使用本品治疗前，应对所有患者进行人类免疫缺陷病毒（HIV）抗体检查。

8. 所有用药者在用药期间均应检测全血细胞计数、血清淀粉酶、常规血液生化检查及肝肾功能检查，至少每 6 个月检查一次乙型肝炎生化指标、病毒学指标和血清标志物，HBV 感染者用药期间还应测定血清中相应的抗原和抗体。

恩替卡韦
Entecavir

【适应证】用于病毒复制活跃，ALT 持续升高或肝脏组织学显示有活动性病变的慢性成人乙型肝炎的治疗。

【用法用量】本品应空腹服用（餐前或餐后至少 2 小时）

1. 成人和 16 岁以上青少年

（1）推荐剂量为口服，每天 1 次，每次 0.5mg。

（2）拉米夫定治疗时发生病毒血症或出现拉米夫定耐药突变者，每天 1 次，每次 1.0mg。

2. 肾功能不全者剂量调节见下表。

肾功能不全患者的给药剂量

Ccr	常用剂量	拉夫米定治疗失效时剂量
≥50ml/min	每天 1 次，每次 0.5mg	每天 1 次，每次 1.0mg
30~50ml/min	每天 1 次，每次 0.25mg	每天 1 次，每次 0.5mg
10~30ml/min	每天 1 次，每次 0.15mg	每天 1 次，每次 0.3mg
血液透析后或 CAPD	每天 1 次，每次 0.05mg	每天 1 次，每次 0.1mg

【操作要点】由于本品主要经肾清除，因此，本品如合用可降低肾功能或与本品竞争肾小管分泌的药物，可能使本品或合用药物的血药浓度升高。

【不良反应】常见头痛、疲劳、眩晕、恶心、ALT 升高、腹痛、腹部不适、肝区不适、失眠、肌痛及风疹等，还可见糖尿、脂酶及淀粉酶升高及血肌酸酐升高等，拉米夫定治疗者普遍出现头痛、疲劳及眩晕等。

【应急措施】目前尚无本品过量的报道，如药物过量，应监测患者毒性指标，必要时给予支持治疗。

【用药宣教】

1. 使用本品治疗并不能降低经性接触或污染血源传播 HBV 的危险性，因此需要采取适当的防护措施。

2. 告知患者不可擅自停药，因为擅自停药后可能会出现肝炎病情急速加重的情况，要在专业医师的指导下停药。

3. 患者应在有经验的医生指导下服用本品。

4. 本品可透过胎盘，动物实验显示可经乳汁分泌，故妊娠期及哺乳期妇女应权衡利弊，谨慎用药。

5. 未满 16 岁儿童用药的安全性及有效性尚不明确，故不推荐使用。

6. 对曾经或正在使用影响肾功能的免疫抑制剂（环孢素、他克莫司等）的肝移植患者，治疗前及治疗期间均应监测肾功能。用药期间及停药后几个月内，应严密监测肝功能。

第四节　抗寄生虫病药

一、抗疟药

疟疾由作为媒介的按蚊带着疟原虫子孢子通过叮咬传染给人。致病的疟原虫有 4 种：①恶性疟原虫可引起恶性疟，病情凶险，如治疗不及时，常累及脑部导致死亡；②间日疟原虫可引起间日疟，常反复发作，临床症状较重；③三日疟原虫引起三日疟，症状虽较为温和，但却可导致肾脏病变；④卵形疟原虫引起罕见的卵形疟，临床症状类似间日疟，较轻，易于控制。检验、鉴别以上 4 种疟原虫，是进行药物治疗的首要依据。

青　蒿　素
Artemisinin

【适应证】治疗各型疟疾，尤其用于耐氯喹的重症恶性疟和脑型疟。

【用法用量】

1. 口服　首日 1g，第 2、3 天各 0.5g。

2. 直肠给药　首剂 0.6g，4 小时后再给 0.4g，第 2、3 天各给 0.4g。

3. 肌内注射　首剂 0.6g，第 2、3 天各 0.3g。

【操作要点】本品注射剂不能静脉使用，肌内注射本品宜深，以免出现硬块。与甲氧苄啶合用有增效作用，并可减少近期复燃。

【不良反应】

1. 本品及其衍生物均易于耐受。仅有轻度的胃肠不适、恶心、呕吐、腹泻、头晕、耳鸣、中性粒细胞减少、血清转氨酶升高。

2. 包括 Q–T 间期延长在内的心电图异常。

3. 动物实验证实，大剂量会发生严重的神经性毒性。

【应急措施】如出现严重不良反，应及时通知医生处理。

【用药宣教】用药期间，应监测血常规、肝功能和心电图。

【制剂】①片剂：0.1g，0.5g。②注射剂（油）：2ml∶50mg，2ml∶100mg，2ml∶200mg。③注射剂（水混悬液）：1ml∶100mg。④栓剂：0.1g，0.2g，0.3g，0.4g，0.6g。

伯 氨 喹

Primaquine

【适应证】用于防治间日疟、三日疟的复发和传播，以及防止恶性疟的传播。

【用法用量】剂量按伯氨喹计。每天 22.5mg，分 3 次服，连服 8 天；用于杀灭恶性疟配子体时，口服，每天 15mg，连服 3 天。

【操作要点】

1. 本品在血中浓度维持不久，故需反复多次用药才能见效。

2. 本品不能作为控制症状及病因预防应用。

【不良反应】

1. 本品毒性反应较其他抗疟药高，每天用量超过 30mg 时，易发生疲倦、头晕、恶心、呕吐、腹痛等不良反应，少数人可出现药物热及粒细胞缺乏等，停药后即可恢复。

2. 葡萄糖 – 6 – 磷酸脱氢酶缺乏者服用本品可发生急性溶血型贫血，这种溶血反映仅限于衰老的红细胞，并能自行停止发展，一般不严重。一旦发生应停药，作适当的对症治疗。

【应急措施】一旦发生急性溶血性贫血，应立即停药，并给予地塞米松或泼尼松，同时静脉滴注 5% 葡萄糖氯化钠注射液，严重者需输血。如发生高铁血红蛋白血症，可静脉注射亚甲蓝，每次 1～2mg/kg，能迅速改善症状。

【用药宣教】

1. 哺乳期妇女应权衡利弊，选择停药或停止哺乳。

2. 用药期间应定期检查红细胞计数及血红蛋白量。

乙胺嘧啶

Pyrimethamine

【适应证】主要用于预防疟疾，也可用于治疗弓形虫病。

【用法用量】

1. 预防用药　于进入疫区前 1～2 周开始服用，一般宜服至离开疫区后 6～8 周，每周 25mg。

2. 耐氯喹虫株所致的恶性疟　每天 12.5mg，分 2 次服，疗程 3 天。

3. 治疗弓形虫病　每天 50～100mg 顿服，共 1～3 天（视耐受力而定），然后每天服 25mg，疗程 4～6 周。

【操作要点】长期应用本品应经常检查血常规。

【不良反应】口服一般抗疟治疗量的毒性很低，应用安全。长期大量应用会出现叶酸缺乏症状，如恶心、呕吐、腹痛、腹泻等，偶可出现巨幼细胞性贫血、白细胞缺乏症等。本品味带香甜，曾有儿童误作糖果大量服食（1 次顿服 50～100mg）引起急性中毒，表现为恶心、呕吐、胃部烧灼感、头晕，重者出现惊厥、昏迷甚至死亡。

【应急措施】

1. 药物过量　洗胃、催吐、大量饮用 10% 葡萄糖水或萝卜汁，给以葡萄糖输液及利尿药，痉挛、抽搐者注射硫喷妥钠。

2. 长期大量服药导致的造血机制障碍 及时停药或用亚叶酸钙治疗。

【用药宣教】

1. 因该药味不苦而微香，为小儿所乐用，小儿易服过量而引起中毒甚至死亡，宜加注意。

2. 动物实验证实本品可致畸胎，大剂量用于治疗弓形虫病时可干扰叶酸代谢，加之本品可经乳汁分泌，干扰婴儿叶酸代谢，故妊娠期及哺乳期妇女禁用。

3. 大剂量用药应每周检测 2 次白细胞及血小板计数。

二、抗黑热病（利什曼原虫）病药

黑热病时利什曼原虫引起的人畜共患病，在节肢动物及哺乳动物之间传播。

葡萄糖酸锑钠

Sodium Stibogluconate

【适应证】用于治疗黑热病。

【用法用量】肌内或静脉注射，每次 6ml（含五价锑 0.6g），每天 1 次，连用 6～10 天；或总剂量 90～130mg/kg（以 50kg 为限），等分 6～10 次，每天 1 次；对敏感性较差的虫株感染，可重复 1～2 个疗程，间隔 10～14 天；对全身情况较差者，可每周注射 2 次，疗程 3 周或更长；对新近曾接受锑剂治疗者，可减少剂量。

【操作要点】

1. 如治疗过程中出现体温升高、白细胞突然降低、严重的鼻或牙龈等部位出血、剧烈咳嗽、负重、腹水及呼吸加速等，应暂停注射。

2. 用药过程中如出现恶心、呕吐、腹泻及咳嗽等，可停药 1～2 天，等症状消失后，再继续注射。

【不良反应】少见恶心、呕吐、腹痛、腹泻、头痛、昏睡、肌痛及脾区痛等，后期出现心电图改变为可逆性，但可能为严重心律失常的前奏，偶见白细胞减少，鼻衄，以及肝、肾功能损害，罕见休克和突然死亡。

【应急措施】

本品中毒解救时，静脉注射二巯丁二钠（本品水溶液不稳定，配好后应迅速注射，不宜久置，亦可选用二巯丙醇或二巯丙磺钠）。

（1）急性中毒　首剂2g，溶于10～20ml注射用水内，15分钟注射完毕，以后每小时注射1g，每天4～5次。

（2）亚急性中毒　每次1g，每天5～6次，连用3～5天后减量。

（3）慢性中毒　每天1g，连用3天，停4天为1个疗程，可间断使用3～4个疗程。

【用药宣教】

1. 对于伴有其他感染、肺炎、活动性结核病、急性传染病、严重贫血者，应先治疗并发症，待情况改善后，再用锑剂。

2. 本品对妊娠及哺乳的影响尚不明确。

3. 肝、肾功能异常者用药期间应加强监测肝、肾功能。

三、抗其他寄生虫药

阿苯达唑

Albendazole

【适应证】用于蛔虫病、蛲虫病。

【用法用量】口服，0.4g顿服。

【操作要点】囊虫病重度感染者必须住院治疗，进行脑脊液及眼底检查，并密切观察。合并眼囊虫病时须先进行手术摘除虫体，之后再给予药物治疗，必要时酌情给予地塞米松、20%甘露醇。

【不良反应】恶心、呕吐、腹泻、口干、乏力、发热、皮疹或头痛，停药后可自行消失。治疗蛔虫病时，偶见口吐蛔虫现象。

【应急措施】药物过量，本品无特效解毒药，药物过量时应给予催吐、洗胃、对症及支持治疗等。

【用药宣教】

1. 告知患者治疗蛔虫病时，偶见口吐蛔虫的现象，嘱患者勿紧张。

2. 告知患者，服药前不需空腹或清肠，本品片剂可嚼服、吞服或研碎后服用。

3. 临床上对不同虫种所给予的剂量、疗程等相差悬殊。

4. 少数患者用药后 3~10 天才开始出现驱虫效果，嘱患者不宜急躁。

5. 蛲虫病易自身重复感染，故在治疗 2~4 周后应重复治疗 1 次。

7. 妊娠期及哺乳期妇女用药的安全性及有效性尚不明确，故应权衡利弊，谨慎用药。

第三章　解热、镇痛药

疼痛是一种复杂的生理心理活动，是临床上最常见的症状之一，常由导致组织损伤的伤害性刺激引起。刀割、棒击等机械性刺激，电流、高温和强酸、强碱等物理化学因素均可成为伤害性刺激。疼痛的位置常指示病灶所在，而疼痛的性质间接说明病理过程的类型。在不影响对病情的观察的条件下，医生有责任帮助患者消除疼痛。

镇痛药包括解热镇痛药和中枢性镇痛药。

解热镇痛药，为一类具有解热、镇痛及显著抗炎、抗风湿作用的药物，有的还具有抗痛风作用。

中枢性镇痛药，临床应用的主要为阿片类镇痛药，如吗啡、芬太尼等。优点是镇痛效果强，缺点是滥用可导致成瘾。

第一节　非甾体抗炎药

阿司匹林

Aspirin

【适应证】

1. 镇痛、解热　可缓解轻度或中度的疼痛，如头痛、牙痛、神经痛、肌肉痛及痛经等。可缓解感冒引起的发热、咽喉痛。可用于多种急、慢性发热性疾病的降温。

2. 抗炎、抗风湿　可用于风湿热、急性风湿热（伴心肌炎者可合用皮质激素）、风湿性关节炎、系统性红斑狼疮性关节炎和胸膜炎。

3. 关节炎 除风湿性关节炎外，本品也可改善类风湿性关节炎的症状。还可缓解骨性关节炎、强直性脊柱炎、痛风性关节炎、幼年型关节炎的症状及其他非风湿性炎症的骨骼肌疼痛。

【用法用量】用于解热、镇痛，口服 0.3～0.6g，每天 3 次，必要时每 4 小时服药 1 次；抗风湿，每天 3～5g，4 次分服；抑制血小板聚集则应用小剂量，如 75～150mg，每天 1 次。建议每天服用 100mg（相当于 1 片阿司匹林肠溶片）。

【操作要点】

1. 患者长期用药时应监测凝血指标。

2. 本品长期大量用药（如治疗风湿热），尤其血药浓度 > 200μg/ml 时较易出现不良反应。血药浓度越高，不良反应越明显，应密切留意。

3. 用于治疗关节炎时，剂量应逐渐增加，直至症状缓解，达有效血药浓度后（此时可出现轻度毒性反应）开始减量，如出现不良反应应迅速减量。

【不良反应】

1. 胃肠道反应（发生率39%） 较常见的有恶心、呕吐、上腹部不适或疼痛。较少见或很少见的有胃肠道出血或溃疡发作。有溃疡形成者或服药量大者，出血量可能更多。

2. 支气管痉挛性过敏反应 表现为呼吸短促、呼吸困难或哮喘、胸闷。

3. 皮肤过敏反应 皮疹、荨麻疹、皮肤瘙痒等。

4. 肝、肾功能不全 与剂量大小有关，尤其在剂量过大时更易发生。损害均是可逆性的，停药后可恢复。

【应急措施】药物过量会导致中毒，中毒解救应采取以下措施。

1. 催吐或洗胃，给予活性炭，监测及维持生命功能。给予大量碱性药利尿可促使本品排泄（含碳酸氢钠的葡萄糖注射液静脉滴注）。注意不能口服碳酸氢钠，因其可能促进本品吸收。

2. 保持血糖正常，并监测水杨酸盐血药浓度降至中毒水平以下。

3. 严重过量者可考虑进行血液透析或腹腔透析等。如有出血，给予输血或维生素 K，并根据出血部位和出血量采取相应措施。

【用药宣教】

1. 本品应与食物、牛奶同服或用水送服，以减轻胃肠不适。

2. 本品肠溶缓释片不用于急性心肌梗死患者的紧急应用。宜于餐后用温水送服，不可空腹服用。

3. 服用肠溶片不要研碎。服用本品咀嚼片时应将药片放于口腔中，充分咀嚼后用水服下。散剂和泡腾片应用温开水溶解后口服。

4. 扁桃体摘除或口腔手术后 8 天内应整片吞服，以免嚼碎后接触伤口，引起损伤。外科手术患者应于术前 5 天停用本品，避免造成出血不止。

5. 服药期间不宜饮酒或含乙醇的饮料。

6. 药物遇潮后不宜服用。少服或忘服后，不能于下次服用双倍剂量，而应继续按规定服用。

7. 解热时宜用小剂量，服药时应多喝水，以便排汗和降温，防止出现虚脱。

8. 告知患者服药期间应密切注意是否出现胸痛、气短、无力及言语含糊等症状和体征，一经发现应立即告知主管医生或护理人员，以免造成严重后果。

布 洛 芬

Ibuprofen

【适应证】

1. 用于急性轻、中度疼痛，如手术、创伤、劳损后疼痛、原发性痛经、继发性痛经（放置宫内节育器引起）、下腰疼痛、头痛、牙痛等，还可用于非关节性的多种软组织风湿性疼痛或炎症，如肌腱及腱鞘炎、滑囊炎、肩痛、肌痛及运动后损伤性疼痛等。

2. 可用于治疗感冒、急性上呼吸道感染、急性咽喉炎等疾病引起的发热。

3. 用于缓解类风湿关节炎、骨性关节炎、脊柱关节病、痛风性关节炎、风湿性关节炎等多种慢性关节炎的急性发作期或持续性的关节肿痛症状。

【用法用量】

1. 口服　①抗风湿，每次 0.4~0.8g，每天 3~4 次。类风湿关节炎比骨性关节炎用量大。每天最大剂量不超过 2.4g。②轻、中度疼痛，每次 0.2~0.4g，每 4~6 小时 1 次，每天最大剂量不宜超过 2.4g。缓释片每次 0.3~0.6g，早、晚各 1 次。③发热，每次 0.2g，每天 3~4 次。④抗炎，缓释片每次 0.3~0.6g，早、晚各每次。

2. 直肠给药　每次 100mg，如需再次用药应间隔 4 小时以上。

【操作要点】

1. 用药期间应定期检查血常规及肝、肾功能。

2. 有溃疡病史者使用本品，宜严密观察或加用抗酸药。

3. 用药期间如出现胃肠出血、肝功能损害、视力障碍、血常规异常及过敏反应等，应立即停药。

【不良反应】

1. 胃肠道反应比阿司匹林、吲哚美辛为少。可出现上腹部不适、恶心、呕吐、腹泻、腹痛。

2. 消化道溃疡、出血、肝功能异常也偶有报道。

3. 还会发生头痛、眩晕、耳鸣、水肿、抑郁、困倦、失眠、视物模糊、皮疹等。

4. 偶有肾功能损害、粒细胞和血小板减少。

【应急措施】服药过量时应作紧急处理，包括催吐或洗胃，口服活性炭、抗酸药或/和利尿药，输液，保持良好的血液循环及采用其他支持疗法。由于持续性呕吐、腹泻或体液摄入不足而出现明显脱水时，需纠正水及电解质平衡。

【用药宣教】

1. 本品用于止痛不得超过 5 天，用于解热不得超过 3 天，症状仍未缓解者应咨询医师。

2. 服用本品期间不得饮酒或含有乙醇的饮料。

3. 本品直肠给药时，应用助推器将药栓推入肛门深处。

4. 用药期间如出现呕血、黑便、视力障碍、过敏反应等，应立即停药。

氟比洛芬

Flurbiprofen

【适应证】

1. 类风湿关节炎、骨性关节炎及强直性脊柱炎等。

2. 软组织病（如扭伤、劳损）以及轻、中度疼痛（如手术后疼痛、痛经及牙痛等）的对症治疗。

【用法用量】

1. 口服

（1）普通片剂　每次50mg，每天3～4次，必要时可增量，每天最大剂量不超过300mg。

（2）缓释片剂　推荐剂量为每次100mg，早、晚各每次。

2. 静脉注射　每次50mg，每4～6小时1次。

【操作要点】治疗初期应密切监测患者血压，对于有发生肾功能衰竭危险的患者，在治疗最初几周内应监测血清肌酐，眼病患者应进行眼科检查。

【不良反应】

1. 常见消化不良、腹泻、腹痛、恶心、便秘、胃肠道出血、腹胀、呕吐等。15%的病例出现血氨基转移酶增高。

2. 偶见头痛、头晕、嗜睡、肾乳头坏死、皮炎、皮疹及视力变化等。

【应急措施】

1. 患者一旦发生严重不良反应，应立即停药，通知医生及时救治。

2. 药物过量时，洗胃及纠正血电解质紊乱等。

【用药宣教】

1. 长期用药时应定期检查血常规及肝、肾功能。

2. 本品缓释片应整片吞服，不得掰开或弄碎后服用。

3. 手术前2周应停用本品。

4. 老年患者虽能对本品很好耐受，但在部分患者当中，本品排泄较慢，此种情况下应谨慎用药，剂量应个体化。

吲哚美辛

Indometacin

【适应证】

1. 用于缓解风湿性关节炎、急性痛风性关节炎、类风湿关节炎（包括幼年性类风湿关节炎）、骨性关节炎、强直性脊柱炎、银屑病性关节炎、赖特综合征等的症状，缓解疼痛、肿胀，改善关节活动功能。

2. 用于滑囊炎、肌腱炎、肩关节周围炎、腱鞘炎及关节囊炎等非风湿性炎症。

3. 可用于手术后及创伤后疼痛、偏头痛、痛经、牙痛、胆绞痛、输尿管结石引起的绞痛、癌性疼痛及心包炎引起的心前区疼痛等。

4. 也用于治疗恶性肿瘤引起的发热或其他难以控制的发热、白塞综合征、巴特综合征。

【用法用量】

1. 抗风湿　初始剂量为每次 25～50mg，每天 2～3 次，每天最大剂量为 150mg，分 3～4 次服用。

2. 镇痛　首剂为 25～50mg，然后每次 25mg，每天 3 次，直至疼痛缓解。

3. 退热　每次 6.25～12.5mg，每天不超过 3 次。

【操作要点】本品宜于餐后服用或与食物或抑酸药（西咪替丁、雷尼替丁、奥美拉唑、兰索拉唑、泮托拉唑等）同服，以减轻不良反应。

【不良反应】

1. 不良反应发生率高达 35%～50%。常见的有头痛、眩晕、困倦、幻觉、精神错乱及胃肠道反应，如恶心、呕吐、厌食、胃肠道不适、胃痛、腹泻等。

2. 妊娠的后 3 个月服药可使胎儿动脉导管闭锁，引起持续性肺动脉高压。

3. 偶见消化道溃疡及出血。

4. 胰腺炎、肝损害、再生障碍性贫血、粒细胞减少、血小板减少也会发生。

5. 过敏反应，如皮疹、哮喘、结节性红斑、血管神经性水肿、脱发、呼吸困难等罕见报道。

6. 本品栓剂，可致局部直肠刺激、黏膜炎症或坏死伴大量出血。

【应急措施】

1. 患者一旦发生严重不良反应，应立即停药，通知医生及时救治。

2. 药物过量时尽早洗胃，给予支持治疗，观察数日以监控胃肠道出血状况。

【用药宣教】

1. 本品用于退热时宜多饮水，补充足量液体，防止大量出汗而虚脱。

2. 用药期间应定期检查肝、肾功能及血常规，长期用药者应定期进行眼科检查。

3. 用药期间不宜饮酒或含乙醇的饮料。

4. 本品不用于慢性痛风的长期治疗。

5. 本品不良反应较多，因此通常在使用其他同类药物如阿司匹林、布洛芬、双氯芬酸及美洛昔康等无效时才选择应用。

6. 应从小剂量开始用药，每天用量超过 150～200mg 时容易引发毒性反应。

7. 用药过程中出现视物模糊，应立即做眼科检查。

8. 用药过程中出现眩晕者，不应驾驶或操纵机器。

9. 本品用于幼年类风湿关节炎和幼年强直性脊柱炎时不宜长期服用。

10. 出现下列情况应停药，如持续头痛、周期性上腹疼痛、胃灼热、反胃、恶心、呕吐、患者使用足量本品后 48 小时内仍未退热。

双氯芬酸钠
Diclofenac Sodium

【适应证】

1. 缓解风湿性关节炎、类风湿关节炎、骨性关节炎、强直性脊柱炎、痛风性关节炎等多种慢性关节炎的急性发作期或持续性的关节肿痛症状。

2. 治疗非关节性的各种软组织风湿性疾病和疼痛，如肩痛、腱鞘炎、肌腱炎、滑囊炎、肌痛等。

3. 用于急性的轻、中度疼痛，如手术或创伤后疼痛、原发性痛经、牙痛、头痛、腰背痛、扭伤及其他软组织损伤引起的疼痛。

4. 与抗感染药物合用，治疗耳鼻喉严重的感染性疼痛和炎症，如扁桃体炎、耳炎、鼻窦炎等。

5. 有一定的退热作用。

【用法用量】

1. 口服 ①关节炎、疼痛：a. 缓释片，每次100mg，每天1次；b. 肠溶片，用于关节炎，每天75～150mg，分3次服用，疗效满意后可逐渐减量；用于急性疼痛，首次50mg，之后每次25～50mg，每6～8小时1次；用于原发性痛经，每天50～150mg，分次服用，必要时可在若干月经周期之内增量至每天200mg，在出现症状时开始治疗，并持续数日，剂量及疗程视症状而定。②口、咽部小手术及口腔溃疡引发的疼痛：含片，每次2mg，两次至少间隔2小时，每天不超过10mg。

2. 肌内注射 深部注射，每次50mg，每天1次，必要时数小时后再注射1次。

3. 直肠给药 每次50mg，每天50～100mg。

【操作要点】用药期间如出现胃肠出血、肝、肾功能损害、视力障碍、血常规异常及过敏反应等，即应停药。

【不良反应】

1. 消化系统 反酸、恶心、呕吐、腹泻、上腹痛、便秘、胃部不适、胃烧灼感、食欲不振等，停药后基本消失。少数患者出现胃/十二指肠溃疡、胃黏膜出血/穿孔等。少见肝功能损害、可逆性黄疸、急性肝炎。罕见肝功能紊乱。

2. 神经系统　偶见头痛、头晕、失眠、嗜睡、兴奋等。偶可出现视力、听力障碍。

3. 泌尿生殖系统　偶有肾功能下降，导致水钠潴留（尿量减少、面部水肿、体质量骤增等），个别患者出现急性肾功能不全、血尿、肾病综合征。

4. 血液系统　罕见粒细胞减少、血小板减少、溶血性贫血。个别患者出现白细胞减少。

5. 皮肤　可见一过性过敏性皮疹，罕见多形渗出性红斑、中毒性表皮松解、脱发。

6. 其他　极少数患者出现心律不齐、耳鸣。

【应急措施】药物过量，主要治疗措施为支持治疗。对服药不久的患者可催吐（患者意识不清和惊厥发作时除外），服药1小时以内的患者可在服用活性炭后洗胃，服药1小时以上的患者服用活性炭后一般不必洗胃，可多次服用活性炭，以减少药物的吸收。监测肝、肾及其他生命脏器功能，对并发症进行支持和对症治疗。一般仅在发生肾功能不全和少尿时才进行血液透析。

【用药宣教】

1. 本品应空腹（餐前）随足量饮水服用，对易发生胃肠道反应的患者，推荐在进餐的同时服用。

2. 服用本品期间应避免饮酒或含乙醇的饮料。

3. 用药期间应定期检查肝、肾功能，尤其是对肝肾功能有损害或潜在性损害者、老年人、慢性饮酒者、任何原因造成细胞外液丢失者。

4. 用药过程中出现上腹痛、上腹胀、唾液过多、胃灼热、反胃、恶心、呕吐、食欲不振、黑便时，应停药并立即进行消化道疾病的相关检查。

5. 应警惕诸如胸痛、气短、无力、言语含糊等症状和体征，当有任何上述症状或体征发生后应该马上寻求医生帮助。

6. 本品口服制剂须整片（粒）吞服，肠溶片口服起效迅速但排出亦快，待急性疼痛控制后宜用缓释剂型，减少服药次数，维持稳定血药浓度。

7. 本品直肠给药时先将栓剂用少量温水润湿，然后轻轻塞入直肠内2cm处。

8. 由于本品局部应用也可吸收，故应严格按照规定剂量使用，避免长期大面积使用。

9. 服用本品如出现眩晕、头痛、嗜睡等不良反应，应避免驾驶或操作机器。

美洛昔康

Meloxicam

【适应证】本品用于类风湿关节炎、骨性关节炎、脊柱关节病及退行性骨关节病的治疗。

【用法用量】

1. 骨性关节炎　每次7.5mg，每天1次，必要时可增至每次15mg，每天1次。

2. 类风湿关节炎　每次15mg，每天1次，根据治疗反应，剂量可减至每天7.5mg。

3. 严重肾功能衰竭患者　透析时剂量不应超过每天7.5mg。

【操作要点】

1. 在开始应用本品治疗及整个治疗过程中应密切监测血压。

2. 存在虚弱、脱水、充血性心力衰竭、肝硬化、肾病综合征、肾脏疾病、使用利尿药以及因大外科手术导致血容量减少情况的患者在治疗初期应密切监测其利尿容量及肾功能。

【不良反应】

1. 常见　消化不良、恶心、呕吐、腹痛、便秘、胀气、腹泻、贫血、瘙痒、皮疹、头晕、头痛及水肿等。

2. 少见　短暂的肝功能指标异常、食道炎、胃及十二指肠溃疡、隐伏或肉眼可见的胃肠道出血、白细胞、血小板减少、口炎、荨麻疹、眩晕、耳鸣、嗜睡、血压升高、心悸、肾功能指标异常（血清肌酐和/或血清尿素升高）。

3. 罕见　胃肠道穿孔、结肠炎、感光过敏、急性哮喘、结膜炎、视觉障碍、血管神经性水肿、迅速发生的过敏样及过敏性反应。

【应急措施】患者一旦发生严重不良反应，应立即停药，通知医生及时救治。本品尚无已知的解毒药，故药物过量可采取洗胃及支持疗法等常规措施，有临床试验表明考来烯胺可促进本品的排泄。

【用药宣教】

1. 避免与其他 NSAIDs 合并使用。

2. 用药期间应定期检查肝肾功能（尤其是 65 岁以上的老年患者）。开始用药 3 个月内检查每次血常规、血清钠、钾及大便隐血，之后每 3 ~ 12 个月复查 1 次。

3. 患者用药期间应密切注意的症状及体征参见"阿司匹林"的用药宣教部分。

4. 同时服用本品及利尿药的患者，应在用药过程中补充足够的水分。

塞来昔布
Celecoxib

【适应证】用于缓解骨关节炎、成人类风湿关节炎、强直性脊柱炎的症状和体征，用于治疗成人急性疼痛。

【用法用量】

1. 骨关节炎　推荐剂量为每天 200mg，每天 1 次口服，或每次 100mg，每天 2 次口服。

2. 类风湿关节炎　推荐剂量为每次 100 ~ 200mg，每天 2 次。

3. 急性疼痛　推荐剂量为第 1 天首剂 400mg，必要时可再服 200mg，随后根据需要，每次 200mg，每天 2 次。

4. 强直性脊柱炎　推荐剂量为每天 200mg，单次服用（每天 1 次）或分次服用（每天 2 次）。如服用 6 周后未见效，可尝试每天 400mg。如每天 400mg 服用 6 周后仍未见效，应考虑选用其他治疗方法。

5. 肝功能不全者　中度肝功能不全者本品每天推荐剂量应降低约 50%。

6. 老年患者　体重 < 50kg 者，建议从最低推荐量开始

治疗。

【操作要点】用药期间应密切监测患者血压、肝功能。

【不良反应】

1. 常见　消化不良、腹泻、腹痛、恶心、胃肠胀气、头痛、头晕及失眠等。

2. 偶见　便秘、食道炎、胃肠炎、胃食管反流、痔疮、呕吐、偏头痛、神经痛、眩晕、高血压、心绞痛、心肌梗死、水肿、充血性心力衰竭、血栓性静脉炎、肝功能异常、背痛、过敏反应、乏力、胸痛、疲劳、过敏反应（皮疹、瘙痒及荨麻疹等），严重者可出现斯－约综合征、中毒性表皮坏死松解症及剥脱性皮炎等。

3. 罕见　黄疸、肝炎及肝功能衰竭；肾功能不全多见于老年患者、有心肝肾疾病及同时服用多种药物的患者。

4. 药物过量　可出现疲倦、嗜睡、恶心、呕吐、上腹痛。也可见胃肠出血、过敏反应，罕见高血压、急性肾功能衰竭、呼吸抑制、昏迷等症状。

【应急措施】

1. 患者一旦发生严重不良反应，应立即停药，通知医生及时救治。

2. 药物过量时，给予对症处理和支持治疗。包括洗胃（服药4小时内者）、催吐、导泻、口服活性炭（成人顿服60～100g，儿童剂量为1～2g/kg）、输液。对严重过敏者宜给予肾上腺皮质激素及支持治疗。有胃肠道出血等急腹症者按急腹症处理，不宜给予洗胃、催吐、导泻等。利尿、碱化尿液、血液透析或血液超滤清除等方法可能无效。

【用药宣教】

1. 本品给药剂量为每次400mg，每天2次，应于进食时服药，以增加吸收。

2. 长期用药者，应定期进行全血细胞计数及血生化检查。如出现头昏、耳鸣、头痛、失眠、多梦、苍白、呼吸困难、少尿、无尿、咯血、便血、呕血等症状应检查血红蛋白、红细胞比容。

3. 应警惕诸如胸痛、气短、无力、言语含糊等症状和体征，当有任何上述症状或体征发生后应该马上寻求医生帮助。

4. 用药过程中出现上腹痛、上腹胀、唾液过多、胃灼热、反胃、恶心、呕吐、食欲不振、黑便时，应停药并立即进行消化道疾病的相关检查。

5. 用药过程中出现皮疹、水疱、瘙痒、发热及无法解释的体重增加，应立即停药并寻求医生帮助。

6. 用药过程中如出现恶心、疲劳、嗜睡、瘙痒、黄疸、右上腹触痛及"感冒样"症状，应立即停药并寻求医生帮助。

对乙酰氨基酚

Paracetamol

【适应证】
1. 用于普通感冒或流行性感冒引起的发热。

2. 缓解轻至中度疼痛，如关节痛、偏头痛、肌肉痛、牙痛、神经痛。

【用法用量】
1. 口服　每次 0.3 ~ 0.6g，每 4 小时 1 次或每天 4 次，每天量不宜超过 2g。退热疗程一般不超过 3 天，镇痛不宜超过 10 天。缓释片每次 1.3g，每 8 小时 1 次。每天不得超过 3.9g。

2. 肌内注射　每次 0.15 ~ 0.25g。退热疗程一般不超过 3 天，镇痛不宜超过 10 天。

3. 直肠给药　每次 0.3g，若持续高热或疼痛，可间隔 4 ~ 6 小时重复 1 次。24 小时内不超过 1.2g。

【操作要点】患者用药前应检查肝、肾功能。

【不良反应】通常与大量长期用药、过量用药或伴有肝、肾功能不全等异常情况有关。

1. 使阿司匹林过敏者的支气管痉挛症状加重，偶有引起血小板减少症，罕见溶血性贫血、血小板增多、慢性粒细胞性白血病及慢性淋巴细胞白血病等。

2. 对胃肠道刺激小，短期服用不会引起胃肠道出血，但已有数例服用本品导致肝毒性的报道。少数患者可发生过敏性皮炎

（皮疹、皮肤瘙痒等）。

3.长期大量用药可致肾脏疾病，包括肾乳头坏死性肾功能衰竭。

4.药物过量时，很快出现皮肤苍白、恶心、呕吐、胃痛或胃痉挛、腹泻、厌食、多汗等症状，且可持续24小时。用药的第1～4天内可出现腹痛、肝脏肿大、压痛、氨基转移酶升高及黄疸。4～6天可出现爆发性肝功能衰竭，表现为肝性脑病、抽搐、惊厥、呼吸抑制、昏迷等症状，以及凝血障碍、胃肠道出血、弥散性血管内凝血、低血糖、酸中毒、心律失常、循环衰竭、肾小管坏死直至死亡。

【应急措施】

1.患者一旦发生严重不良反应，应立即停药，通知医生及时救治。

2.服药过量

（1）洗胃、催吐。

（2）尽早于12小时内给予拮抗剂N-乙酰半胱氨酸（开始时口服140mg/kg，然后每次给予70mg/kg，每4小时1次，共用17次。病情严重时可将药物溶于5%葡萄糖注射液200ml中静脉给药），也可口服甲硫氨酸（保护肝脏），不得给活性炭。如服药过后24小时内未能使用乙酰半胱氨酸，则使用血液透析或血液灌注。

（3）至少在服药过量4小时后监测本品血药浓度，若提示可能出现肝中毒，须完成全疗程的乙酰半胱氨酸治疗，如首次血药浓度测定值低于肝中毒血药浓度值，可考虑停用拮抗剂。同时还应检查肝功能，每24小时测定1次，至少连续测定96小时。肾脏及心脏功能检查视临床需要而定。

（4）支持疗法，维持水电解质平衡，纠正低血糖，补充维生素 K_1（凝血酶原时间比率 >1.5）或用新鲜冷冻血浆、浓缩凝血因子（凝血酶原时间比率 >3）。还可给予利尿剂促进药物排泄。

【用药宣教】

1.服用本品期间不宜饮酒或含乙醇的饮料。

2. 用药过程中出现皮肤红斑、肿胀、水疱、大疱时，应立即停药。

赖氨匹林

Aspirin – DL – Lysine

【适应证】用于多种原因引起的发热及轻、中度疼痛。

【用法用量】以注射用水或 0.9% 氯化钠注射液溶解后注射，肌内注射或静脉注射，每次 0.9～1.8g，每天 2 次。

【操作要点】

1. 根据控制症状的需要，最短时间内使用最低有效剂量，可降低不良反应。

2. 开始本品治疗及治疗过程中均应严密监测血压。

【不良反应】

1. 消化系统　短期用药不良反应较少，偶有轻微的胃部不适、恶心、呕吐，用量较大时或可引发消化道出血。长期应用易出现消化道溃疡。长期用药会导致肝脏损害，停药后可恢复。

2. 血液系统　抑制凝血酶原合成，延长出血时间，长期使用可导致出血倾向。

3. 神经系统　头痛、头晕、严重者出现精神紊乱。

4. 过敏反应　哮喘、支气管痉挛、皮疹、荨麻疹及血管神经性水肿等。

5. 其他　可见耳鸣、视力减退、腹泻，严重者出现呼吸加快、出血甚至休克。12 岁以下儿童可发生瑞氏综合征，此种情况少见但存在生命危险，表现为短期发热、惊厥、频繁呕吐、颅内压增高及昏迷等。

【应急措施】药物过量的表现及应急措施详见"阿司匹林"。

【用药宣教】

1. 本品应避免与其他 NSAIDs 合用。本品用于解热连续应用不得超过 3 天，用于止痛不得超过 5 天。用药后症状仍无好转者应咨询临床医师。

2. 患者用药期间应密切注意的症状及体征参见"阿司匹林"的用药宣教部分。

酮咯酸氨丁三醇

Ketorolac Trometminamine

【适应证】用于需要阿片类镇痛药的急性较严重疼痛的短期治疗，通常用于手术后镇痛，不用于轻度或慢性疼痛的治疗。

【用法用量】

1. 口服　肌内注射或静脉注射单次给药或多次给药后，口服首次为20mg，之后每4～6小时10mg，最大剂量不超过每24小时40mg。用药时间不宜超过2天。

2. 肌内注射　单次给药，每次60mg。多次给药，建议每6小时给药30mg，最大日剂量不超过120mg。

3. 静脉注射　单次给药，按体重每次0.5mg/kg，最大剂量不超过15mg。多次给药，建议每6小时给药30mg，最大日剂量不超过120mg。

4. 65岁以上老年人

（1）口服　首剂量减半。

（2）肌内注射　单次给药，每次30mg。多次给药，建议每6小时给药15mg，最大日剂量不超过60mg。

（3）静脉注射　单次给药，每次15mg。多次给药，建议每6小时给药15mg，最大日剂量不超过60mg。

5. 其他　肾功能不全者及体重<50kg者的给药剂量参见"65岁以上老年人"部分。

【操作要点】

1. 本品静脉注射时间不得少于15秒，肌内注射应缓慢给药，并注射于肌内较深部位。

2. 本品严禁与盐酸哌替啶、盐酸异丙嗪或硫酸吗啡于注射器内混合，会导致酮咯酸析出。

3. 患者用药过程中应密切监测血压。

【不良反应】

1. 本品治疗过程中可能会发生的并发症有胃肠道溃疡、胃肠道出血/穿孔、手术后出血、肝、肾功能衰竭、过敏及过敏样反应。

2. 临床报道可能与本品有关的不良反应如下。

（1）常见恶心、消化不良、胃痛、腹泻、呕吐、头痛、嗜睡、头晕及水肿等。

（2）少见发热、感染、胃炎、贫血、震颤、幻觉、抑郁、失眠、呼吸困难、肺水肿、咳嗽、视物模糊、耳鸣、血尿、少尿及尿频等。

（3）上市后不良反应有低血压、呕血、肌痛、斯－约综合征、风疹、剥脱性皮炎、急性胰腺炎、食管炎、术后伤口出血、肝炎、无菌性脑膜炎及支气管痉挛等。

3. 药物过量时会出现嗜睡、恶心、呕吐及上腹痛，罕见胃肠道出血、高血压、呼吸抑制、肾功能障碍。

【应急措施】患者一旦发生严重不良反应应立即停药并通知医生及时救治。药物过量的患者须对症给予支持性护理。本品无特殊解毒剂，血液透析亦无法达到较好的清除效果。

【用药宣教】

1. 本品应避免与其他 NSAIDs 合用。

2. 本品片剂及注射液的连续用药时间不得超过 5 天。片剂仅用于注射剂的后续治疗。

3. 患者用药期间应密切注意的症状及体征参见"阿司匹林"的用药宣教部分。

第二节　中枢性镇痛药

吗　啡
Morphine

【适应证】

1. 镇痛　短期用于其他镇痛药无效的急性剧痛，如手术、创伤、烧伤的剧烈疼痛；晚期癌症患者的三阶梯止痛。

2. 心肌梗死　用于血压正常的心肌梗死患者，有镇静和减轻心脏负荷的作用，缓解恐惧情绪。

3. 心源性哮喘　暂时缓解肺水肿症状。

4. 麻醉和手术前给药　使患者安静并进入嗜睡状态。

【用法用量】

1. 口服给药　对于首次用药和无耐受性病例，常用量为每次 5 ~ 15mg，每天 15 ~ 60mg。极量为每次 30mg，每天 100mg。重度癌痛应按时、按需口服，逐渐增量，个体化给药。首次剂量范围较大，每天 3 ~ 6 次。缓释片和控释片应根据癌痛的严重程度、年龄及服用镇痛药史来决定，个体差异较大，首次用药者一般 10mg 或 20mg，每 12 小时 1 次，根据镇痛效果调整用药剂量。

2. 皮下注射　常用量为每次 5 ~ 15mg，每天 15 ~ 40mg。极量为每次 20mg，每天 60mg。

3. 静脉注射　镇痛的常用量为每次 5 ~ 10mg，对于重度癌痛首次剂量范围可较大，每天 3 ~ 6 次。

4. 硬膜外注射　极量为每次 5mg，若在胸段硬膜外用药减为每次 2 ~ 3mg。

5. 蛛网膜下隙注射　单次 0.1 ~ 0.3mg，不重复给药。

【操作要点】

1. 本品为麻醉药品，必须严格按国家有关规定管理，严格按适应证使用。

2. 本品连续使用 3 ~ 5 天即产生耐受性，1 周以上可致依赖性，仅用于疼痛原因明确的急性剧烈疼痛且短期使用或晚期癌性重度疼痛。对于晚期癌症患者重度疼痛，按世界卫生组织三阶梯止痛原则，口服给药、按时、按需、剂量个体化，一般不会造成成瘾。

3. 本品缓释片和控释片只用于晚期癌症患者的镇痛。

4. 本品过量可致急性中毒，成人中毒量为 60mg，致死量为 250mg，吗啡长期用药可导致耐受，对于重度癌痛患者长期慢性用药，其使用量可从低剂量逐步递增超过上述剂量。

5. 本品注射液不得与氯丙嗪、异丙嗪、氨茶碱、巴比妥类、苯妥英钠、碳酸氢钠、肝素钠、哌替啶、磺胺嘧啶等药物混合注射。

【不良反应】

1. 心血管系统　可使外周血管扩张，产生直立性低血压。鞘内和硬膜外给药可致血压下降。

2. 呼吸系统 直接抑制呼吸中枢、抑制咳嗽反射、严重呼吸抑制可致呼吸停止。偶有支气管痉挛和喉头水肿。

3. 胃肠道 恶心、呕吐、便秘、腹部不适、腹痛、胆绞痛。

4. 泌尿系统 少尿、尿频、尿急、排尿困难、尿潴留。

5. 精神神经系统 一过性黑蒙、嗜睡、注意力分散、思维力减弱、淡漠、抑郁、烦躁不安、惊恐、畏惧、视力减退、视物模糊或复视、妄想、幻觉。

6. 内分泌系统 长期用药可致男性第二性征退化，女性闭经、泌乳抑制。

7. 眼 瞳孔缩小如针尖状。

8. 皮肤 荨麻疹、瘙痒和皮肤水肿。

9. 戒断反应 对本品有依赖或成瘾者，突然停用或给予阿片受体拮抗药可出现戒断综合征，表现为流泪、流涕、出汗、瞳孔散大、血压升高、心率加快、体温升高、呕吐、腹痛、腹泻、肌肉关节疼痛及神经、精神兴奋性增高，表现为惊恐、不安、打哈欠、震颤和失眠。

【应急措施】

1. 吗啡过量可致急性中毒，成年人中毒量为 60mg，致死量为 250mg。对于重度癌痛患者，吗啡使用量可超过上述剂量。

2. 中毒解救 距口服 4 ~ 6 小时内应立即用 1 : 2000 高锰酸钾液洗胃，或催吐；胃管内注入或喂食硫酸钠 15 ~ 30g 导泻，补充液体促进毒物排出。同时采用人工呼吸、给氧等对症处理。发生呼吸困难缺氧应持续人工呼吸并给氧。及时吸痰保持呼吸道通畅。

3. 静脉注射拮抗药纳洛酮 0.005 ~ 0.01mg/kg，成年人 0.4mg。亦可用烯丙吗啡作为拮抗剂。

4. 如系皮下注射过量时，应尽速用橡皮带或布带扎紧注射部位的上方，同时冷敷注射部位，以延缓毒物吸收。结扎部位应每 20 ~ 30 分钟间歇放松 1 ~ 2 分钟，不能连续结扎。

【用药宣教】

1. 告知患者本品为麻醉药品，必须严格按国家有关规定管理，严格按适应证使用。

2. 告知患者儿童、老人体内清除缓慢、半衰期长，易引起呼吸抑制。

3. 告知患者本品缓释片和控释片服用时必须整片吞服，不可截开或嚼碎。

4. 告知患者本品需停用单胺氧化酶抑制剂 2～3 周后，才可应用。

可　待　因
Codeine

【适应证】

1. 镇咳　用于较剧的频繁干咳，如痰液量较多宜并用祛痰药。

2. 镇痛　用于中度以上的疼痛。

3. 镇静　用于局麻或全麻时。

【用法用量】 口服或皮下注射，每次 15～30mg，每天 30～90mg；极量，每次 100mg，每天 250mg。

【操作要点】

1. 本品注射液应皮下注射。

2. 本品缓释片必须整片吞服，不可截开或嚼碎。

3. 本品服药过量可洗胃或催吐以排除胃中药物。给予拮抗剂 N–乙酰半胱氨酸，不宜给活性炭，以防止影响拮抗剂的吸收，保持呼吸道通畅，必要时人工呼吸，静脉注射纳洛酮拮抗。

4. 本品可通过胎盘，使胎儿成瘾，引起新生儿的戒断症状如过度啼哭、打喷嚏、打哈欠、腹泻等。分娩期应用本品可引起新生儿呼吸抑制。本品可自乳汁排泄，哺乳期妇女禁用。本品慎用于新生儿、婴儿。

【不良反应】

1. 常见　心理变态或幻想；呼吸微弱、缓慢或不规则；心率或快或慢、异常。

2. 少见　惊厥、耳鸣、震颤或不能自控的肌肉运动等；荨麻疹；瘙痒、皮疹或脸肿等过敏反应；精神抑郁和肌肉强直等。

3. 成瘾性　长期应用引起依赖性，常用量引起依赖性的倾向较其他吗啡类药为弱。典型的症状为：起鸡皮疙瘩、食欲减退、腹泻、牙痛、恶心呕吐、流涕、寒战、打喷嚏、打呵欠、睡眠障碍、胃痉挛、多汗、衰弱无力、心率增速、情绪激动或原因不明的发热。

4. 一次口服剂量超过 60mg 时，一些患者可出现兴奋及烦躁不安。

【应急措施】

1. 发生过敏反应时，应立即停药，给予抗过敏处理。

2. 本品过量时临床表现为头晕、嗜睡、不平静、瞳孔缩小如针尖、癫痫、低血压、神志不清等。可洗胃、催吐，给予乙酰半胱氨酸及其他对症支持治疗，如可应用呼吸兴奋剂，消除呼吸抑制，及时处理心脏和循环衰竭，维持水、电解质和酸碱平衡。必要时人工呼吸，静脉注射纳洛酮。

【用药宣教】

1. 告知患者本品可透过胎盘，使胎儿成瘾，引起新生儿的戒断症状如过度啼哭、打喷嚏、打哈欠、腹泻、呕吐等。分娩期应用本品可引起新生儿呼吸抑制。

2. 告知患者本品可自乳汁排出，哺乳期妇女慎用。

3. 告知患者重复给药可产生耐药性，久用有成瘾性。

4. 告知患者由于本品能抑制呼吸道腺体分泌和纤毛运动，故对有少量痰液的剧烈咳嗽，应与祛痰药并用。

羟 考 酮

Oxycodone

【适应证】用于缓解中至重度疼痛，如关节痛、背痛、癌性疼痛、牙痛、手术后疼痛等。

【用法用量】

1. 常规剂量　口服给药，一般镇痛使用本品控释片，每 12 小时 1 次，剂量取决于患者疼痛严重程度和既往镇痛药用药史。调整剂量时，只调整每次用药剂量而不改变用药次数，调整幅度是在上一次用药剂量上增减 25% ~ 50%。

2. 重度疼痛患者　首次服用阿片类药物或曾用弱阿片类药物的重度疼痛患者，初始剂量一般为 5mg，每 12 小时 1 次。然后根据病情调整剂量直至理想效果。大多数患者的最高剂量为每 12 小时 200mg，少数患者可能需要更高的剂量（临床报道的最高剂量为每 12 小时 520mg）。

3. 已接受口服吗啡治疗的患者　改用本品的日剂量换算比例为口服本品 10mg 相当于口服吗啡 20mg。

【操作要点】

1. 控释片和缓释片必须整片吞服，不得掰开、咀嚼或研磨。如果掰开、嚼碎或研磨药片，会导致本品快速释放和吸收，可能会出现严重不良反应。

2. 本品注射液每支安瓿只能供一名患者一次使用。在安瓿瓶启封后应立即使用，未经使用的溶液应弃去。

3. 本品注射液应在开启后立即使用。如果不能马上使用，在 2 ~ 8℃条件下存放的时间不宜超过 24 小时。

4. 对于可能出现麻痹性肠梗阻的患者，不宜服用本品。服药期，一旦发生或怀疑发生麻痹性肠梗阻时，应立即停药。

5. 一般情况下，不能突然中止阿片类药物治疗。当患者不再需要使用本品治疗时，应逐渐减少剂量以防止戒断症状的发生。

6. 诊断明确的非癌性慢性疼痛（如：骨关节疼痛、腰背痛、血管神经性疼痛、神经源性疼痛等）经非阿片类药物治疗无效时，可使用本品。在治疗期间，若发现患者同时找两位以上医师开具本品，用药量剧增或有其他异常行为时应停药。

7. 老年患者（年龄大于 65 岁）的本的清除率仅较年轻人略微降低。药物不良反应不受年龄因素影响。尽管如此，治疗时需慎重。应小心从最低起始剂量开始滴定。

【不良反应】

1. 严重不良反应　呼吸抑制、呼吸暂停或停止、循环衰竭、低血压和休克。

2. 最常见的不良反应　头晕、眩晕、嗜睡、恶心、呕吐。运动时加重，休息时减轻。

【应急措施】

1. 过量解救 最初应该注意通过开放式导气管设备和加速或控制换气的设施恢复充分的呼吸交换，根据病情采取支持疗法（包括输氧、静脉输液和升压），治疗用药过量引起的循环休克和肺水肿。如果出现心跳停止或心律失常，应该进行心肺复苏和除颤。必要时洗胃，清除胃内容物可除去未吸收的药物，尤其对于服用持续释放药物制剂。

2. 解救用药 纳洛酮 $0.4\sim0.8mg$，静脉注射。必要时，间隔 $2\sim3$ 分钟重复给药，或将纳洛酮 $2mg$ 溶于 $500ml$ 0.9% 氯化钠注射液或 5% 葡萄糖注射液中，静脉滴注。根据情况和以往服药的剂量决定药物的输注速率。由于纳洛酮的作用持续时间相对较短，因此必须严密观察病情，直至患者重新恢复稳定的自主呼吸。

3. 严重过量者 对于少数服药严重过量的患者，静脉注射纳洛酮 $0.2mg$，继之每 2 分钟增加用药 $0.1mg$。

4. 其他 过量服用本品的患者，如果临床上未出现明显呼吸抑制或循环障碍，不必使用纳洛酮。对本品产生身理依赖性或可疑产生身理依赖性的患者，慎用纳洛酮。以免突然完全阻断阿片类药物的作用，导致急性疼痛发作及急性戒断综合征。

【用药宣教】

1. 告知患者将本品存放在远离儿童接触的安全地点。如意外吞食，应立即寻求紧急医疗救治。

2. 告知患者当不再需要服用本品时，应将剩余药品交回医院。

3. 告知患者不要自己调整用药剂量，必须咨询处方医生。

4. 告知患者服用本品应避免进行有潜在危险性的操作（例如驾驶、操作重型机械等）。

5. 除非在医生的推荐和指导下，患者不应该与乙醇、阿片样镇痛药、镇静催眠药、止痛药或其他的中枢神经抑制剂联合使用。当合用另一种中枢神经抑制剂时，可加重危险的中枢神经系统或呼吸抑制作用，进而导致严重的损伤或死亡。

6. 妊娠期间服用本品的安全性尚未确定，有怀孕计划或已经怀孕的妇女在服用本品之前应该咨询医生。

7. 因为对接受哺乳的婴儿可能有潜在的严重不良反应，哺乳期妇女使用本品时，宜暂停哺乳。

8 告知患者使用本品超过几个星期的患者不要突然停止用药，应该咨询医生按计划逐渐停止用药，平缓的减少剂量。

9. 告知患者本品是一种可能产生滥用的药物，应该防止药物被盗，并且不能转给处方需要用药之外的任何人。

哌 替 啶
Pethidine

【适应证】

1. 用于各种剧痛的止痛，如创伤、烧伤、烫伤、术后疼痛等。

2. 用于心源性哮喘。

3. 用于麻醉前给药。

4. 用于内脏剧烈绞痛（胆绞痛、肾绞痛需与阿托品合用）。

5. 与氯丙嗪、异丙嗪等合用进行人工冬眠。

【用法用量】

1. 口服　每次 50～100mg；极量，每次 150mg，每天 600mg。对于重度癌痛患者，根据患者情况首次剂量可大于常规剂量。

2. 皮下注射、肌内注射　镇痛常用量为每次 25～100mg，每天 100～400mg；极量为每次 150mg，每天 600mg，2 次用药间隔不宜少于 4 小时。

3. 静脉注射　镇痛 1 次不超过 0.3mg/kg。

4. 硬膜外注射　用于缓解晚期患者的中、重度疼痛，24 小时总量不超过 2.1～2.5mg/kg。晚期癌症患者个体化给药剂量可较常规大，并可逐渐增加至镇痛疗效满意。

【操作要点】

1. 本品静脉注射后可出现外周血管扩张，血压下降，尤其与吩噻嗪类药物（如氯丙嗪等）以及中枢抑制药合用时。

2. 务必在单胺氧化酶抑制剂，如呋喃唑酮、丙卡巴肼等停用 14 天以上方可给药，而且应先试用小剂量（1/4 常用量）。

3. 注意勿将药液注射到外周神经干附近，否则产生局麻或神经阻滞。

4. 本品长期使用有成瘾性，成瘾后停药可引起戒断症状。应逐渐停药或改用美沙酮替代治疗。

5. 本品有耐受性和成瘾性，通常不能连续使用超过 10 天，否则会很快形成耐受。

6. 本品给药过程中应监测呼吸和循环功能，尤以呼吸功能最为重要。

7. 中毒性腹泻患者使用本品可减弱肠蠕动，使毒物聚积于肠腔内不易排出。

8. 小儿、老年人和恶病质等患者，本品在体内清除缓慢，半衰期长，更易引起呼吸抑制，故应减量。哺乳期及产妇分娩镇痛时用量酌减。

【不良反应】

1. 常发生头晕、头痛、恶心、呕吐、出汗、口干和面红。过量可致瞳孔散大、惊厥、幻觉、心动过速、血压下降、呼吸抑制、昏迷等。

2. 可产生精神错乱、低血压和定向力障碍。

3. 呼吸抑制和惊厥可能致命。

4. 可出现耐受性和成瘾性，但较吗啡轻。

5. 注射后局部常有反应，极少发生全身过敏反应。

6. 静脉注射可能引起心率增快。

【应急措施】

1. 本品过量，口服者应尽早洗胃以排出胃内毒物，人工呼吸、吸氧；给予升压药提高血压、用肾上腺素 β - 受体阻滞剂减慢心率、补充液体维持循环功能。

2. 本品过量，静脉注射纳洛酮 0.005 ~ 0.01mg/kg，成年人 0.4mg，亦可用烯丙吗啡作为拮抗药。

3. 本品过量，拮抗药如纳洛酮和烯丙吗啡可使兴奋、惊厥等症状加重，此时只能用地西泮或巴比妥类药物解救。

4. 本品过量，当血药浓度及其代谢产物浓度过高时，可进行血液透析。

【用药宣教】

1. 告知患者未明确诊断的疼痛，尽可能不用本品，以免掩盖病情贻误诊治。

2. 告知患者连续应用本品会成瘾。

3. 应用单胺氧化酶抑制剂的患者须停药 14 天以上，才能使用本品。否则易引起高热、多汗、严重的呼吸抑制、惊厥、昏迷，终至虚脱而死亡。

芬 太 尼

Fentanyl

【适应证】

1. 用于癌症止痛治疗。

2. 用于治疗需要应用阿片类止痛药物的重度慢性疼痛。

【用法用量】

1. 麻醉前给药　0.05～0.1mg，于手术前 30～60 分钟肌内注射。

2. 诱导麻醉　静脉注射 0.05～0.1mg，间隔 2～3 分钟重复注射，直至达到要求；危重患者、年幼及年老患者的用量减小至 0.025～0.05mg。

3. 维持麻醉　当患者出现苏醒状时，静脉注射或肌内注射 0.025～0.05mg。

4. 一般镇痛及术后镇痛　肌内注射 0.05～0.1mg。可控制手术后疼痛、烦躁和呼吸急迫，必要时可于 1～2 小时后重复给药。

【操作要点】

1. 透皮贴剂的正确使用步骤　①准备，使用前首先用清水清洗贴用部位并擦干；②揭开，撕去 S 型透明保护膜，选择前胸、后背或上臂的皮肤平整地贴上；③按压，轻按贴片 30 秒后沿贴片边缘再按一次，确保贴片与皮肤充分接触。

2. 透皮贴剂选择前胸、后背、上臂、大腿内侧或腹部平坦的部位，避免贴片由于运动或与身体、衣服的摩擦而脱落。

3. 透皮贴剂贴在毛发少，完整，无破损的皮肤上使用。

4. 透皮贴剂避免在红肿、水肿、烧伤或放疗的皮肤上使用。

5. 如需清洗贴剂使用部位的皮肤，要用清水清洗并擦干，不要用肥皂、洗液、乙醇或碘酒，不要用力揉搓皮肤。

6. 避免将贴剂贴用部位直接与热源接触，如热水袋、电热毯、暖气、烤灯、热水浴、桑拿等。

7. 本品对呼吸的抑制作用弱于吗啡，但静脉注射过快也易抑制呼吸。

8. 在单胺氧化酶抑制剂停用 14 天以上者方可给予本品，且应先小剂量（常用量的 1/4）试用。

9. 发热可增加贴剂的皮肤通透性，故发热患者贴剂量应减少 1/3。

10. 肝、肾功能不全、老年患者，由于药物清除率低，半衰期长，更易引起呼吸抑制，用量应低于常用量。

11. 给药过程中应监测呼吸和循环功能，尤以呼吸最为重要。

12. 本品与哌替啶因化学结构有相似之处，两药可有交叉过敏。

【不良反应】

1. 一般不良反应为发痒、欣快感、眩晕、视物模糊、恶心、呕吐、低血压、胆道括约肌痉挛、喉痉挛及出汗等，偶有肌肉抽搐。

2. 严重不良反应为呼吸抑制、窒息及心动过缓，如不及时治疗，可发生呼吸停止、循环抑制及心脏停搏等，与所有的强效阿片类制剂相同。

3. 最严重的不良反应为肺通气不足。

4. 本品有成瘾性。

5. 透皮贴剂用于癌症患者时，通气不足发生率为 2%，便秘发生率为 14%。使用透皮贴剂时偶有局部皮肤发红等反应。

【应急措施】

1. 中毒时解救措施：①维持体温及液体；②出现肌肉强直者，可用肌松药或吗啡拮抗药（如纳洛酮、烯丙吗啡等）对抗；③如果出现呼吸抑制，立即采用吸氧、人工呼吸等急救措施，必要时亦可用阿片拮抗药，静脉注射纳洛酮 0.005～0.01mg/kg，成年人 0.4mg。

2. 过量引起呼吸抑制的持续时间可比阿片拮抗剂的作用时间

长，可能需要重复注射或静脉滴注纳洛酮。如果是使用透皮贴剂导致的呼吸抑制，应立即除去贴剂。

3. 过量导致的心动过缓者可用阿托品治疗。若发生严重或持续的低血压，可用输液、扩容等措施处理，无效时可采用升血压药，但禁用肾上腺素。

4. 出现本品戒断症状时，用量递减，逐渐停药，或改用美沙酮作过渡。

【用药宣教】

1. 告知患者第一次使用本品贴剂时应继续使用原镇痛药 12 小时（请遵医嘱）。

2. 告知患者贴用 24 小时后，如果仍感觉疼痛，说明剂量不足，请告知医护人员及时调整剂量。

3. 告知患者如果出现突发性疼痛，应辅助使用速效镇痛药，当每天使用的速效镇痛药超过 3 次，提示需增加透皮贴剂的剂量。

4. 告知患者刚开始本品治疗时，偶尔有头晕、恶心、呕吐等症状，不要轻易放弃治疗，遵医嘱进行对症处理。

5. 告知患者贴片处偶有轻微红疹瘙痒，不必担心，如症状持续，请告知医护人员。

6. 告知患者如有嗜睡，呼吸次数减少或呼吸困难，请立即通知医护人员。

7. 告知患者本品有成瘾性，不宜长期使用。

8. 告知患者使用本品会有眩晕、视物模糊等不良反应，严禁驾车或操作机器。

美 沙 酮

Methadone

【适应证】用于慢性疼痛（较少用于急性创伤性疼痛）。还可用于阿片类药物的脱毒治疗，尤其用于海洛因依赖。

【用法用量】

1. 镇痛　口服，每次 5 ~ 10mg，每天 10 ~ 15mg，极量为每次 10mg，每天 20mg。

2. 阿片类药物成瘾　开始剂量为 15～20mg，之后给药剂量应个体化。本品 1mg 可替代吗啡 4mg 及哌替啶 20mg。

【操作要点】

1. 本品属麻醉药品，故本品的使用应严格遵守国家麻醉药品管理条例。

2. 药物配伍禁忌、用药过程中的监测指标及与单胺氧化酶抑制剂合用的注意事项参见"吗啡"。

3. 呼吸功能不全者、中毒性腹泻者禁用。不可于麻醉前及麻醉中使用。

4. 慎用情况参见"吗啡"。

【不良反应】

1. 主要有头痛、眩晕、恶心、出汗、嗜睡、便秘及体位性低血压等。还可出现性功能减退，男性服药后精液减少，且可出现乳腺发育现象。久用易成瘾，突然停药可出现戒断症状。

2. 药物过量可致下肢瘫痪、失明、昏迷、心动过速、低血压、意识混乱、嗜睡、虚弱、瞳孔缩小及呼吸困难等，甚至引发昏迷及死亡。

【应急措施】

1. 一旦发生严重不良反应，应立即停药，通知医生及时救治。

2. 药物过量：参见"吗啡"。

【用药宣教】服用本品期间应避免饮酒或含乙醇的饮料。

布 桂 嗪

Bucinnazine

【适应证】用于偏头痛、三叉神经痛、牙痛、炎症性疼痛、月经痛、关节痛、外伤性疼痛、手术后疼痛以及癌症痛（属二阶梯镇痛药）等。

1. 口服，每次 30～60mg，每天 90～180mg。疼痛剧烈时用量酌增。

2. 皮下注射、肌内注射，每次 50～100mg，每天 1～2 次。

疼痛剧烈时用量酌增。

【操作要点】慢性中至重度癌痛者，剂量可逐渐增加。首次及总量可不受常规给药限制。

【不良反应】少数患者可见恶心、眩晕、困倦、黄视及全身发麻等，停药后可消失。连续使用本品，可耐受和成瘾，故不可滥用。

【应急措施】一旦发生严重不良反应，应立即停药，通知医生及时救治。

【用药宣教】连续使用本品，可耐受和成瘾，故不可滥用。

第三节　阿片受体拮抗剂

纳　洛　酮
Naloxone

【适应证】

1. 用于阿片类药物复合麻醉药术后，拮抗该类药物所致的呼吸抑制，促使患者苏醒。

2. 用于阿片类药物过量，完全或部分逆转阿片类药物引起的呼吸抑制。

3. 解救急性乙醇中毒。

4. 用于急性阿片类药物过量的诊断。

【用法用量】

1. 阿片类药物过量，首次可静脉注射本品 0.4～2mg，如果未获得呼吸功能的理想的对抗和改善作用，可隔 2～3 分钟重复注射给药。

2. 术后阿片类药物抑制效应，首次纠正呼吸抑制时，应每隔 2～3 分钟，静脉注射 0.1～0.2mg，直至产生理想的效果，即有通畅的呼吸和清醒度，无明显疼痛和不适。

3. 乙醇中毒 0.8～1.2mg，1 小时后重复给药 0.4～0.8mg。

【操作要点】

1. 静脉注射起效最快，适合在急诊时使用。

2. 静脉滴注本品可用 0.9% 氯化钠注射液或葡萄糖注射液稀释。把 2mg 本品加入 500ml 以上任何一种液体中，使浓度达到 0.004mg/ml。应在 24 小时内使用，超过 24 小时未使用的剩余混合液必须丢弃，根据患者反应控制滴注速度。

3. 静脉注射本品 0.2mg，观察 30 秒钟看是否出现阿片戒断的症状和体征。

4. 在不能进行静脉注射给药时，可选用肌内注射或皮下注射。

5. 本品作用持续时间短，用药起作用后，一旦其作用消失，可使患者再度陷入昏睡和呼吸抑制。用药需注意维持药效。

【不良反应】

1. 偶见低血压、高血压、室性心动过速和纤颤、呼吸困难、肺水肿和心脏停搏。

2. 可能会引起恶心、呕吐、出汗、心悸亢进、血压升高、发抖、癫痫发作、室性心动过速和纤颤、肺水肿和心脏停搏，甚至可能导致死亡。

【应急措施】应用本品拮抗大剂量麻醉镇痛药后，由于痛觉恢复，可产生高度兴奋。

【用药宣教】对成瘾者的阿片类药物过量或中毒，不可大量使用本品，小量为宜，适可而止。如误以为中毒深，而给予大量本品解毒，必将引发严重的戒断综合征。

第四章 神经系统用药

神经系统疾病非常多，常见失眠、神经衰弱症、精神病、帕金森综合症、癫痫、抑郁症、躁狂、阿尔兹海默症等。由于各种压力，神经系统疾病呈高发态势。

第一节 镇静、催眠、抗焦虑及抗惊厥药

地 西 泮
Diazepam

【适应证】

1. 用于焦虑症及各种功能性神经症，尤对焦虑性失眠疗效极佳。

2. 可与其他抗癫痫药合用，治疗癫痫大发作或小发作，控制癫痫持续状态时应静脉注射。

3. 各种原因引起的惊厥，如子痫、破伤风、小儿高烧惊厥等。

4. 血管意外或脊髓损伤性中枢性肌强直或腰肌劳损、内镜检查等所致肌肉痉挛。

5. 偏头痛、肌紧张性头痛、呃逆、炎症引起的反射性肌肉痉挛、惊恐症、乙醇戒断综合征，还可治疗家族性、老年性和特发性震颤，可用于麻醉前给药。

【用法用量】

1. 抗焦虑

（1）口服　2.5~5mg，每天 3 次，日最大剂量 30mg。

（2）肌内注射或静脉注射 剂量可达 10mg，需要时 4 小时后重复 1 次。

2. 催眠 5～10mg，睡前服。

3. 抗惊厥

（1）灌肠 10～20mg，用于因发热或中毒引起的惊厥。

（2）静脉注射 10～20mg，2～4 分钟注入，需要时 30～60 分钟后重复 1 次。一旦症状被控制，再给 3mg，24 小时缓慢静脉滴注，以防复发。

4. 肌痉挛

（1）口服 每天 2～15mg，分次服，严重痉挛症如大脑性麻痹，可增至每天 60mg。

（2）肌内注射或缓慢静脉注射 剂量为 10mg，需要时 4 小时后重复 1 次。大剂量用于破伤风，100～300μg/kg，每隔 1～4 小时静脉注射 1 次。

5. 乙醇戒断综合征 口服 5～20mg，需要时 2～4 小时后重复 1 次；也可第 1 天给予 10mg，每天 3～4 次，第 2 天给予 5mg，每天 3～4 次。如症状严重或出现震颤性谵妄，可肌内注射或静脉注射 10～20mg。

6. 治疗癫痫 一般每天口服 15～30mg，3 次分服。

7. 静脉注射治疗癫痫持续状态 初次给予 10～20mg，以不超过 5mg/min 的速度缓慢静脉注射，必要时可在半小时后重复，或 1 次静脉注射后再予静脉滴注（加入 5% 葡萄糖注射液中），以 24 小时不超过 100mg 为度。

【操作要点】

1. 癫痫患者突然停用本品可引起癫痫持续状态。

2. 本品可使严重的精神抑郁病情加重，甚至产生自杀倾向，应采取预防措施。

3. 避免本品长期大量使用而成瘾，如长期使用应逐渐减量，不宜骤停。

4. 对本类药耐受量小的患者初用量宜小，逐渐增加剂量。

5. 老年人对本品较敏感，用量应酌减。

6. 孕妇、妊娠期妇女、新生儿禁用或慎用。

7. 在妊娠三个月内，本品有增加胎儿致畸的危险，孕妇长期服用可成瘾，使新生儿呈现撤药症状激惹、震颤、呕吐、腹泻；妊娠后期用药影响新生儿中枢神经活动。分娩前及分娩时用药可导致新生儿肌张力较弱，应禁用。本品可分泌入乳汁，哺乳期妇女应避免使用。

【不良反应】

1. 本品可致嗜睡、轻微头痛、乏力、运动失调，与剂量有关。老年患者更易出现以上反应。偶见低血压、呼吸抑制、视物模糊、皮疹、尿潴留、忧郁、精神紊乱、白细胞减少。高剂量时少数人出现兴奋不安。

2. 长期应用可致耐受与依赖性，突然停药有戒断症状出现。

【应急措施】

1. 出现过敏症状，立即停药并给予对症处理。

2. 出现低血压时，嘱患者卧床休息。

3. 出现持续的精神错乱、严重嗜睡、抖动、语言不清、蹒跚、心跳异常减慢、呼吸短促或困难、严重乏力。超量或中毒宜及早对症处理，包括催吐或洗胃以及呼吸循环方面的支持疗法。

4. 本品过量，苯二氮䓬类受体拮抗剂氟马西尼可用于该类药物过量中毒的解救和诊断。中毒出现兴奋异常时，不能用巴比妥类药。

【用药宣教】

1. 告知患者使用本品可有头痛等不良反应。

2. 告知患者使用本品可导致困倦，不宜从事危险性工作，如驾车、操作机械等。

3. 本品可分泌入乳汁，哺乳期妇女应避免使用。

硝 西 泮

Nitrazepam

【适应证】　主要用于治疗失眠症及抗惊厥，也可与其他抗癫痫药合用于癫痫。

【用法用量】

1. 失眠　5～10mg，睡前服。

2. 抗癫痫　每次5~10mg，每天3次，可酌情增量至极量。

3. 老年或体弱患者　剂量不超过常用量的1/2。

【操作要点】本品属精神药品，故应严格遵守国家精神药品管理条例使用。肺功能不全、呼吸系统功能障碍、重症肌无力及白细胞减少者禁用。肝肾功能不全者慎用本品。

【不良反应】

1. 常见嗜睡，可见无力、头痛、晕眩、恶心、便秘等。偶见皮疹、肝损害及骨髓抑制。

2. 大剂量中毒时可见昏迷、呼吸抑制、血压降低及心动过缓等。

【应急措施】参见"地西泮"。

【用药宣教】

1. 用药期间应避免饮酒或含乙醇的饮料。高剂量咖啡因可降低本品药效，应避免长期使用。

2. 用药期间不宜驾驶、操作机械或高空作业。

3. 用药期间应定期检查白细胞计数及肝功能。

4. 长期用药后骤停易引发不良反应，如需停药，应逐渐减量。

劳拉西泮

Lorazepam

【适应证】抗焦虑（包括伴有精神抑郁的焦虑）、镇静催眠以及缓解由于激动诱导的自主症状，如头痛、心悸、胃肠不适、失眠等。

【用法用量】抗焦虑，每次1~2mg，每天2~3次。镇静催眠：睡前服2mg。老年人及体弱者应减量。

【操作要点】

1. 本品属精神药品，故本品的使用应严格遵守国家精神药品管理条例。

2. 有药物或乙醇依赖倾向者服用本品时应严密监测，以防止产生依赖性。

3. 青光眼及重症肌无力者禁用。

【不良反应】可见恶心、胃不适、头痛、头晕、乏力、身体摇晃感、定向力障碍、抑郁、食欲改变、睡眠障碍、激动、皮肤症状、眼功能障碍、嗜睡、便秘等。

【应急措施】参见"地西泮"。

【用药宣教】

1. 用药过程中对吸烟及饮酒的规定参见"地西泮"。

2. 用药期间避免驾驶或操作机械。

3. 停药应逐渐减量，以免突然停药导致抽搐、震颤、呕吐及多汗等。

艾司唑仑
Estazolam

【适应证】主要用于抗焦虑、失眠。也用于紧张、恐惧及抗癫痫和抗惊厥。

【用法用量】镇静，每次 1～2mg，每天 3 次。催眠，睡前服1～2mg。

【操作要点】参见"地西泮"。

【不良反应】

1. 常见口干、嗜睡、头昏、乏力等，大剂量可有共济失调、震颤。

2. 罕见皮疹、白细胞减少。个别患者发生兴奋，多语，睡眠障碍，甚至幻觉。停药后，上述症状很快消失。

3. 有依赖性但较轻，长期用药后停药可能发生撤药症状，表现为激动或忧郁。

【应急措施】参见"地西泮"。

【用药宣教】

1. 用药期间对吸烟及饮酒的规定参见"地西泮"。

2. 对本类药耐受量小的患者初用量易小，逐渐增加剂量。避免长期大量使用而成瘾，如长期使用应逐渐减量，不易骤停。

阿普唑仑
Alprazolam

【适应证】主要用于焦虑、紧张、激动，也可用于催眠或焦虑的辅助用药，也可作为抗惊恐药，并能缓解急性乙醇戒断症状。

【用法用量】

1. 抗焦虑　开始每次 0.4mg，每天 3 次，用量按需递增。最大限量每天可达 4mg。镇静催眠，0.4～0.8mg，睡前服。抗惊恐，0.4mg，每天 3 次，用量按需递增，每天最大量可达 10mg。

2. 老年人　开始极量宜低，每次 0.2mg，每天 3 次，逐渐增量至最大耐受量。

【操作要点】参见"地西泮"

【不良反应】

1. 常见嗜睡，头昏、乏力等，大剂量偶见共济失调、震颤、尿潴留、黄疸。

2. 罕见皮疹、光敏反应、白细胞减少。少数患者有口干、精神不集中、多汗、心悸、便秘或腹泻、视物模糊、低血压。个别患者发生兴奋、多语、睡眠障碍甚至幻觉。停药后上述症状很快消失。

3. 有成瘾性，长期应用后，停药可能发生撤药症状，表现为激动或忧郁。

【应急措施】参见"地西泮"。

【用药宣教】

1. 参见"艾司唑仑"。

2. 驾驶员、高空作业者及危险精细作业者在工作期间慎用。

第二节　抗癫痫药

苯妥英钠
Phenytoin Sodium

【适应证】

1. 用于癫痫全身强直阵挛性发作、复杂部分性发作（精神运动性发作、颞叶癫痫）、单纯部分性发作（局限性发作）和癫痫持续状态。

2. 也用于治疗三叉神经痛、发作性舞蹈样手足徐动症、发作性控制障碍（包括发怒、焦虑、失眠、兴奋过度等行为障碍疾患）、肌强直症等。

【用法用量】

1. 口服　①抗癫痫，开始时每天 100mg，每天 2 次，1～3 周内加至每天 250～300mg，分 3 次服用。发作频繁者，可每天 12～15mg/kg，分 2～3 次服用，每 6 小时 1 次，第 2 天开始给予 100mg（或 1.5～2mg/kg），每天 3 次，直至调整至适当剂量。每次极量为 300mg，每天极量为 500mg。②三叉神经痛，每次 100～200mg，每天 2～3 次。

2. 静脉注射　抗惊厥，每次 150～250mg，注射速度不得超过 50mg/min，需要时 30 分钟后可再次静脉注射 100～150mg，每天总量不超过 500mg。

3. 静脉滴注　用于治疗癫痫持续状态，每次（16.4±2.7）mg/kg。

4. 老年人、肝功能不全者、重症患者及血浆白蛋白降低（或本品蛋白结合率降低）者，静脉注射需减量。

【操作要点】

1. 本品局部刺激性很大，吸收不良，在肌肉中可形成结晶，故本品不能用作肌内或皮下注射。

2. 本品静脉给药时必须控制速度，不超过 50mg/min，新生儿不超过 1～3mg/（kg·min），老年人、肝功能不全者、重症患者及血浆白蛋白降低（或本品蛋白结合率降低）者 2～3 分钟内不超过 50mg。

3. 静脉注射给药操作应谨慎，避免药物渗漏至皮下。注射结束时，应以 0.9% 氯化钠注射液冲掉残留在输液管和针头中的药物。

4. 静脉使用本品应进行持续的心电图及血压监测。

5. 本品为零级药代动力学的典型药物。在有效血药浓度低值时，每次增加剂量以每天 50mg 为宜，血药浓度达到 15μg/ml 时，增加剂量以每天 25mg 为宜，增加剂量后应观察 2～3 周，以达到新的稳态血药浓度。

6. 对于患者不能耐受或出现过敏反应后选择暂时停药或是换用其他药物，应在患者开始治疗后观察 9 ~ 14 天，如果皮疹为荨麻疹样（局部皮肤出现暂时性的水肿性隆起，大小不等，形态不一，颜色苍白或淡红）或猩红热样，在皮疹消退后可再次试用，如皮疹再次出现，则应停用。如果皮疹为片状、紫癜性、大疱性（单个或成簇的水疱或大疱）、红斑狼疮样（面部蝶形红斑、伴或不伴有水肿的全身性红斑）或疑有重症多形性红斑，则不能再次试用。如有淋巴结增大，需进行有关淋巴结增大的鉴别诊断。

7. 妊娠期妇女使用本品可致新生儿出现致命性出血的危险性增加，还可增加母体分娩时出血的危险，故应在分娩前 1 个月及分娩时预防性地给母亲以水溶性维生素 K，产后立即给新生儿静脉注射维生素 K，以减少出血危险。

8. 本品个体差异很大，用量需个体化。

9. 阿 - 斯综合征、窦房结阻滞、窦性心动过缓、Ⅱ ~ Ⅲ度房室传导阻滞及低血压者禁用。

10. 贫血、糖尿病、肝肾功能损害、嗜酒、心血管疾病（尤其是老年患者）、甲状腺功能异常及卟啉病者慎用。

【不良反应】

1. 神经系统　头痛、眩晕、失眠、眼球震颤、共济失调、神志模糊及癫痫发作次数增多等，常与剂量有关。长期用药还可引起异常的兴奋、神经质或烦躁易怒等，有报道指出，本品可导致外周神经病变及运动障碍（包括舞蹈病、肌张力障碍及扑翼样震颤）。

2. 消化系统　长期用药可导致恶心、呕吐、大便色淡、胃炎、齿龈增生（儿童多见），罕见巩膜或皮肤黄染（肝炎或胆汁淤积性黄疸，可出现血清碱性磷酸酶、ALT 升高）、食欲减退及严重胃痛等。

3. 血液系统　可引起白细胞减少、粒细胞缺乏及全血细胞减少，还可引起巨幼细胞性贫血、淋巴结病（包括良性淋巴结增生）、假性淋巴瘤、恶性淋巴瘤，罕见血小板减少（表现为出血或瘀斑等）、再生障碍性贫血。

4. 皮肤　常有皮疹反应，包括红斑、荨麻疹、痤疮、麻疹样反应，有时伴发热，少见但较严重的有剥脱性皮炎、重症多形性红斑、系统性红斑狼疮、中毒性表皮坏死松解症，罕见血清病。

5. 肌肉骨骼系统　罕见骨折、骨质异常或生长缓慢（维生素 D 及钙代谢紊乱）。

6. 泌尿生殖系统　可见尿色加深。

7. 内分泌系统　可抑制血管升压素及胰岛素分泌，使血糖升高。此外，本品可使血清 T_3、T_4 的浓度降低，可增加妇女雌激素、黄体酮与睾酮的代谢性清除。

8. 药物过量　血药浓度超过 20mg/L 时易产生毒性反应，出现眼球震颤。超过 30mg/L 时，出现共济失调。超过 40mg/L 时出现严重毒性作用。药物过量的症状包括视物模糊、复视、笨拙、步态不稳、步态蹒跚、精神紊乱、严重的眩晕或嗜睡、幻觉、恶心、语言不清。

【应急措施】一旦发生药物过量可采用对症和支持疗法。

1. 洗胃　服药在 3～5 小时内神志清醒者应立即用 1∶2000 高锰酸钾溶液洗胃。昏迷者可从鼻孔插入胃管，每次灌注洗胃液 200～300ml，再抽出，反复灌洗，直至抽出的洗胃液中见不到药物颗粒。洗胃后留置适量硫酸钠和药用炭混悬液于胃内。忌用硫酸镁，以免 Mg^{2+} 吸收后加重对呼吸中枢的抑制。

2. 利尿　静脉补液，并静脉注射 20% 甘露醇 250ml，血容量基本正常者也可用呋塞米静脉注射，每次 20～40mg，每天 2 次。还可静脉滴注 5% 碳酸氢钠每次 250～500ml 以碱化尿液，减少肾小管对药物的重吸收，加快毒物排泄。

3. 血液或腹膜透析用于下列情况　①中枢抑制状态渐趋加深，表现为呼吸极慢、反射消失、昏迷；②摄入已达致死量的药物，且估计大部分药物已吸收，时间过长，病情重笃者。

【用药宣教】

1. 本品对失神发作效果欠佳，如患者被诊断为其他发作伴有失神发作，宜选用其他抗癫痫药物。

2. 用药期间需检查血常规、肝功能、血钙、脑电图、血药浓度和甲状腺功能等。糖尿病患者应测定尿糖值，如需进行手术治疗应说明病史及用药情况。

3. 巨幼细胞性贫血可能是本品的抗叶酸作用所致，故一旦患者在用药期间检查出患上巨幼细胞性贫血，可用叶酸及维生素 B_{12} 治疗。

4. 在治疗开始 10 天内加强口腔清洁卫生及加用夹板，可降低齿龈增生的速度及程度。

5. 嗜酒者应慎用本品或严格遵医嘱用药，用药的同时不宜大量饮酒，以免出现因药物过量导致中毒的情况。

6. 服用本品期间不宜大量食用味精，以免出现乏力、心悸、颈后麻木等。

7. 本品应在餐后立即服用或与牛奶同服。需按时服用，如果漏服，应在下次服药前 4 小时立即补服，不能把两次用量一次服下。

8. 用药期间不宜驾驶及操作机械。

9. 本品有酶诱导作用，可对某些诊断产生干扰，如地塞米松试验、甲状腺功能试验，因此试验前应告知主管医师或护理人员。

卡马西平

Carbamazepine

【适应证】

1. 用于治疗癫痫复杂部分性发作、全身性强直 – 阵挛性发作、上述两种混合性发作或其他部分性或全身性发作。

2. 用于缓解三叉神经痛和舌咽神经痛，亦用作三叉神经痛缓解后的长期预防性用药。也可用于脊髓痨和多发性硬化、周围性糖尿病性神经痛和外伤后神经痛，有时也能缓解某些疱疹后神经痛。

【用法用量】口服，开始每次 0.1g，每天 2~3 次；第二日后每天增加 0.1g，直到出现疗效为止，维持量根据调整至最低的有效量，分次服用。要注意个体化，最高量每天不超过 1.2g。

【操作要点】

1. 服用本品有引起自杀想法和行为的风险，用药中应密切观察。

2. 房室传导阻滞、血清铁严重异常、骨髓抑制、严重肝功能不全及卟啉病史者禁用。

3. 乙醇中毒、肝、肾疾病、糖尿病、青光眼、血液病及冠状动脉硬化等心脏病患者慎用。

【不良反应】

1. 较常见头晕、视物模糊、复视、眼球震颤、水潴留及低钠血症。

2. 较少见变态反应、斯－约综合征或中毒性表皮坏死松解症、荨麻疹、瘙痒、皮疹，行为改变、严重腹泻及红斑狼疮样综合征。

3. 罕见腺体病、心律失常、房室传导阻滞（老年人尤其应注意）、骨髓抑制、中枢神经系统中毒、过敏性肝炎、低钙血症、直接影响骨代谢导致骨质疏松、肾脏中毒、急性肾功能衰竭、周围神经炎、急性尿紫质病及栓塞性脉管炎等。

【应急措施】一旦过量，进行催吐或洗胃，给予活性炭或轻泻药并加速排泄。仅在严重中毒伴肾功能衰竭时才进行透析。儿童严重中毒可能需要换血，并持续观察生命体征并进行对症治疗。出现惊厥需要用地西泮或苯巴比妥，但由于其可能引起呼吸抑制，故应慎用。患者如过去 1 周内用过单胺氧化酶抑制剂，则不宜使用苯巴比妥。

【用药宣教】

1. 用药期间不宜饮酒及含乙醇的饮料，不宜饮用葡萄柚汁。

2. 餐后立即服药，可减轻药物对胃肠道的刺激。

3. 服药期间避免大量饮水，防止发生水中毒。

4. 漏服后应立即补服，不可一次服用双倍剂量，可在每天内分次补足剂量。

5. 服用本品宜由小剂量开始，长期用药后不能突然停药，否则会使病情加重。

6. 出现肝脏中毒、活动性肝病、骨髓抑制（如癫痫只有本品才可控制时考虑减量，密切监测白细胞计数，如逐渐回升，可加量至有效剂量）、心血管不良反应及皮疹时，应立即停药。

7. 用药期间注意检查全血细胞计数及血清铁（用药前检查 1 次，开始用药后 2～3 年内应经常复查）、尿常规、血尿素氮、肝功能、眼科检查、HLA－B1502 等位基因监测及血药浓度测定。

8. 已用其他抗癫痫药的患者本品用量应逐渐递增治疗数周后可能需要增加剂量避免自身诱导所致血药浓度下降。

奥卡西平

Oxcarbazepine

【适应证】用于成人癫痫部分发作的单药或辅助治疗，用于全身强直－阵挛发作的单药治疗及难治性癫痫的辅助治疗，还可用于 5～16 岁儿童癫痫部分发作的辅助治疗。

【用法用量】

1. 辅助治疗　初始剂量每天 0.6g，分 2 次服，以后可根据需要逐渐增量，1 周增加 1 次（最大增量为 1 周 0.6g），维持量为每天 1.2g，分 2 次服。

2. 单独治疗　①由其他抗癫痫药物改用本品时，起始剂量每天 0.6g，分 2 次服（同时其他药物开始减量）。根据临床需要一周增加 1 次剂量（最大增量为 1 周 0.6g），直至达到极量每天 2.4g。2～4 周达极量。②未用过任何抗癫痫药物者，起始剂量每天 0.6g，分 2 次服。每 3 天增加 0.3g，直至每天 1.2g。

3. 肾功能不全者　口服，Ccr 小于 30ml/min 者，起始剂量每天 0.3g，增加剂量的时间间隔不得少于 1 周。

【操作要点】参见"卡马西平"。

【不良反应】

1. 常见头痛、头晕、不安、震颤、抑郁、呕吐、低钠血症及疲劳等。

2. 少见鼻炎、感冒样综合征、氨基转移酶和（或）碱性磷酸酶水平升高、白细胞减少及荨麻疹等。

3. 罕见严重皮肤反应、肝炎，极罕见血管神经性水肿及心律失常。

4. 药物过量时会出现嗜睡、恶心、呕吐、轻度头痛、低钠血症及共济失调等。

【应急措施】

1. 一旦发生严重不良反应，应立即停药，通知医生及时救治。

2. 药物过量参见"卡马西平"。

【用药宣教】

1. 用药期间避免饮酒及含乙醇的饮料。

2. 服药期间应定期检查血钠浓度，有肾脏疾病并需要大量摄入液体、低钠血症、同时合用呋塞米、氢氯噻嗪、去氨加压素以及同时合用阿司匹林、吲哚美辛等解热镇痛药者开始用药及治疗 2 周后，此外在治疗的前 3 个月，每月需根据临床需要测定。

3. 用药期间定期检查肝功能、体重（心力衰竭患者）及本品血药浓度。

4. 停药时，应逐渐减量至停药，以最大可能地避免癫痫发作频率增加。

5. 本品可引起头晕和嗜睡，服用本品后不宜驾驶或操作机械。

6. 如出现严重的发热、咽痛、关节痛、呕吐及皮肤烧灼感（斯－约综合征）或出现皮肤大片脱落，出现广泛的裸露区域（中毒性表皮坏死松解症），出现发热、涉及多种器官系统的皮疹、淋巴结病变及肝功能检测异常，应立即停药。

7. 经检测确定出现低钠血症时，可减少剂量、限制液体的摄入或者停药。

8. 混悬液可空腹或与食物同服，服用前应先摇匀，随后立即倒出处方量的药液，已开封的混悬液应于 7 周内用完。

丙戊酸钠

Sodium Valproate

【适应证】主要用于癫痫全身性（失神发作、肌阵挛发作、强直阵挛发作、失张力发作及混合型发作）及部分性（简单及复杂部分性发作，部分继发全身性发作）发作。

【用法用量】

1. 口服　①片剂：初始剂量为每天 15mg/kg 或每天 0.6 ~ 1.2g，分 2 ~ 3 次服用。开始时 5 ~ 10mg/kg，1 周后递增，直至发作得以控制为止。每天用量超过 250mg 时应分次服用，以减少胃肠道刺激。每天极量一般为 30mg/kg，或每天 1.8 ~ 2.4g。②缓释片：初始剂量每天 10 ~ 15mg/kg，分 1 ~ 2 次服用，之后逐渐递增至疗效满意为止。常用量为每天 20 ~ 30mg/kg，分 1 ~ 2 次服，如此时病情仍得不到控制，可考虑增加剂量，但必须进行严密监测。

2. **静脉注射** 按照患者之前接受治疗的剂量（通常为 20 ~ 30mg/kg），于末次口服给药 4 ~ 6 小时后静脉注射或持续静脉滴注 24 小时，也可每天分 4 次静脉滴注，每次时间约 1 小时。需要快速达到血药浓度时，以 15mg/kg 剂量缓慢静脉注射，持续至少 5 分钟，之后以 1mg/（kg·h）的速度静脉滴注，使浓度达到 75mg/L，并根据临床情况调整滴注速度。一旦停止静脉滴注，需要立刻口服给药，口服剂量遵医嘱。

【操作要点】

1. 本品有引起自杀想法和行为的风险，用药过程中应密切注意。

2. 本品不可肌内注射，同一部位反复静脉注射本品可出现局部组织坏死。

3. 静脉注射时不应与其他药物共用同一静脉通路。

4. 个人或家族有严重肝病史、急慢性肝炎及卟啉病患者禁用。

5. 系统性红斑狼疮、胰腺炎、血液疾病、肾功能不全及器质性脑病者慎用。

【不良反应】

1. **神经系统** 共济失调、无力、眩晕、异常运动、生理震颤增加、面部及肢体抽搐，偶见中枢过度兴奋症状、失眠及继发性全身性抽搐发作。

2. **消化系统** 常见畏食、恶心、呕吐、胃痛及腹泻，但继续治疗则症状减轻。有发生急性胰腺炎、肝功能不全的报道。少数患者甚至出现肝功能衰竭而致死亡。

3. **血液系统** 偶见皮下出血、贫血、白细胞减少或全血细胞减少。

4. 内分泌代谢　可见食欲亢进、体重增加。有发生高甘氨酸血症和高甘氨酸尿症的报道。个别患有急性间歇性卟啉症的患者服用本品后可导致急性卟啉症发作。偶见低血糖及 Reye – liji 综合征。

5. 泌尿生殖系统　可见闭经或月经失调。

6. 皮肤　少见过敏性皮疹，偶见暂时性脱发。

7. 耳　偶可发生可逆或不可逆的听力丧失，但与本品的因果关系尚未明确。

8. 其他　偶有血管炎、皮疹、致畸及过敏反应。

【应急措施】

1. 一旦出现中毒症状立即停药，并进行洗胃（服药后 10 ~ 12 小时内仍有效）、催吐、渗透性利尿、呼吸循环功能监测及其他支持性治疗。对于严重者，可进行血液透析或血浆置换。

2. 用药过程中出现伴凝血因子明显减少、胆红素增加及氨基转移酶升高的凝血酶原率异常偏低（严重肝脏损害）及意识障碍时应立即停药。如由于肝脏损害停药，也应同时停用水杨酸盐（阿司匹林、水杨酸钠等）。

3. 用药过程中出现腹痛、恶心、呕吐及发热等症状，应做胰腺炎相关检查，如确诊为胰腺炎，应停药。

【用药宣教】

1. 用药期间不得饮酒及含乙醇的饮料。

2. 餐后立即服药，可减少药物对胃部的刺激。

3. 病情控制良好者，所用的本品剂型可相互替换（缓释剂与其他常规剂型）。

4. 停药时应逐渐减量，突然停药会导致癫痫加重或诱发癫痫持续状态。

5. 本品代替其他抗癫痫药治疗时应逐渐加量，一般 2 周后加至最佳剂量。

6. 用药期间不建议驾驶或操作机械。

7. 用药前后及用药期间应监测本品血药浓度、全血细胞计数及肝、肾功能，肝功能在最初半年内最好每 1 ~ 2 月复查 1 次，半年后复查间隔可酌情延长。

氯硝西泮

Clonazepam

【适应证】控制各型癫痫，尤用于失神发作，婴儿痉挛症，肌阵挛性、运动不能性发作及 Lennox – Gastaut 综合征。

【用法用量】

1. 口服　初始剂量每次 0.5mg，每天 3 次，每 3 天增加 0.5～1mg，直至控制发作或出现不良反应为止。每天极量为 20mg。

2. 静脉注射　用于癫痫持续状态，常用量 1～4mg，30 秒左右缓慢注射完毕，如症状未得到控制，每隔 20 分钟重复原剂量 1～2 次。每天极量 20mg。

【操作要点】

1. 严重的精神抑郁者服药后可使病情加重，甚至产生自杀倾向，应密切监测。

2. 注射液剂量应个体化，尽量避免肌内注射。控制癫痫可用静脉注射。

3. 急性乙醇中毒，肝、肾功能损害，多动症，低蛋白血症，重症肌无力，外科或长期卧床，严重慢性阻塞性肺疾病，闭角性青光眼及有药物滥用史、成瘾史者慎用。

【不良反应】

1. 常见嗜睡、头晕、共济失调、神经过敏、肌力减退及异常兴奋行为紊乱等。

2. 少见行为障碍、思维不能集中、流涎、易暴怒（儿童多见）、精神错乱、抑郁、幻觉、视物模糊、便秘、腹泻、恶心、呕吐、头痛及口干等。

3. 罕见皮疹或瘙痒、咽痛、发热、异常出血、瘀斑及乏力等。

【应急措施】一旦发生严重不良反应，应立即停药，通知医生及时救治。具体措施参见"地西泮"。

【用药宣教】

1. 本品口服用药的疗程应不超过 3～6 个月。

2. 用药期间不得饮酒或含乙醇的饮料，饮酒者需告知医师，调整剂量。

3. 本品开始宜用小剂量，逐渐调整用量。停药时应逐渐减量，防止因突然停药造成症状加重。

4. 本品长期使用可产生耐药性，故服药3个月后宜调整用量。

第三节　抗精神病药

氯　丙　嗪
chlorpromazine

【适应证】用于治疗急、慢性精神分裂症（尤其是焦虑激动和兴奋躁动症状突出的急性精神分裂症患者），躁狂性精神病，反应性精神病，更年期精神病。

【用法用量】

1. 口服25～75mg，每天2～3次，1～2周内逐渐增至每天400～600mg，2～3次分服。维持量每天100～300mg，2～3次分服。

2. 肌内注射可用于控制严重症状，一般每次25～50mg，深部肌内注射。

3. 静脉注射偶可用于极度躁动患者，每次不超过50mg，用0.9%氯化钠注射液20ml稀释，缓慢推注。

【操作要点】

1. 本品不宜皮下注射，静脉注射可引起血栓性静脉炎，应稀释后缓慢注射。

2. 帕金病、帕金森综合征、骨髓抑制、血液病、青光眼及肝功能不全者禁用。

3. 癫痫、慢性呼吸道疾病、呼吸道感染、锥体外系疾病、乙醇依赖、心力衰竭、心肌梗死、传导异常等心血管疾病者及年老体弱者慎用。

【不良反应】

1. 一般不良反应　常见无力、嗜睡、口十、便秘、心悸、视物模糊、鼻塞、尿潴留等。偶见麻痹性肠梗阻，偶可诱发癫痫。

2. 体位性低血压　大剂量给药时，由于 α - 肾上腺素能受体阻断作用，可出现体位性低血压。

3. 锥体外系反应　长期大剂量应用可致锥体外系症状，发生率约30%。除迟发性运动障碍外，应用抗胆碱药如苯海索（安坦）、苯扎托品、东莨菪碱；或适当减少用量，可使症状缓解。

4. 变态反应　可出现荨麻疹、接触性皮炎。偶见剥脱性皮炎、红斑狼疮样症状、急性肝炎样症状，并伴有肝实质细胞损害、肝功能异常及阻塞性黄疸。也可发生皮肤及眼部色素沉着，角膜和晶体浑浊。

5. 内分泌系统　长期应用可致内分泌紊乱，表现为男性乳腺增生、泌乳、闭经、体重增加、儿童抑郁等。

6. 血液系统　可发生粒细胞减少、溶血性贫血、再生障碍性贫血、血小板减少性紫癜、白细胞减少，甚至粒细胞减少致死的报道多与过敏有关，常发生在治疗开始的4~10周。

7. 急性中毒反应　表现为昏迷、呼吸抑制、血压下降、休克、心肌损害和心搏骤停等症状。

8. 停药反应　长期大剂量应用，突然停药可出现恶心、呕吐、胃炎和震颤。

【应急措施】

1. 当患者出现过敏性皮疹及神经阻滞剂恶性综合征、体位性低血压时，应立即停药并通知医生，配合医生抢救。引起体位性低血压应卧床，血压过低可静脉滴注去甲肾上腺素，禁用肾上腺素。

2. 当患者出现迟发性运动障碍时，应停用所有抗精神病药并通知医生，配合医生抢救。

3. 口服超量，立即刺激咽部，催吐。在6小时内须用1：5000高锰酸钾液或温开水洗胃，本品易溶于水，而且能抑制胃肠蠕动，故必须反复用温水洗胃，直至胃内回流液澄清为止。静脉注射高渗葡萄糖注射液，促进利尿，排泄毒物，但输液不宜过多，以防心力衰竭和肺水肿。依病情给予对症治疗及支持疗法。

【用药宣教】

1. 告知患者用药期间不宜饮酒或含乙醇的饮料，以免出现中枢神经系统抑制症状。

2. 告知患者用药期间不宜嚼服槟榔，会增强锥体外系反应。

3. 用药应定期检查肝功能与白细胞计数。

4. 用药期间不宜驾驶车辆、操作机械或高空作业。

奋 乃 静

PerpHenazine

【适应证】对幻觉妄想、思维障碍、淡漠木僵及焦虑激动等症状有较好的疗效。用于精神分裂症或其他精神病性障碍，同时也用于器质性精神病、老年性精神障碍及儿童攻击性行为障碍。

【用法用量】口服，初始剂量为每次 2～4mg，每天 2～3 次，之后每隔 1～2 天增加 6mg，逐渐增至每天 20～60mg，维持剂量为每天 10～20mg。

【不良反应】

1. 主要为锥体外系反应，如：震颤、僵直、流涎、运动迟缓、静坐不能、急性肌张力障碍等，长期大量服药可引起迟发性运动障碍。

2. 可引起血浆中泌乳素浓度增加，可能有关的症状为：溢乳、男子女性化乳房、月经失调、闭经。可出现口干、视物模糊、乏力、头晕、心动过速、便秘、出汗等。

3. 少见体位性低血压、粒细胞减少及中毒性肝损害，偶见过敏性皮疹及神经阻滞剂恶性综合征。

【应急措施】

1. 当患者出现过敏性皮疹及神经阻滞剂恶性综合征、体位性低血压时，应立即停药并通知医生，配合医生抢救。

2. 当患者出现迟发性运动障碍时，应停用所有抗精神病药并通知医生，配合医生抢救。

3. 药物过量时可采用对症和支持疗法。

（1）本品易溶于水且能抑制胃肠蠕动，故必须及早、反复洗胃，直至胃内回流液澄清为止。亦可服用含有泻盐的活性炭混悬液，禁止催吐。

(2) 监测体温及心功能至少 5 天。

(3) 静脉注射苯妥英钠以控制心律失常（9～11mg/kg），给予洋地黄类药物治疗心力衰竭，去甲肾上腺素治疗低血压（禁用肾上腺素），服用苯妥英钠后再给予地西泮（15mg/kg）以控制惊厥，同时给予心电监护，给予苯妥英钠或苯海拉明治疗帕金森病样症状。

【用药宣教】

1. 告知患者用药期间不宜饮酒或含乙醇的饮料，以免出现中枢神经系统抑制症状。

2. 告知患者用药期间不宜嚼服槟榔，会增强锥体外系反应。

3. 本品可与牛奶、水及食物同服，以免出现胃部不适。

4. 本品用药超过 2 周才可充分显效，告知患者不宜急于求成。

5. 突然停药可导致恶心、呕吐、头痛、失眠、胃部不适及心率加快等，故告知患者应遵医嘱逐渐减量。

6. 告知患者用药后尿液可呈粉红色、红色或红棕色，属正常现象，不必紧张。

7. 用药期间不宜驾驶车辆、操作机械或高空作业。

8. 应定期检查肝功能与白细胞计数。

氟哌啶醇

Haloperidol

【适应证】用于急、慢性各型精神分裂症、躁狂症，肌内注射本品可迅速控制兴奋躁动、敌对情绪和攻击行为，也可用于脑器质性精神障碍和和老年性精神障碍。

【用法用量】

1. 肌内注射　用于兴奋躁动和精神运动性兴奋，每次 5～10mg，每天 2～3 次，安静后改为口服给药。

2. 静脉滴注　10～30mg 本品加入 250～500ml 葡萄糖注射液内静脉滴注。

【操作要点】

1. 锥体外系症状与给药剂量有关，调整用量后可使其减轻，亦可联用抗帕金森病药物，应注意联合治疗不应超过 3 个月，否则会增加迟发性运动障碍的发生率。

2. 过量用药可导致 Q－T 间期延长或尖端扭转型室性心动过速的风险增加，因此给药过程中应进行心电图监测。

3. 心脏疾病，癫痫，肝肾功能不全，青光眼，甲状腺机能亢进或毒性甲状腺肿，肝、肾、肺功能不全及尿潴留患者慎用。

【不良反应】

1. 较常见锥体外系反应（肌肉僵直、手部震颤、静坐不能等）、头痛、恶心、便秘、失眠及口干等。

2. 较少见头昏、晕眩、淡漠、焦虑、抑郁、迟发性运动障碍、皮疹、直立性低血压及皮疹等。

3. 罕见中性粒细胞减少、发热、神经阻滞剂恶性综合征、巩膜或皮肤黄染及咽部疼痛等。

4. 大剂量长期用药可引发心律失常、心肌损伤，药物中毒可致高热、呼吸困难、疲乏无力、肌肉发僵、心电图异常、白细胞减少及粒细胞缺乏等。

【应急措施】用药过量时，立即采取洗胃、对症及支持疗法并告知医师，可用去甲肾上腺素升压，禁用肾上腺素。

【用药宣教】

1. 用药期间饮酒可致乙醇中毒，故告知患者不应饮酒或含乙醇的饮料。

2. 吸烟可降低本品的稳态血药浓度。

3. 饮茶或咖啡可减少本品的吸收。

4. 舌蠕动为迟发性运动障碍的先兆症状，用药过程中一旦出现，立即告知医师。

5. 长期用药者不可骤然停药，应遵医嘱逐步减少用药剂量，以免抑郁发作。

6. 用药期间不宜驾驶、操作机械或高空作业。

第四节　抗抑郁药

帕罗西汀

Paroxetine

【适应证】用于各种类型的抑郁症（包括伴有焦虑的抑郁症及反应性抑郁症），亦可治疗强迫性神经症、惊恐障碍或社交焦虑障碍。

【用法用量】

1. 抑郁症/社交恐惧症　每次 20mg，每天 1 次，服用 2～3 周后根据患者情况选择加量，每周以 10mg 剂量递增，根据国外经验每天极量为 50mg，应遵医嘱治疗。

2. 强迫性神经症　开始剂量为每天 20mg，每周以 10mg 剂量递增，常用剂量为每天 40mg，根据国外经验每天极量为 60mg。

3. 惊恐障碍　初始剂量为每天 10mg，根据患者情况，每周以 10mg 量递增，常用量为每天 40mg，每天极量可达 50mg。

4. 老年人　可从每天 10mg 开始给药，最大剂量不超过每天 40mg。

5. 肝、肾功能不全　初始剂量每天 10mg，推荐剂量为每天 20mg，如需加量，以不超过每天 40mg 为宜。

【操作要点】一般采用的逐渐减量停药方案是：以周为间隔逐渐减量，每周的日用剂量比上周的日用剂量减少 10mg，每周减量 1 次。当日用剂量减至每天 20mg 时，患者以该剂量继续用药 1 周，然后停药。如果减量或停药后出现不能耐受的症状，可以考虑恢复到前次的用药剂量治疗。之后可继续进行减量方案，但减量的速度要更加缓慢。

【不良反应】

1. 常见恶心、性功能障碍、胆固醇水平升高、食欲减退、体重增加、嗜睡、失眠、兴奋、异常梦境、眩晕、震颤、头痛、情绪不稳、视物模糊、高血压、心动过速、打哈欠、便秘、腹泻、呕吐、口干、出汗、瘙痒及耳鸣等。

2. 偶见皮肤和黏膜异常出血、贫血、白细胞减少、淋巴结病、紫癜、过敏反应、浮肿、外周性水肿、口渴、体重减轻、意识模糊、幻觉、锥体外系症状、瞳孔散大、体位性低血压、心动过缓、血肿、哮喘、支气管炎、呼吸困难、吞咽困难及荨麻疹等。

3. 罕见异常红细胞、出血时间延长、贫血白细胞增多、淋巴水肿、血小板增多/减少、糖尿病、甲状腺疾病、胆红素血症、脱水、痛风、高胆固醇血症、电解质异常、低血糖、乳酸脱氢酶升高、躁狂、惊厥、不安肢综合征、精神病性抑郁症、心绞痛、房颤、血管性头痛、肺气肿、咯血、大便失禁、血管神经水肿、高催乳素血症、尿潴留及弱视等。

4. 极罕见抗利尿激素分泌异常综合征（SIAD 小时）、5-羟色胺综合征、急性青光眼、胃肠道出血、肝炎（有时伴有黄疸和/或肝功能衰竭）及光敏反应等。

5. 药物过量会出现发热、眩晕、头痛、嗜睡、激动、焦虑、烦躁、口干、恶心、呕吐及瞳孔散大等，偶有昏迷或心电图变化。

【应急措施】

1. 患者如从抑郁转为躁狂应立即停药，必要时给予镇静药。停药后药效还可持续 5 周，故仍需继续监测。

2. 若药物过量，本品无特殊解救药，可按其他抗抑郁药过量中毒的解救方法处理。

【用药宣教】

1. 告知患者，本品应于每天早餐时顿服，药片完整吞服勿咀嚼。

2. 告知患者，用药期间不宜饮酒或含乙醇的饮料。

3. 本品可与水、食物同服以避免肠胃刺激。

4. 有心血管疾病或新发现的心肌梗死患者单次给药后如出现轻微心率减慢、血压波动，应引起注意，及时联系医师。

5. 本品一般不宜突然停药，应逐渐减量停药。

6. 用药期间应定期监测肝肾功能、血压、脉搏、心电图及血常规，癫痫患者或有癫痫病史者应进行临床及脑电图监测。

7. 如出现肝功能检查值持续上升或出现皮疹时，应立即停药并联系医师。

8. 用药期间不宜驾驶车辆、操作机械或高空作业。

文拉法辛

Venlafaxine

【适应证】用于治疗各种类型抑郁症（包括伴有焦虑的抑郁症）及广泛性焦虑症。

【用法用量】

1. 常用量　口服，初始剂量为每天 75mg，每天 1 次，如患者对此剂量无效时，可以在 4 天以上的间隔后，以每天 75mg 的程度加量，直至最大日剂量 225mg。

2. 肝功能不全　每天总剂量应较常规用量减少 50% 甚至更多，应根据患者病情给药。

3. 肾功能不全　每天总剂量减少 25%～50%，接受透析治疗者必须减少 50%。

【不良反应】参见"帕罗西汀"

【应急措施】本品服药过量的一般处理措施与其他抗抑郁药过量相似。

【用药宣教】

1. 告知患者本品应于早晨或晚间一个相对固定时间与食物同服，胶囊剂应该整体服下，不应压碎、咀嚼或溶解后服用，也可仔细打开胶囊剂壳将内容物放于一勺苹果沙司中，混合后很快咽下（避免咀嚼），之后饮一杯水以保证完全服下。

2. 乙醇可增加本品的中枢抑制作用，故患者用药期间不得饮酒及含乙醇的饮料。

3. 停用时应逐渐减少剂量，已应用本品 6 周或更长时间者，应在 2 周内逐渐减量。

4. 患者出现有转向躁狂发作倾向时应立即停药。

5. 用药期间应定期测量血压，如出现高血压，可减量、停药、换药或加用抗高血压药。

6. 用药期间不宜驾驶车辆、操作机械或高空作业。

西酞普兰

Citalopram

【适应证】用于各种类型的抑郁症。

【用法用量】

1. 通常口服，每次20mg，每天1次，根据患者病情可酌情增加至每天40mg。增量需间隔2～3周，为防止复发，治疗至少持续6个月。

2. 超过65岁的老年患者及轻至中度肝功能不全患者，剂量减半，即每天10～20mg，每天极量为20mg。

【操作要点】当停止使用本品治疗时，应在至少1～2周内逐渐减少剂量，以便降低停药反应的风险。如果在剂量降低后或在治疗停止后出现不可耐受的症状，则可以考虑重新恢复先前的处方剂量。随后，医师可继续降低剂量，但应以更加平缓的速率进行。

【不良反应】

1. 常见嗜睡、失眠、恶心、口干、疲劳、食欲下降、体重下降、激越、性欲减退、焦虑、女性异常性高潮、梦魇、震颤、耳鸣、腹泻、呕吐、便秘、肌痛及关节痛等。

2. 偶见食欲增加、体重增加、人格解体、幻觉、躁狂、自杀、晕厥及心律失常等。

3. 罕见低钠血症、低钾血症、血小板减少症、超敏反应、味觉障碍、视觉障碍、出血、发热及肝炎等。

4. 药物过量会出现惊厥、心动过速、嗜睡、Q-T间期延长、昏迷、呕吐、震颤、低血压、心脏骤停、恶心、5-羟色胺综合征、激越、心动过缓、头晕、束支传导阻滞、QRS延长、高血压、瞳孔散大、尖端扭转型室性心动过速、出汗、发绀、过度换气及心律失常等。

【应急措施】本品尚无特殊解毒剂，故应给与对症及支持治疗，可给予活性炭、有渗透作用的泻药（如硫酸钠）和促进胃排空，同时密切监测ECG和生命体征。如果出现意识障碍，应对患者进行气管插管。

【用药宣教】

1. 本品与乙醇合用会加剧不良反应发生率，故告知患者不应同服用含乙醇的制品。

2. 患者在出现明显抑郁缓解之前仍可能持续存在自杀的可能性。如患者进入躁狂期，应停用本品，并给予精神抑制药适当治疗。

3. 用药期间可能会出现低钠血症和抗利尿激素分泌异常综合征，故患者在用药过程中应密切监测上述疾病的症状发生，并及时停药，告知医师。

4. 长期服药者应定期监测心率、血压、肝功能及全血细胞计数。

5. 患者用药期间不宜驾驶、操作危险的机械或高空作业。

6. 本品突然停药有可能出现戒断症状，因此需要经过 1 周的逐步减量方可停药。

第五节　抗躁狂药

碳　酸　锂
Lithium Carbonate

【适应证】主要治疗躁狂症，对躁狂和抑郁交替发作的双相情感性精神障碍有很好的治疗和预防复发作用，对反复发作的抑郁症也有预防发作作用，也用于治疗分裂－情感性精神病。

【用法用量】宜在饭后服用，以减少对胃的刺激，治疗剂量为每次 0.25~0.5g，每天 3 次，之后参照血锂浓度调整用量，维持治疗的开始剂量为每次 0.25g，每天 3 次，之后参照血锂浓度调整用量。

【操作要点】

1. 锂中毒与血清锂浓度密切相关，可发生于接近治疗浓度的任何剂量，故给患者用药前应准备能迅速、准确测定血清中锂浓度的设备。

2. 急性躁狂状态下患者对本品耐受性高，但症状好转后，耐受情况会下降，故必须及时调整剂量。经验提示，治疗急性躁狂症时本品浓度可掌握在 $0.8 \sim 1.2$ mmol/L，维持治疗时浓度为 $0.6 \sim 0.8$ mmol/L，超过 1.5 mmol/L 则不良反应增加。

3. 严重急性躁狂症患者，通常先用本品与氯丙嗪或氟哌啶醇联用，症状得到控制后再单用本品维持。但两药联用更应密切监测早期神经中毒症状，一旦出现，立即停药。

【不良反应】

1. 常见口干、烦渴、多饮、多尿、便秘、腹泻、恶心、呕吐、上腹痛，神经系统不良反应有双手震颤、萎靡、无力、嗜睡、视物模糊、腱反射亢进，还可引起白细胞升高。上述不良反应加重可能是中毒的先兆，应密切观察。

2. 药物过量时，早期中毒症状包括恶心、呕吐、腹泻、嗜睡、肌无力、呼吸困难、言语不清；重度症状包括失语、视物模糊、意识紊乱、惊厥、失眠、木僵、大小便失禁、急性肌张力障碍及肾功能损害等，也可能引起癫痫发作、昏迷、休克甚至死亡。

【应急措施】

1. 一旦发生严重不良反应，应立即停药，通知医生及时救治。

2. 药物过量时，催吐或小容量洗胃；保持体液、电解质平衡，注意监测肾功能；每 3 小时测量 1 次血锂浓度，直到低于 1mmol/L 为止；对重度中毒者，可间断血透和/或给予每次静脉滴注渗透性利尿剂（乙酰唑胺或甘露醇）；出现意识模糊、震颤、癫痫发作等脑病综合征症状，立即停药并适当补充 0.9% 氯化钠注射液，静脉注射氨茶碱，以促进锂排泄；避免感染。

【用药宣教】

1. 告知患者为避免出现锂中毒，在用药期间应保持正常饮食，包括摄入食盐及足够的液体（$2500 \sim 3000$ml），且每周应停药 1 天。

2. 用药期间应定期检查肾功能、甲状腺功能、白细胞计数与分类，还应进行血锂含量的测定（治疗期间每 2 周测 1 次，直至病情稳定，取血时间应在次日晨即末次服药后 12 小时）。

3. 本品可抑制甲状腺活动，故长期维持治疗防止复发时应遵医嘱加服甲状腺制剂。

第六节　抗帕金森药物

左旋多巴
Levodopa

【适应证】用于帕金病及帕金森综合征，对中、轻度效果较好，重度或老年人效果较差。

【用法用量】口服：初始剂量每次 0.25g，每天 2 ~ 4 次，餐后服用，之后视患者病情，每隔 3 ~ 4 天增加 0.125 ~ 0.75g，直至达到理想疗效，每天极量为 6g，分 4 ~ 6 次服，脑炎后及老年患者应酌情减量。

【操作要点】本品可能与其他多巴胺类药物存在交叉过敏。

【不良反应】

1. 常见恶心、呕吐、直立性低血压、头、面部、舌、上肢和身体上部的异常不随意运动、精神抑郁及排尿困难等。

2. 较少见高血压、心律失常、精神抑郁、不安、失眠、幻觉及排尿困难等。

3. 长期用药（1 年以上）可出现运动不能、震颤、强直及"开关"现象等。

【应急措施】

1. 出现恶心与呕吐症状减少每天服药总量、减少每次用量但增加服药次数、用药后立即进食，吩噻嗪类止吐药虽可缓解症状，但会消除本品疗效，不宜使用。

2. 出现舞蹈样动作、其他不随意运动或"开关"现象，应减量服药。

3. 出现严重精神障碍，减量或完全停药。

4. 药物过量，立即催吐、洗胃、增加排泄，给予相应对症治疗和支持疗法。必要时给予抗心律失常药，注意维生素 B_6 并不能逆转本品的急性过量。

【用药宣教】

1. 高蛋白食物可减少本品的吸收，食物中蛋白质降解为氨基酸后可影响本品疗效，故应餐后服药。

2. 用药期间需注意检查血常规、肝、肾功能及心电图，对开角型青光眼患者应做眼科检查，并监测眼内压。

3. 告知患者，药物的某些代谢物尿液可能呈红色（也有可能变为黑色或棕色），避免与血尿混淆。

金刚烷胺

Amantadine

【适应证】用于原发性帕金森病、脑炎后的帕金森综合征、药物诱发的锥体外系反应、一氧化碳中毒后帕金森综合征及老年人合并有脑动脉硬化的帕金森综合征。

【用法用量】口服，每次 0.1g，每天 2 次，每天极量 0.4g。

【操作要点】

1. 每天最后每次服药时间应在下午 4 时前，以免夜间失眠。

2. 不宜骤然停药，应逐渐减量，否则可使病情恶化。

3. 对于每天剂量超过 0.2g 者应注意监测血压、脉搏、呼吸及体温等，以免出现不良反应甚至中毒情况。

4. 肾功能不全者用药期间应监测血药浓度（不得超过 $1.5 \sim 2\mu g/ml$）。

【不良反应】

1. 常见头晕目眩、头痛、失眠、焦虑、幻觉、精神错乱，恶心、食欲减退、便秘、口干，少见白细胞及粒细胞减少、皮肤出现紫红色网状斑点或网状青斑、肝酶升高、排尿困难等，罕见惊厥、脑动脉硬化等。

2. 长期应用可出现足部或下肢肿胀、呼吸短促、体重迅速增加。

【应急措施】药物过量，给予对症及支持治疗，包括洗胃、催吐，补液利尿，酸化尿液以利本品排泄，同时监测血压、脉搏、呼吸、体温、电解质、尿液 pH 值及尿量，必要时可导尿，为控制中枢神经系统中毒症状，可缓慢静脉注射毒扁豆碱，每间隔 1~2 小时给予 1~2mg。

【用药宣教】

1. 服用本品期间不宜饮酒，以免出现中枢神经系统不良反应。

2. 槟榔可导致本品药效降低，故二者不宜同服。

多巴丝肼
Levodopa and Benserazide

【适应证】用于帕金森病、症状性帕金森综合征（脑炎后、动脉硬化性或中毒性），但不包括药物引起的帕金森综合征。

【用法用量】口服，首周每次 125mg，每天 2 次，之后每隔 1 周增加 125mg，每天总量不宜超过 1g，分 3~4 次服用，维持剂量为每次 250mg，每天 3 次。

【操作要点】

1. 用药时注意个体化，剂量应逐渐增加。

2. 治疗初期如出现较严重的不良反应，则应维持剂量不变或减量，很少需要中断治疗。当不良反应消失或可以耐受时，日剂量可重新增加，但加量应缓慢。如因不良反应减量后不能达到良好疗效，则应尝试重新增加药量，开始间断治疗。

3. 需要进行全身麻醉的手术患者（除急诊手术外），应在手术前 2~3 天停药，恢复治疗后，用量可逐渐在增加至手术前水平。在紧急手术中，应避免使用环丙烷或氟烷麻醉。

【不良反应】【应急措施】参见"左旋多巴"。

【用药宣教】

1. 用药期间，开角型青光眼患者应定期测量眼压，对有心脏疾病者应进行心血管检查，治疗期间如同服抗高血压药，应定期测量血压，长期用药者应定期检查血常规及肝、肾功能。

2. 本品治疗 4 周后如症状有所改善，应继续服用，以便获得更好疗效，有时需服用 6 个月以上才能达到最佳效果。

3. 本品可造成胎儿损害，故妊娠期妇女禁用。

4. 本品可经乳汁分泌，故哺乳期妇女应权衡利弊，选择停药或停止哺乳。

苯 海 索

Benzhexol

【适应证】用于帕金森病、帕金森综合征，也可用于药物引起的锥体外系疾患。

【用法用量】

1. 帕金森病、帕金森综合征 口服，初始剂量每天 1～2mg，以后每 3～5 天增加 2mg，至疗效最佳而又不出现不良反应为止，一般每天不超过 10mg，分 3～4 次服用，须长期服用，极量每天 20mg。

2. 药物诱发的锥体外系疾患 口服，第 1 天 2～4mg，分 2～3 次服用，之后视需要及耐受情况逐渐增加至 5～10mg，老年患者应酌情减量。

【操作要点】本品的剂量应逐渐增加，以减少不良反应。

1. 对本品过敏者禁用。青光眼、尿潴留、前列腺肥大者禁用。

2. 心功能不全、高血压、完全或部分性肠梗阻、肠梗阻病史、重症肌无力、肝、肾功能不全、有锥体外系反应者慎用。

3. 左旋多巴与本品合用时可增强疗效。但抗毒蕈碱药可延迟胃肠排空，使前者更易为胃酸破坏，故两药的给药时间应隔开 3 小时。

4. 强心苷与本品合用时，前者如在胃肠道中停留时间延长，吸收随之增加，易致过量中毒。

【不良反应】

1. 常见口干、视物模糊等，偶见心动过速、恶心、呕吐、尿潴留、便秘等，长期应用可出现嗜睡、抑郁、记忆力下降、幻觉、意识浑浊。

2. 药物过量会出现瞳孔散大、眼压增高、心悸、心动过速、排尿困难、无力、头痛、面红、发热，可伴有精神错乱、谵妄、幻觉等，严重者可出现昏迷、惊厥及循环衰竭。

【应急措施】药物过量，应采取催吐、洗胃，增加排泄，依病情进行相应对症治疗和支持疗法。

【用药宣教】

1. 与乙醇同用时，中枢抑制作用增强，故告知患者本品不宜与酒同服。

2. 本品不宜与槟榔同服，会降低药效；可与食物同服以减轻胃部不适症状。

3. 本品可致嗜睡及头痛，故用药期间不宜驾驶、操作机械或高空作业。

4. 本品可减少出汗及热量散失，故用药期间不宜暴露在炎热环境中。

5. 如漏服应尽快补服，如距离下次服药时间不足 2 小时则不再补服，下次剂量也不得因此而加倍。

6. 停药时应逐渐减量，避免症状突然加重。

7. 用药期间应定期监测眼内压。

第七节　治疗阿尔兹海默病药

多奈哌齐

Donepezil

【适应证】用于轻至中度阿尔茨海默病的治疗。

【用法用量】初始剂量每天 5mg，于晚上睡前顿服，服药一个月后作临床评估，之后可将剂量增至每天 10mg，顿服，推荐极量为 10mg，停止治疗后，药效逐渐减退，中止治疗无反跳现象。

【操作要点】肝、肾功能不全者应根据患者具体病情调整剂量。

【不良反应】常见恶心、腹泻、失眠、呕吐、肌肉痉挛及乏力等（症状通常轻微且短暂，连续服药症状可缓解），较少见头痛、头晕、精神紊乱、体重减轻、视力减退、胸痛、关节痛、抑郁、多梦、嗜睡、皮疹、胃肠道反应、尿频或无规律，罕见昏厥、心律失常、窦房传导阻滞、房室传导阻滞、癫痫或黑便。

【应急措施】药物过量，采用一般支持疗法，可用叔胺型抗胆碱药如阿托品作解毒剂，根据患者反应静脉给予阿托品，首剂 1mg 或 2mg，然后根据临床表现给药。

【用药宣教】用药期间如出现不明原因的肝功能损害及精神紊乱症状，应立即停药并告知医师。

美 金 刚

Memantine

【适应证】用于中重度至重度阿尔茨海默型痴呆的治疗。

【用法用量】

1. 常用量　口服，治疗第 1 周每天 5mg（晨起顿服），第 2 周每天 10mg（每次 5mg，每天 2 次），第 3 周每天 15mg（晨服 10mg，下午服 5mg），第 4 周开始，每天 20mg（每次 10mg，每天 2 次），每天极量 20mg，本品可空腹服用，也可与食物同服。

2. 老年人　65 岁以上者推荐剂量为每天 20mg（每次 10mg，每天 2 次）。

3. 肾功能不全　轻度肾功能不全者不必调整剂量，中度患者应将剂量减至每天 10mg，重度患者不推荐使用。

【不良反应】常见幻觉、意识混沌、头晕、头痛和疲倦，少见焦虑、肌张力增高、呕吐、膀胱炎和性欲增加等，有惊厥病史者可能癫痫发作。

【应急措施】一旦发生严重不良反应，应立即停药，通知医生及时救治。

【用药宣教】

1. 乙醇可加重本品不良反应，故告知患者本品不可与酒同服。

2. 尼古丁可导致本品血药浓度升高，故用药期间不宜吸烟。

第八节　改善脑功能药

胞磷胆碱
Citicoline

【适应证】用于治疗颅脑损伤或脑血管意外所引起的神经系统的后遗症。

【用法用量】

1. 口服，每次 0.2g，每天 3 次，温开水送服。

2 肌内注射、静脉注射或静脉滴注，0.1～1g，每天 1 次。

【操作要点】

1. 肌内注射仅用于不得已的情况下，并限于必要的最少次数，只有在必须肌注时，才进行，而且不可在同一部位反复注射。

2. 静肌内注射给药时，应尽量缓慢。

3. 用于脑梗塞急性期意识障碍患者时，最好在卒中发作后的 2 周以内开始用药。

4. 给予急性重症且为进行性头部外伤和脑手术伴有意识障碍患者用药时，须同时给予止血药，降颅压药及施以降体温等处理。

5. 静脉滴注时，用 5% 或 10% 的葡萄糖注射液稀释后缓缓滴注。

【不良反应】偶见胃肠道反应，轻微，持续时间短。

【应急措施】一旦发生严重不良反应，应立即停药，通知医生及时救治。

【用药宣教】

1. 妊娠期及哺乳期妇女用药的安全性尚不明确，故应权衡利弊，谨慎用药。

2. 儿童及老年人用药的安全性尚不明确，故应遵医嘱，谨慎用药。

奥拉西坦

Oxiracetam

【适应证】用于轻中度血管性痴呆、老年性痴呆以及脑外伤等症引起的记忆与智能障碍。

【用法用量】

1. 口服 每次0.8g，每天2~3次，或遵医嘱。

2. 静脉滴注 每次4g，每天1次，可酌情增减用量，用前加入到100~250ml 0.9%氯化钠注射液、5%或10%葡萄糖注射液中。对神经功能缺失的治疗通常疗程为2周，对记忆与智能障碍的治疗通常疗程为3周。

【操作要点】

1. 由于个体反应不同，需个体化调整剂量。

2. 使用本品注射剂前应检查药液，药液不澄清或有可见微粒时，不得使用。

【不良反应】偶见皮肤瘙痒、恶心、精神兴奋、头晕、头痛、睡眠紊乱，但症状较轻，停药后可自行恢复。

【应急措施】一旦发生严重不良反应，应立即停药，通知医生及时救治。

【用药宣教】妊娠期及哺乳期妇女用药的安全性尚不明确，故应权衡利弊，谨慎用药。

第九节 脑血管病用药

尼莫地平

Nimodipine

【适应证】用于缺血性脑血管病、偏头痛、轻度蛛网膜下隙出血所致脑血管痉挛及突发性耳聋等。

【用法用量】

1. 口服 ①缺血性脑血管病：每天80~120mg，分3次服用，连服一个月。②偏头痛：每次40mg，每天3次，12周为一疗程。③蛛网膜下隙出血所引起的脑血管痉挛：每次 40～60mg，每天 3～4 次，3～4 周为一疗程，如需手术者，手术当天停药，之后可继续服用。④突发性耳聋：每天 40～60mg，分 3 次服用，5 天为一疗程，一般用药 3～4 疗程。

2. 静脉滴注　蛛网膜下隙出血所致血管痉挛：体重＜70kg 或血压不稳者，治疗开始 2 小时内可按照 0.5mg/h 的剂量给药，如耐受良好，2 小时后剂量可增至 1mg/h；体重＞70kg 者，剂量宜从 1mg/h 开始，2 小时后如无不适可增至 2mg/h。

3. 老年人　老年性脑功能障碍者推荐剂量为每次 30mg，每天 3 次，治疗数月后评价临床疗效。

4. 肝功能不全　严重肝功能不全者静脉滴注时应根据血压情况适当减量。

【操作要点】

1. 本品注射液经中心静脉插管用输液泵连续静脉滴注，本品与联合输注液体按约 1:4 的比例配制后缓慢静脉滴注，输注本品的聚乙烯管、联合输液管和中心插管应用三通阀连接。

2. 本品注射液可与甘露醇、人血白蛋白、血液同时输注。

3. 严禁将本品注射液加入其他输液瓶或输液袋中，严禁与其他药物混合。

4. 本品稀释液配置后应立即使用，将新配置的本品稀释液加温至与血液温度相同后于术中脑池滴注。

5. 由于本品活性成分可被聚氯乙烯（PVC）吸收，所以静脉滴注本品时仅允许使用聚乙烯（PE）输液管，本品活性成分有轻微的光敏感性，应避免阳光直射，如果输液过程中不可避免暴露于阳光下，应采用黑色、棕色或红色的玻璃注射器及输液管，或用不透光材料将输液泵及输液管包裹或遵医嘱，但如果在散射性日光或人工光源下，使用本品 10 小时内不必采取特殊的保护措施。

6. 静脉治疗应在出血后 4 天内开始，并在血管痉挛最大危险期连续给药，例如持续到蛛网膜下隙出血后的 10～14 天；如果蛛网膜下隙出血后已经出现血管痉挛引起的缺血性神经损伤，治疗应尽早开始，并应持续给药至少 5 天，最长 14 天；如果在预防性应用本品期间，经外科手术治疗去除出血原因，应继续静脉滴注本品治疗，至少持续至术后第 5 天，静脉治疗结束后，建议继续口服片剂 7 天，每次 60mg，每隔 4 小时服用 1 次。

7. 麻醉、外科手术及血管造影术中如需用药应持续给药。

【不良反应】

1. 最常见的不良反应均与其血管扩张作用有关，且常在继续用药中减轻或消失。如头晕、头痛、头胀、面红、低血压、周围水肿、心悸和心动过速。

2. 可见恶心和胃肠道障碍。

3. 可能出现尿频、嗜睡、眼痛和精神抑郁。

4. 在开始给药时反而会出现缺血性胸痛，少数患者血压会急剧下降，导致心、脑局部缺血或短暂致盲。

5. 还可引起皮疹（包括多发性红斑）、发热、肝功能异常，可能由于过敏反应所致。牙龈增生也有报道。

【应急措施】 药物过量，立即停药，口服过量可用活性炭吸附剂，如血压明显下降，静脉给予多巴胺或去甲肾上腺素，同时进行对症及支持治疗。

【用药宣教】

1. 不推荐本品与葡萄柚汁同服，以免因血药浓度增加导致不良反应增加。

2. 用药期间应定期监测血压及心电图。

3. 使用本品可能出现的头晕会影响操作（驾驶）和使用机械的能力。

丁 苯 酞

Butylphthalide

【适应证】 用于急性缺血性脑卒中症状的改善。

【用法用量】 口服，每次 0.2g，每天 4 次；静脉滴注，每天 2 次，每次 25mg。

【操作要点】 本品应在发病后 48 小时内开始给药。每次滴注时间不少于 50 分钟，两次用药时间间隔不少于 6 小时，疗程 14 天。PVC 输液器对丁苯酞有明显的吸附作用，故输注本品时仅允许使用 PE 输液器。

【不良反应】较少，可见转氨酶轻度升高，根据部分随访观察的病例，停药后可恢复正常。偶见恶心、腹部不适、皮疹及精神症状等。

【应急措施】如发生不良反应及时通知医生给予处理。

【用药宣教】

1. 餐后服用影响药物吸收，建议餐前服用。

2. 用药过程中需监测肝、肾功能。

长春西汀

vinpocetine

【适应证】用于改善脑梗死后遗症、脑出血后遗症、脑动脉硬化症等诱发的各种症状。

【用法用量】

1. 口服　5~10mg，1 日 3 次。

2. 静脉滴注　起始剂量每天 20mg，以后根据病情可增至每天 30mg。可用本品 20~30mg 加入 500ml 0.9% 氯化钠注射液或 5% 葡萄糖注射液内，缓慢输注。(输注速度不能超过 80 滴/分钟)。配制好的输液须在 3 小时内使用。输注治疗后，推荐口服长春西汀片继续治疗。肝、肾疾病患者不必进行剂量调整。

【操作要点】

1. 不能与肝素合并使用。

2. 输注浓度不得超过 0.06mg/ml，否则有溶血的可能。

【不良反应】

1. 过敏反应　有时可出现皮疹，偶有荨麻疹、瘙痒等过敏症状，若出现此症状应停药。

2. 神经系统　有时头痛、头重、眩晕，偶尔出现困倦感，侧肢的麻木感，若出现此症状应停药。

3. 消化系统　有时恶心、呕吐，也偶然出现食欲不振、腹痛、腹泻等症状。

4. 循环系统　有时可出现颜面潮红、头晕等症状。

5. 血液系统　有时可出现白细胞减少。

6. 肝脏　有时可出现 AST、ALT、γ – GT、ALP、LDH 升高，偶尔也可出现黄疸等。

7. 肾脏　偶尔可出现血尿素氮升高。

8. 其他　偶会有倦怠感。

【应急措施】

1. 急性药物过量的症状有血压明显下降、心动过速或心动过缓，以及胃肠道不适和恶心（口服后）。此时必须立即停药。根据中毒症状采取紧急措施。如果为口服，应考虑采用活性炭洗胃作为紧急治疗措施。如血压明显下降，可静脉给予多巴胺或去甲肾上腺素。因无特效解毒剂，对其他副作用的治疗应予以对症处理。

【用药宣教】

1. 本品的注射剂禁用于静脉注射或肌内注射。

2. 长期使用时，应检查血常规。

3. 注射剂含山梨醇，糖尿病患者慎用。

4. 出现过敏症状时，应立即停药就医。

依达拉奉

Edaravone

【适应证】

1. 用于脑梗死急性发作。

2. 用于改善急性脑梗死所致的神经症状、日常生活活动能力差和功能障碍。

3. 对缺血性脑血管疾病（如脑水肿、脑缺血、迟发性神经细胞死亡等）有改善作用。

【用法用量】　每次 30mg，每天 2 次，加入适量 0.9% 氯化钠注射液稀释后静脉滴注，30 分钟滴完，14 天一疗程。

【操作要点】

1. 本品与头孢唑啉钠、哌拉西林钠、头孢替安等合用时，可使肾功能衰竭加重。

2. 本品应使用 0.9% 氯化钠注射液稀释，与各种含糖输液混合可降低本品浓度。

3. 不可和高能量输液、氨基酸制剂混合或由同一通道输注，因可降低本品浓度。

4. 不可与抗癫痫药（地西泮、苯妥英钠等）和坎利酸钾混合使用，因可产生浑浊。

5. 尽可能在发病后 24 小时内用药。

【不良反应】本品耐受性良好，不良反应发生率较低。偶见较严重的不良反应为急性肾功能衰竭，伴 AST、ALT、ALP 和 γ‑GT升高，以及黄疸、血小板减少、弥散性血管内凝血。

【应急措施】

1. 出现少尿等肾功能受损的症状时应及时停药。

2. 监测血小板减少、弥散性血管内凝血的症状，一旦出现，应立即停药。

【用药宣教】本品不是通过纤溶发挥作用，故可用于治疗具有出血倾向的脑栓塞。

第十节　中枢兴奋药

甲氯芬酯

Meclofenoxate

【适应证】用于外伤性昏迷、乙醇中毒、新生儿缺氧症、儿童遗尿症。

【用法用量】

1. 静脉注射或静脉滴注　每次 0.1～0.25g，每天 3 次，临用前用注射用水或 5% 葡萄糖注射液稀释成 5%～10% 溶液使用。

2. 肌内注射　用于昏迷状态，每次 0.25g，每 2 小时 1 次。

3. 口服　每次 0.1～0.2g，每天 3 次。

【操作要点】本品易水解，静脉给药时，应现配现用。

【不良反应】偶有兴奋、激动、失眠、疲乏无力、胃部不适及头痛等。

【应急措施】中毒症状为焦虑不安、活动增多、共济失调、惊厥，可引起心悸、心率加快、血压升高。处理措施包括洗胃、

5%葡萄糖氯化钠注射液静脉滴注，并给予相应的对症治疗及支持疗法。

【用药宣教】告知患者本品可致失眠，用药过程中监测血压，尤其原有高血压的患者。

尼可刹米

Nikethamide

【适应证】用于中枢性呼吸抑制及各种原因引起的呼吸抑制。

【用法用量】皮下注射、肌内注射、静脉注射，常用量，每次 0.25～0.5g，必要时 1～2 小时重复用药，极量每次 1.25g。

【操作要点】本品作用时间短暂，应视病情间隔给药。

【不良反应】常见面部刺激征、烦躁不安、抽搐、恶心及呕吐等。大剂量时可出现血压升高、心悸、出汗、面部潮红、震颤、心律失常、惊厥、甚至昏迷。

【应急措施】中毒可出现兴奋不安、精神错乱、恶心、呕吐、头痛、出汗、抽搐、呼吸急促，同时可出现血压升高、心悸、心律失常、呼吸麻痹而死亡。出现惊厥时，可注射苯二氮䓬类或小剂量硫喷妥钠或苯巴比妥钠等控制，静脉滴注 10% 葡萄糖注射液，促进排泄，给予对症治疗和支持疗法。

【用药宣教】

1. 对巴比妥酸盐类药物中毒效果较差。

2. 作用时间短暂，应视病情间隔给药。

洛　贝　林

Lobeline

【适应证】主要用于各种原因引起的中枢性呼吸抑制，临床上常用于新生儿窒患，一氧化碳、阿片中毒等。

【用法用量】

1. 静脉注射　每次 3mg，极量每次 6mg，每天 20mg。

2. 皮下或肌内注射　每次 10mg，极量每次 20mg，每天 50mg。

【操作要点】本品作用时间短，必要时每隔 30 分钟使用

1 次。

【不良反应】可有恶心、呕吐、呛咳、头痛、心悸等。

【应急措施】中毒可出现兴奋不安、精神错乱、恶心、呕吐、头痛、出汗、抽搐、呼吸急促，同时可出现血压升高、心悸、心律失常、呼吸麻痹而死亡。出现惊厥时，可注射苯二氮䓬类或小剂量硫喷妥钠或苯巴比妥钠等控制，静脉滴注 10% 葡萄糖注射液，促进排泄，给予对症治疗和支持疗法。

【用药宣教】妊娠期及哺乳期妇女用药的安全性尚不明确，故应权衡利弊，谨慎用药。

第十一节 抗偏头痛药

氟桂利嗪
Flunarizine

【适应证】用于典型（有先兆）或非典型（无先兆）偏头痛的预防性治疗以及由前庭功能紊乱引起的眩晕的对症治疗。

【用法用量】

1. 偏头痛的预防治疗 睡前顿服，65 岁以下者每天 10mg，65 岁以上者每天 5mg，维持治疗时，应减至每 7 天连续给药 5 天（剂量同上）、停药 2 天，治疗 6 个月后应停药观察，只有在复发时才应重新服药，治疗 2 个月后未见明显改善，则可停止用药。

2. 眩晕 日剂量同上，应在控制症状后及时停药，初次疗程通常少于 2 个月，如治疗慢性眩晕症 1 个月或突发性眩晕症 2 个月后症状未见任何改善则应视为无效，应停药。

【操作要点】本品服用后应指导患者卧床休息，避免跌倒。

【不良反应】

1. 中枢神经系统不良反应 嗜睡和疲惫感为最常见，长期服用者可以出现抑郁症，以女性患者较常见，椎体外系症状（多数用药 3 周后出现，停药后消失。老年人中容易发生），少数患者可出现失眠，焦虑等症状。

2. 消化道症状 胃部烧灼感，胃纳亢进，进食量增加，体重增加。

3. 其他　少数患者可出现皮疹，口干，溢乳，肌肉酸痛等症状。但多为短暂性，停药可以缓解。

【应急措施】患者如出现轻微不良反应继续观察，如果出现严重不良反应立即通知医生采取措施。

【用药宣教】

1. 本品不宜饮酒时服用，以免出现因乙醇导致的过度镇静的不良反应。

2. 严格控制药物剂量，当应用维持剂量达不到治疗效果或长期应用出现锥体外系症状时，应当减量或停服药。

3. 用药期间，驾驶、操作机械及高空作业应谨慎小心。

佐米曲坦

Zolmitriptan

【适应证】用于治疗偏头痛和丛集性头痛。

【用法用量】起始剂量为 2.5mg，如 24 小时内症状持续或恢复，在第 1 次用药后，至少不少于 2 小时可给予第 2 次剂量。本品的最大剂量为每天 15mg。中度至重度肝功能不全患者用量不得超过每天 5mg。

【不良反应】

1. 5－HT$_1$ 受体激动药如本品，最常见的不良反应有头晕、面部潮红、无力、嗜睡、疲劳。

2. 可能发生恶心、呕吐。

3. 疼痛或刺痛感、沉重、发热、压抑、紧缩感也有报道。可能影响身体任一部位如喉和胸，而且可能是剧烈的。这些症状都可能是由于血管痉挛引起的，在偶然情况下，可导致严重的心血管事件，如心律失常、心肌缺血，甚至心肌梗死。

4. 个别患者出现脑血管症状。

5. 给药后很快出现血压短暂性上升。

6. 低血压、心动过缓或心动过速，心悸也有报道。

7. 视力障碍也有发生。

8. 偶见肝功能受损，引起癫痫发作（主要是有癫痫病史者）。

9. 过敏反应轻者皮疹，重者出现全身过敏反应。

【操作要点】

1. 发病后尽早服用。

2. 接受 A 型单胺氧化酶抑制剂的患者如合用本品，24 小时用量应减至 7.5mg。

3. 西咪替丁可抑制本品的代谢，合用时，本品 24 小时用量应减至 5mg；与氟伏沙明或环丙沙星合用时，也应给予类似的减量，因为这些药都是针对 CYP1A2 的酶抑制剂。

【应急措施】用药期间，如发生胸闷、胸痛，应进行缺血性改变的充分检查。

【用药宣教】

1. 5－HT$_1$ 受体激动药不用于预防偏头痛发作。

2. 使用本品及类似药物之前，必须明确诊断，应注意排除其他潜在而严重的神经性疾病。

3. 绝经后妇女，40 岁以上的男性以及具有缺血性心脏病患者，在使用本品或其他 5－HT$_1$ 受体激动药之前应排除潜在的心血管疾病。

5. 5－HT$_1$ 受体激动药会引起嗜睡，用药者不可驾车或操纵机械。

6. 对磺胺类药物过敏者，也可能对本品过敏。

7. 本品可经乳汁分泌，哺乳期妇女使用时应暂停哺乳。

第五章 心血管系统用药

第一节 概 述

一、疾病概况

所谓心血管疾病泛指由于高脂血症、血液黏稠、动脉粥样硬化、高血压等所导致的心脏发生缺血性或出血性疾病。心血管系统疾病是对人类健康和生命构成威胁最大的一组疾病。在我国，心血管疾病在总死亡率中仅次于恶性肿瘤，居第二位。心血管系统疾病种类繁多，心血管系统常见病包括心律失常、心绞痛、高血压、心力衰竭、肺动脉高压等。

二、临床特点

心血管疾病初期可无明显的临床症状，但随着疾病进展，可有下列明显的症状。

1. 心悸　患者感觉心脏跳动快速、不整或搏动有力。心电图检查可见心率过快、过缓或不齐，即有心率和心律的变化。

2. 呼吸困难　感觉呼吸费力，呼吸次数增多，动作快而幅度加大，心脏病患者在常人不会发生呼吸困难的活动量时出现症状，而且恢复慢甚至于不恢复。重症患者表现不能平卧或不能长时间地平卧，斜靠位甚至于端坐，双下肢垂于床边。

3. 紫绀　指粘膜和皮肤呈青紫色，为缺氧，血红蛋白过多及血液淤滞而致。

4. 眩晕　是临床上常见的症状，是人体对于空间关系的定向感觉障碍或平衡感觉障碍，使患者自觉周围景物或自身在旋转及摇晃，眩晕发作时常伴有平衡失调、站立不稳及恶心、呕吐、面色苍白出汗、心动过缓、血压下降等植物神经功能紊乱症状。

5. 晕厥　是由于一时性广泛的脑缺血、缺氧，导致大脑皮层、心血管一过性功能障碍，引起突然的、可逆的、短暂的意识丧失的一种临床病征。在发生意识丧失前常伴有面色苍白、恶心、呕吐、头晕、出汗等植物神经功能紊乱现象。

6. 疲劳　是各种心血管系统疾病的症状。心血管疾病使血液循环不畅，新陈代谢废物（主要是乳酸）即可积聚在组织内，刺激神经末稍，令人产生疲劳感。疲劳可轻可重，轻者可不在意，重者可妨碍工作和生活。

7. 胸痛　心绞痛的多数胸痛可表现为胸骨后疼痛，并向左肩放射，一般发生在活动当时或晨起遇到冷空气时。心绞痛每次可持续数分钟，经休息或消除诱因后缓解，胸痛缓解后无不适感。若胸痛剧烈且持续，时间超过 30 分钟，伴有大汗、胸闷甚至窒息感，说明胸痛为心肌梗死的表现。即使胸痛缓解、已经无不适感，也应尽快就诊，以明确诊断。

三、预防

1. 生活方式干预

不健康生活方式包括膳食不平衡（饮食缺少蔬菜水果、肉类和油脂量过高、食盐摄入过多、大量饮酒）、缺乏运动、吸烟和精神紧张，不仅是超重/肥胖、高血压、糖尿病、高胆固醇血症等发病的重要危险因素，还可直接导致血管内皮功能损伤、炎症反应和氧化应激增强、促进血栓形成等。因此，生活方式干预是一级预防中所有预防措施的基石，建议：

（1）合理膳食　多吃蔬菜、水果，限制胆固醇、和油脂的摄入，多饮水，适量饮酒。减少钠盐摄入，每天食盐控制在 5g 以内；增加钾盐摄入，每天钾盐≥4.7g。

（2）规律运动　每天坚持至少 30 分钟以上的中等强度有氧运动。

（3）控制体重　超重和肥胖者在 6～12 个月内减轻体重

5%～10%，BMI 维持在 18.5～23.9kg/m²，腰围控制在男≤90cm、女≤85cm。

（4）戒烟 患者应戒烟，也要避免被动吸烟。

（5）限酒 患者应限制饮酒及含乙醇的饮料。

2. 药物预防 高危患者每天服用阿司匹林 75～100mg，作为心血管疾病的一级预防。

3. 控制血脂 一般人群健康体检应包括血脂检测：40 岁以下血脂正常人群，每 2～5 年检测 1 次血脂；40 岁以上人群至少每年进行 1 次血脂检测；心血管病高危人群每 6 个月检测 1 次血脂。低密度脂蛋白胆固醇（LDL－C）是降脂治疗的首要目标，首选他汀类药物。LDL－C 达标时，降脂治疗的次级目标是非HDI－C 达标（LDL－C 目标值增加 0.78mmol/L）；甘油三酯（TG）≥5.65mmol/L（500mg/dl），应先积极降低 TG，使 TG＜1.70mmol/L（150mg/dl），首选贝特类药物。

4. 控制血糖 糖尿病的发生是一个缓慢过程，在诊断糖尿病之前，常经历很长一段糖代谢异常时期。因此对血糖的干预应提前到糖尿病诊断之前。对于糖耐量受损者及糖尿病患者强化生活方式干预，包括平衡膳食，适当体育锻炼，降低体重；3～6 个月无效可口服降糖药。

5. 控制血压 高血压为心血管疾病发病的独立危险因素。对于没有其他危险的初发高血压患者，均先进行强化生活方式干预。1 级高血压［收缩压（SBP）140～159mmHg 或舒张压（DBP）90～99mmHg］干预数月后若血压未得到控制，开始药物治疗；2 级高血压（SBP 160～179mmHg 或 DBP 100～109mmHg）干预数周后，若血压未得到控制，开始药物治疗；3 级高血压（SBP≥180mmHg 或 DBP≥110mmHg）立即药物治疗。

四、治疗原则

1. 心血管疾病的治疗用药首先要正规，不要出现胡乱用药的现象，因为这样会增加疾病的风险在治疗的时候要注意以个体化治疗原则为主，根据自身情和身体状况，制定最好的心血管疾病治疗方法，绝不可生搬硬套别人的用药经验，尤其是降压药、抗凝药、溶栓药。

2. 合理选用给药方式，能口服就不注射，因为注射容易造成不良反应。

3. 联合用药不宜多，药物的使用要少而精，每天最好不超过5种，多种药物同时使用可能会使药效降低，反而起不到治疗的作用。

4. 注意药物间的相互作用，如他汀类药物多通过CYP酶代谢，与CYP的诱导剂或抑制剂合用，会导致药效降低或增强。

5. 坚持服药，心血管疾病多属慢性病，如高血压，需长期治疗，血压降至正常后，需维持用药，切不可擅自停药。

随着科技的发展，心血管疾病的治疗，不仅仅是药物治疗，射频消融术、冠状动脉旁路移植（CABG）血管重建术与经皮冠状动脉介入（PCI）血管重建术等，大大提高了患者的生存质量与生存率，虽然细胞和基因疗法的相关技术尚未达到人体试验阶段，但已经出现的"第三代"细胞疗法——那些涉及运送靶向生物制剂至体内特定部位来刺激内源性心血管原位干细胞或祖细胞生长的方法，而不是通过直接注射或使用细胞来治疗的方法。

第二节　抗心律失常药

莫雷西嗪
Moracizine

【适应证】主要用于室性心律失常，包括室性早搏及室性心动过速，但目前仅用于控制致命性室性心律失常，如持续性室性心动过速。

【用法用量】口服，常用量为每次150～300mg，每8小时1次，极量为每天900mg。也可以先给予300mg，然后每次200mg，每天2～3次，心律失常得到预期控制后改为每天300～600mg，分3次服，持续21天为一疗程。

【操作要点】

1. 本品剂量应个体化，开始治疗时应住院并密切观察。

2. 早期用药应注意对本品所致心律失常与原有心律失常的加重的鉴别。

【不良反应】

1. 本品可致心律失常，其他不良反应包括头晕、恶心、头痛、乏力、嗜睡、腹痛、上腹部不适、便秘、消化不良、呕吐、出汗、感觉异常、口干、复视及尿潴留等。

2. 药物过量可出现恶心、嗜睡、昏迷、晕厥、低血压、心衰恶化、心肌梗死、窦性停搏、心律失常（包括结性心动过缓、室性心律失常、室颤、心脏停搏）及呼吸衰竭。用量超过 2.25g 有致死的报道。

【应急措施】一旦发生严重不良反应，应立即停药，通知医生及时救治。

【用药宣教】

1. 本品对起搏器阈值和灵敏度的影响尚不明确，安置有人工心脏起搏器的患者用药时应注意。

2. 告知患者在应用本品前，应停用其他抗心律失常药物 1～2 个半衰期。

3. 用药前应检查肝、肾功能，用药期间应注意检查血压、心电图及肝功能。

利多卡因

Lidocaine

【适应证】本品可用于急性心肌梗死后室性早搏及室性心动过速，亦可用于洋地黄类中毒、心脏外科手术及心导管引起的室性心律失常。对室上性心律失常通常无效。

【用法用量】

1. 常用量　静脉给药 1 小时内最大负荷量为 4.5mg/kg（或 300mg），最大维持量为 4mg/min。以 5% 葡萄糖注射液配成 1～4mg/ml 药液滴注或用输液泵给药。

（1）静脉注射　以 1～1.5mg/kg（一般为 50～100mg）作为首次负荷量静脉注射 2～3 分钟，必要时每 5 分钟重复 1～2 次。

（2）静脉滴注　给予负荷剂量后，可以 1～4mg/min 或

0. 015～0. 03mg/（kg·min）的速度静脉滴注。

（3）肌内注射 已少用，剂量为 4～5mg/kg，60～90分钟可重复 1 次。

2. 特殊人群 肝、肾功能不全者、老年人（大于 70 岁）、心力衰竭、心源性休克及肝血流量减少者以 0. 5～1mg/min 的速度静脉滴注。

【操作要点】

1. 非静脉给药时，应防止误入血管，并注意中毒症状的诊治。

2. 本品与下列药物存在配伍禁忌：苯巴比妥、硫喷妥钠、硝普钠、甘露醇、两性霉素 B、氨苄西林、磺胺嘧啶。

3. 为了能较快达到有效浓度，宜用负荷剂量加静脉维持量，如首次负荷后 5 分钟不能达到理想疗效，可再用初始剂量的 1/3～1/2。

4. 心或肝功能不全者如需长期静脉滴注，应减慢滴注速度，以免超量。

5. 静脉给药的同时监测心电图，并备有抢救设备。如出现 P–R 间期延长或 QRS 波增宽，出现其他心律失常或原有心律失常加重者应立即停药。

6. 静脉滴注一般以 5% 葡萄糖注射液配成 1～4mg/ml 药液滴注或用输液泵给药。

【不良反应】

1. 可见头晕、恶心、呕吐、倦怠、感觉异常、惊厥、神志不清及呼吸抑制。

2. 大剂量可见严重窦性心动过缓、心脏停搏、严重房室传导阻滞及心肌收缩力减低。

3. 少有红斑样皮疹及血管神经性水肿等，严重者可致呼吸停止。

【应急措施】

1. 一旦发生严重不良反应，应立即停药，通知医生及时救治。

2. 如发生惊厥，静脉注射地西泮、短效巴比妥制剂或短效肌肉松弛药。

3. 如出现窦性心动过缓、心脏停搏、严重房室传导阻滞及心肌收缩力减低，可用阿托品、异丙肾上腺素或起搏器治疗。

4. 如出现血压下降，给予吸氧、纠正酸中毒及升压药，保持气道通畅。

【用药宣教】用药前后及用药期间应定期监测血压、血清电解质、血药浓度及心电图。

美 西 律
Mexiletine

【适应证】口服用于慢性室性心律失常，如室性早搏、室性心动过速。静脉给药用于急性室性心律失常，如持续性室性心动过速。应避免用于无症状的室性期前收缩。

【用法用量】

1. 口服　首次 200～300mg，必要时 2 小时后再服 100～200mg。一般维持量每天约 400～800mg，分 3～4 次服。极量为每天 1200mg，分次口服。

2. 静脉注射　开始量 100mg，加入 5% 葡萄糖注射液 20ml中，缓慢静脉注射 3～5 分钟。如无效，可在 5～10 分钟后再给50～100mg，以 1.5～2mg/min 的速度静脉滴注 3～4 小时后将滴速减至 0.75～1mg/min，并维持 24～48 小时。

【操作要点】

1. 静脉给药时神经系统不良反应大，故仅用于其他药物抢救无效者，且应密切监测心电图及血压。

2. 如心电图 P-R 间期延长、QRS 波群增宽、出现其他心律失常或原有心律失常加剧，均应立即停药。

【不良反应】

1. 常见恶心、呕吐、头晕、震颤、共济失调、眼球震颤、嗜睡、昏迷、复视、精神失常及失眠等。

2. 少见窦性心动过缓、窦性停搏。偶见胸痛、室性心动过速、低血压、心力衰竭加剧及心房颤动等。

3. 其他可见皮疹、肝功能异常，罕见肺纤维化、白细胞及血小板减少。

【应急措施】药物过量，可出现恶心、低血压、窦性心动过缓、感觉异常、癫痫发作、间歇性左束支传导阻滞和心搏骤停。应酸化尿液，促进药物排泄。如出现低血压或心动过缓，可给予阿托品。必要时给予升压药、抗惊厥药或经静脉心脏起搏。

【用药宣教】

1. 建议本品与食物或抗酸药（碳酸氢钠、氢氧化铝及碳酸钙等）同服。

2. 换用其他抗心律失常药物前，应停用本品至少 12 小时以上。

3. 用药期间应定期检查心电图、血压及血药浓度。

普罗帕酮

Propafenone

【适应证】

1. 口服用于有症状的室上性心动过速，如房室交界性心动过速、WPW 综合征合并室上性心动过速、阵发性心房颤动及经内科医师判断需要治疗或致命的重症室性心动过速。

2. 静脉给药用于阵发性室性心动过速、阵发性室上性心动过速及预激综合征伴室上性心动过速、心房扑动或心房颤动的预防，也可用于各种期前收缩的治疗。

【用法用量】

1. 口服　治疗量每天 300～900mg，分 4～6 次服，维持量每天 300～600mg，分 2～4 次服。极量每天 900mg，分次服用。

2. 静脉给药　常用量为 1～1.5mg/kg 或以 70mg 加入 5% 葡萄糖注射液稀释，于 10 分钟内缓慢注射，必要时 10～20 分钟重复 1 次，总量不超过 210mg。静脉注射起效后改为静脉滴注，滴速 0.5～1.0mg/min 或口服维持。

【操作要点】

1. 静脉给药需严密监测心率、血压及心电图，当心率小于 50 次/分，血压下降、新出现各种传导阻滞或原有阻滞加重或发生新的心率失常等应立即停药

2. 本品可能对起搏器阈值有影响，故用药期间应注意监测及调试起搏器。

【不良反应】

1. 常见体位性低血压、直立性低血压、胸痛、使原有的心律失常恶化、引起新的心律失常、损害心脏功能、心搏骤停、诱发心动过缓、传导障碍成心动过速（如发展为室性心动过速）、食欲下降、恶心、干呕、腹胀、便秘、腹痛、口干、口苦、嘴麻、厌食、视物模糊、晕厥、感觉异常、头晕及发热等。

2. 不常见胆汁淤积、血清转氨酶升高、黄疸、肝炎、呼吸窘迫、红斑、瘙痒、皮疹、荨麻疹、疲劳、焦虑、意识模糊、噩梦、睡眠障碍及共济失调等。

3. 少见心室扑动、心室颤动、性功能减退、精子数下降、白细胞减少、粒细胞减少、血小板减少、抗核抗体计数增加及狼疮样综合征等，罕见惊厥。

4. 药物过量可见低血压、嗜睡、心动过缓、房内和室内传导阻滞，偶尔发生抽搐或严重室性心律失常。

【应急措施】

1. 如发生严重心动过缓，应立即停药，静脉给予阿托品或异丙肾上腺素，必要时起搏治疗。

2. 如出现低血压，应给予升压药、异丙肾上腺素等。

3. 药物过量时给予对症及支持治疗，采用除颤及输注多巴胺、异丙肾上腺素以控制心律及血压，静脉给予地西泮以控制惊厥，机械辅助呼吸和胸外心脏按压。

【用药宣教】

1. 由于本品味苦，可致口舌发麻，故应在饭后用水整片吞服。

2. 使用时宜从小剂量开始，逐渐加量。

3. 需换用其他抗心律失常药物时应先停用本品1天。反之，其他抗心律失常药至少停用一个半衰期，再换用本品。严重急性心律失常可遵医嘱酌情缩短停用时间。

4. 用药期间应定期检查心电图、血压、心功能及血药浓度测定。

5. 服用本品可能影响驾驶、操作机械及危险环境中安全工作的能力，故用药期间应避免上述行为。

艾司洛尔
Esmolol

【适应证】用于心房颤动、心房扑动或窦性心动过速的心率控制。

【用法用量】使用本品前先用5%葡萄糖注射液、5%葡萄糖氯化钠注射液、0.9%氯化钠注射液及林格液稀释。

1. 控制心房颤动、心房扑动的心室率　以负荷量 0.5mg/(kg·min) 静脉注射约1分钟，继以 0.05mg/(kg·min) 静脉滴注维持4分钟，达到预期疗效即可继续维持治疗。若疗效较差，可再次给予负荷量，之后并将维持量以 0.05mg/(kg·min) 的幅度递增。极量为 0.3mg/(kg·min)，但 0.2mg/(kg·min) 以上的剂量并未显示能带来更好的疗效。

2. 心动过速　即刻控制剂量为 1mg/kg，在30秒内静脉注射，继之以 0.15mg/(kg·min) 静脉滴注，最大维持量为 0.3mg/(kg·min)。逐渐控制剂量同室上性心动过速的治疗。

【操作要点】

1. 高浓度给药（>10mg/ml）会造成严重的静脉反应（包括血栓性静脉炎），20mg/ml 的浓度溢出血管外可造成严重的局部反应，甚至引起皮肤坏死，故药液浓度一般不宜大于 10mg/ml，且应尽量通过大静脉给药。

2. 本品不得使用碳酸氢钠注射液配制。

3. 必须严格控制输液速度，最好采用定量输液泵。

4. 静脉给药时可能需要大量液体，故储备心力降低者应注意。

5. 血压偏低者用药过程应严密监测，当出现低血压时，减少最终维持量。

6. 虽本品无类似普萘洛尔的撤药症状，但仍需谨慎，减量方法如下。

（1）心率控制及病情稳定后，改用其他抗心律失常药（如普萘洛尔、地高辛、维拉帕米)。

(2) 第 1 剂替代药物给药 30 分钟后，本品的输注速度降低一半。

(3) 给予第 2 剂替代药物后监测患者反应，如于 1 小时内达到控制效果，可停用本品。

【不良反应】

1. 发生率≥1% 的不良反应有低血压、注射部位反应（包括炎症、不耐受、恶心、眩晕、嗜睡）、外周缺血、神志不清、头痛、易激惹、乏力及呕吐等。

2. 发生率 <1% 的不良反应有偏瘫、抑郁、思维异常、焦虑、食欲缺乏、轻度头痛、癫痫发作、气管痉挛、打鼾、呼吸困难、鼻充血、消化不良、便秘、口干、腹部不适、味觉倒错、注射部位水肿、红斑、皮肤褪色、烧灼感、血栓性静脉炎、外渗性皮肤坏死、尿潴留、语言障碍、视觉异常、寒战及发热等。

3. 药物过量可出现心脏停搏、心动过缓、低血压、电机械分离、意识丧失。每次用量达 12 ~ 50mg/kg 时即可致命。

【应急措施】 药物过量，本品半衰期短，故首先应立即停药，观察临床效果。心动过缓时可静脉给予阿托品或其他的抗胆碱药；支气管痉挛时静脉给予 β_2 受体激动剂和/或茶碱衍生物治疗；心力衰竭可静脉给予利尿剂和/或洋地黄类治疗；因心脏收缩不足引起的休克可给予多巴胺、多巴酚丁胺、异丙肾上腺素及氨力农；有症状的低血压则采取静脉输液和/或缩血管药物治疗。

【用药宣教】

1. 本品临床作用快而强，故初始剂量宜低。

2. 用药期间需监测血压、心率、心功能变化。

索他洛尔
Sotalol

【适应证】 用于心律失常（包括危及生命的室性心动过速，症状性非持续性快速型心律失常和症状性室性期前收缩，心房颤动或心房扑动，儿茶酚胺过多以及儿茶酚胺敏感性增高引起的心律失常，心脏手术后阵发性房性心动过速、阵发性心房颤动、阵发性房室结折返性心动过速以及阵发性房室旁路折返性心动过速的预防）。

【用法用量】

1. 常用量 口服，推荐起始剂量为每天 160mg，分 2 次服用，每次间隔约 12 小时，如必要，经评估后剂量可增至每天 240～320mg。对于某些伴有危及生命的顽固的室性心律失常者，需要的剂量可高达每天 480～640mg，但必须权衡利弊后使用。极量为每天 640mg。

2. 肾功能不全者 调整给药间隔。Ccr > 60ml/min 者，给药间隔 12 小时；30～59ml/min 者，间隔 24 小时；10～29ml/min 者，间隔 36～48 小时；10ml/min 以下者，实施个体化给药剂量。

【操作要点】

1. 为尽量减少诱导心律失常的风险，患者开始用药或重新服用本品时应在观察室中至少监测 3 天。

2. 用药初期及调整剂量时要求具备心肺复苏设施，并能进行持续的心电监护及 Ccr 的测定，服用维持剂量的本品也至少应持续监护 3 天，经过电转复律或药物复律后 12 小时内，不允许患者出院。

【不良反应】

1. 与 β-受体阻滞剂作用相关的不良反应有心动过缓、低血压、支气管痉挛、乏力、气短、眩晕、恶心、呕吐、性功能紊乱及皮疹等。

2. 严重不良反应为心律失常，可表现为原有心律失常加重或出现新的心律失常，严重时可出现扭转性室性心动过速、多源性室性心动过速及心室颤动等。

3. 药物过量，可见血压下降、心动过缓、Q-T 间期延长及严重致命性心律失常等。

【应急措施】

1. 一旦发生严重不良反应，应立即停药，通知医生及时救治。

2. 药物过量，应立即停药并观察患者情况，必要时配合下列治疗手段。

（1）心动过缓　使用阿托品、异丙肾上腺素或经静脉心脏起搏。

（2）支气管痉挛　使用 β_2 受体激动剂、茶碱衍生物治疗。

（3）二至三度房室传导阻滞　经静脉心脏起搏。

（4）尖端扭转型室性心动过速　进行直流电复律，经静脉心脏起搏，给予肾上腺素及硫酸镁等。

【用药宣教】

1. 由于个体差异大，故本品宜从小剂量开始逐渐加量。

2. 与呋塞米、托拉塞米、氢氯噻嗪等利尿药合用时，应注意补钾。

3. 心房颤动患者应遵医嘱，同时进行抗凝治疗。

4. 用药前应检查电解质，低血钾及低血镁者应纠正后再使用本品治疗。对于长期腹泻或同时服用利尿药者尤其需要注意。

5. 用药过程中需定期监测心电图（每次用药后监测 Q - T 间期 2~4 小时）、血压、电解质及肾功能，条件允许的情况下还应监测血药浓度。

6. 本品所致严重心律失常多发生于最初用药的 8 天或调整剂量后 3 天，故患者应住院观察。

7. 将其他抗心律失常药换成本品时，应在严密监测下将以前所用药物逐渐减量至停药，至少 2~3 个半衰期后再使用本品。从胺碘酮转为本品使用时，须待 Q - T 间期恢复正常后再给予本品。

8. 不可骤然停药，宜在 1~2 周内逐渐减量。

胺 碘 酮
Amiodarone

【适应证】用于以下心律失常，尤其合并器质性心脏病的患者（冠状动脉供血不足及心力衰竭），如房性心律失常（心房扑动，心房纤颤转律和转律后窦性心律的维持）、结性心律失常、室性心律失常（治疗危及生命的室性期前收缩和室性心动过速以及室性心律过速或心室纤颤的预防）、伴 WPW 综合征的心律失常。注射液还可用于体外除颤无效的室颤相关心脏停搏的心肺复苏。

【用法用量】

1. 口服　负荷量每天600mg，可以连续应用8～10天。维持量宜应用最小有效剂量。根据个体反应，可给予每天100～400mg。由于本品的延长治疗作用，可给予隔日200mg或每天100mg。已有推荐每周停药2日的间隙性治疗方法。

2. 静脉滴注

（1）第一个24小时内　先给予负荷量滴注，将3ml本品注射液溶于100ml葡萄糖注射液中配制而成的药液（浓度1.5mg/ml）以15mg/min的滴速滴注10分钟。随后6小时内以1mg/min的速度滴注（将18ml本品注射液溶于500ml 5%葡萄糖注射液中配制而成的药液）。剩余18小时内给药540mg，此时滴速减至0.5mg/min。

（2）第一个24小时后　维持滴注速度0.5mg/min（720mg/24h），浓度在1～6mg/ml（浓度超过2mg/ml，需通过中央静脉导管给药），持续滴注。当发生室颤或血流动力学不稳定的室速，可追加150mg，溶于100ml的葡萄糖注射液中给药，追加的药液需给药10分钟以减少低血压的发生。维持量的滴速度可以增加以有效抑制心律失常。

3. 静脉注射　用于体外电除颤无效的室颤相关心脏停搏的心肺复苏，根据给药途径和该适应证的应用状况，如果能够立刻获得，则推荐使用中心静脉导管，否则需使用最大的外周静脉并以最高的流速通过外周静脉途径给药。初始剂量为300mg（或5mg/kg），稀释于20ml的5%葡萄糖注射液中并快速注射。如果室颤持续存在，需考虑静脉途径追加150mg（或2.5mg/kg）。

【操作要点】

1. 静脉给药应于不宜口服给药时使用。

2. 本品必须以5%葡萄糖注射液配制，不得向所配药液中加入任何其他制剂。

3. 静脉注射要点

（1）静脉注射仅用于体外电除颤无效的室颤相关心脏停搏的

心肺复苏等紧急情况下，且应在持续监护（心电图，血压）下使用，推荐在重症监护室中应用。

（2）本品注射时间应至少超过3分钟。首次注射后的15分钟内不可重复进行静脉注射，即使随后剂量仅为150mg。

（3）每次静脉注射完毕后可在原位注射少量0.9%氯化钠注射液以减轻刺激，或采用中心静脉给药。

4. 静脉滴注的操作要点

（1）500ml中少于2安瓿注射液的浓度不宜使用，且应尽量通过中心静脉途径给药。

（2）本品注射液溶于5%葡萄糖注射液中，浓度超过3mg/ml时，会增加外周静脉炎的发生，浓度低于2.5mg/ml，出现上述情况较少。所以若静脉滴注超过1小时，本品浓度不应超过2mg/ml，除非使用中央静脉导管。

（3）本品第一个24小时的给药剂量可以根据患者个体化给药。然而初始滴注速度不得超过30mg/min，以0.5mg/min的滴速做维持滴注不应超过3周。

5. 在应用PVC材料或器材时，本品可使酞酸二乙酯（DEHP）释放到溶液中，为了减少患者接触DEHP，建议应用不含DEHP的PVC或玻璃器具，于应用前临时配制和稀释本品注射液。

6. 由于本品药效个体差异较大，需要给予负荷剂量来抑制危及生命的心律失常，同时进行精确的剂量调整。

7. 治疗持续6个月之后出现的血清转氨酶水平升高，即使为中度，也应该考虑诊断慢性肝损伤。

8. 本品可改变心电图（包括Q-T间期延长），这反映了复极化的延长，可伴U波，这是达到治疗浓度的征象，而不是毒性效应。

9. 如果出现二度或三度房室传导阻滞、窦房传导阻滞或双分支阻滞，则应该暂停治疗。如果出现一度房室传导阻滞，那么需要加强监护。

10. 尤其在长期使用抗心律失常药物时，有心室除颤阈值和/或起搏器起搏阈值或植入式心律转复除颤器除颤阈值升高的报道。潜在地影响了上述治疗。因此推荐在使用本品治疗前和治疗中再次确认植入设备的作用。

11. 在给药之前，应该纠正低钾血症。

12. 用药期间可出现房室传导阻滞或原有阻滞加重，若出现该现象而又必须用药者，可安置永久性心脏起搏器。

【不良反应】

1. 非常常见恶心、角膜微沉淀、光敏反应、转氨酶出现中等的孤立性增高（正常值的 1.5～3 倍）、恶心、呕吐及味觉障碍等。一般停药后可恢复。

2. 常见皮肤色素沉着、甲状腺功能减退、很少具有症状的甲状腺功能亢进、甲状腺毒性、弥漫性间质性或肺泡性肺病、闭塞性细支气管炎伴机化性肺炎（BOOP）、震颤或其他锥体外系症状、夜间睡眠障碍、感觉、运动或混合性外周神经病、转氨酶增高、黄疸及轻至中度心动过缓等。

3. 不常见肌病，非常罕见窦性停搏、心律失常发作或恶化、心脏骤停、视物模糊、视力减退、视神经炎、皮疹、红斑、剥脱性皮炎、脱发、风疹、哮喘患者出现支气管痉挛、急性呼吸窘迫综合征、肺出血、小脑共济失调、良性颅内高压、头痛、假性酒精性肝炎、不可逆肝损害、显著的心动过缓、附睾炎、阳痿、血管炎、肾功能损害、血小板减少症、溶血性贫血、再生障碍性贫血及抗利尿激素分泌失调综合征等。

4. 直接外周静脉途径给药时不良反应包括浅表静脉炎、注射部位反应（如疼痛、红斑、水肿、坏死、渗出、浸润、炎症、硬化、静脉炎、血栓静脉炎、感染及蜂窝织炎）、中度和一过性血压下降、重度低血压及循环衰竭等。

5. 上市后不良反应包括急性胰腺炎、大疱性皮炎、口干及术后急性呼吸窘迫综合征。

【应急措施】 药物过量，可出现窦性心动过缓、室性心律失常（特别是尖端扭转性室性心律失常）及肝脏功能受损，纠正电解质紊乱，可给予升压药、异丙肾上腺素、碳酸氢钠或起搏治疗。发展为心室颤动时可用直流电复律。

【用药宣教】

1. 由于本品口服起效及消除均缓慢，故不宜于短时间内服用过大剂量，故日剂量超过 1g 时，应分次且于进食时服用。

2. 用药期间建议患者避免暴露于阳光以及紫外线下。

3. 治疗开始前必须进行心电图、血钾、甲状腺功能及肝功能检查，治疗期间推荐监测心电图（口服时应特别注意 Q – T 间期的监测）、血压、肝功能、甲状腺功能（包括三碘甲状腺原氨酸、血清甲状腺素及促甲状腺素，应每 3 ~ 6 个月 1 次）、肺功能、胸部 X 线片（每 6 ~ 12 个月 1 次）及眼科检查。

4. 如果用药期间出现呼吸困难或干咳，无论是否合并疲乏、体重下降、发热等症状，均应进行放射学对照检查。

5. 用药期间如出现血清转氨酶水平升高和/或黄疸，需停药并告知医师。

6. 在出现视觉模糊不清或者视觉敏锐度出现下降时，必须立即实施完全的眼科评估，包括观察眼底。如果出现本品诱导的神经病或视神经炎时，由于存在着进展为失明的危险性，所以有必要停止治疗。

7. 本品半衰期较长，故停药后换用其他抗心律失常药应遵医嘱，注意药物间相互作用。

第三节　治疗慢性心功能不全药

地　高　辛
Digoxin

【适应证】用于高血压、瓣膜性心脏病、先天性心脏病等引起的急、慢性心力衰竭，尤其用于伴有快速心室率的心房颤动者。

【用法用量】口服，常用量为每次 0.125 ~ 0.5mg，每天 1 次，7 天可达稳态血药浓度。若要达到快速负荷量，可每 6 ~ 8 小时给予 0.25mg，每天总剂量 0.75 ~ 1.25mg。维持量为每天 0.125 ~ 0.5mg。

【操作要点】

1. 本品不宜与酸、碱类药物配伍，禁与钙注射剂合用。

2. 本品通常口服给药，肠道外给药仅在紧急需要快速洋地黄化或患者不能口服时考虑使用，酏剂主要用于儿童、老年人及吞咽困难者。

3. 本品给药剂量应个体化，推荐剂量只是平均剂量，必须按照患者具体情况调整每次用量，剂量应按标准体质量计算。

4. 心律失常者在用电复律前应暂停本品，且电复律开始使用时的电压宜低。

5. 给予负荷剂量本品前，需了解患者在近 2～3 周之前是否服用过任何洋地黄制剂。如有洋地黄残余作用，本品需减量，以免中毒。

6. 发生地高辛中毒的危险因素有：地高辛血药浓度超过 2ng/ml、低钾血症、低镁血症、高钙血症、缺氧、缺血性心脏病、甲状腺功能减退、年龄较大、女性及肾功能减退。

【不良反应】

1. 常见促心律失常、恶心、呕吐（刺激延髓中枢）、下腹痛、异常的无力及软弱等。

2. 少见视物模糊、"色视"（如黄视、绿视）、腹泻及中枢神经系统反应（如精神抑郁或错乱）等。

3. 罕见嗜睡、头痛、皮疹及荨麻疹等。

4. 洋地黄的中毒，如心律失常，最常见者为室性早搏，约占促心律失常不良反应的33%，其次为房室传导阻滞、阵发性或加速性交界性心动过速、阵发性房性心动过速伴房室传导阻滞、室性心动过速、窦性停搏及心室颤动等。儿童心律失常比其他反应多见，但室性心律失常比成人少见。新生儿可有 P－R 间期延长。

【应急措施】

1. 一旦发生严重不良反应，应立即停药，通知医生及时救治。

2. 药物过量及中毒

（1）轻度中毒者　停用本品及利尿药，如有低钾血症而肾功能尚好者，可给予钾盐（成人 40～80mmol，小儿 1～1.5mmol/kg，分次口服）。

（2）严重心律失常者　①氯化钾，成人 3～6g（40～80mmol），5% 葡萄糖注射液每500ml 中加入3g（40mmol），以不超过 1.5g（20mmol）/h 的速度缓慢静脉滴注；儿童 75～112mg/kg（1～1.5mmol/kg），加入适量 5% 葡萄糖注射液中，以不超过 37.5mg/（kg·h）[0.5mmol/（kg·h）] 的速度静脉滴注，对异位心律有效，但心率过慢、房室传导阻滞及高血钾者禁用。②苯妥英钠，与强心苷竞争性争夺 Na^+、K^+ – ATP 酶，因而对本品引起的异位心律有效。成人 100～200mg 加入注射用水 20ml 中缓慢静脉注射，如情况不紧急亦可口服，每次 0.1mg，每天 3～4 次。③利多卡因，对消除室性心律失常有效。成人 50～100mg 加入葡萄糖注射液中静脉注射，必要时可重复给药。④阿托品，用于缓慢性心律失常者。成人 0.5～2mg 皮下或静脉注射。⑤异丙肾上腺素，可加快心率，如心动过缓或完全房室传导阻滞有发生阿 – 斯综合征的可能时。必要时可植入临时起搏器。⑥依地酸钠，可与钙螯合，用于治疗心律失常。⑦活性炭，用于吸附肠道内残余洋地黄。⑧对可能有生命危险中毒，可经膜滤器静脉给予地高辛免疫 Fab 片段，每 40mg 地高辛免疫 Fab 片段，大约结合 0.6mg 地高辛或洋地黄毒苷。

【用药宣教】

1. 用药前后及用药期间应注意监测血压、心率、心律、心电图、电解质（尤其是血钾、血钙、血镁）及肾功能。怀疑有洋地黄中毒时，应进行血药浓度测定。过量时，由于蓄积性小，一般于停药后 1～2 天中毒表现可以消退。

2. 有严重或完全性房室传导阻滞且伴正常血钾者的洋地黄化患者不应同时应用钾盐，但同时使用本品与氢氯噻嗪时须给予钾盐，以防止低钾血症。

3. 老年人大多肾功能减退，易出现中毒反应，故应慎用，且需监测肾功能。

去乙酰毛花苷

Deslanoside

【适应证】用于急性心功能不全或慢性心功能不全急性加重的治疗。

【用法用量】静脉注射，用 5% 葡萄糖注射液稀释后缓慢注射（时间不少于 5 分钟），首剂 0.4～0.6mg，之后每 2～4 小时可再给 0.2～0.4mg，总量 1～1.6mg。

【操作要点】

1. 本品用于病情紧急而 2 周内未使用过洋地黄毒苷或在 1 周内未曾用过地高辛者。因作用迅速，故多用于抢救紧急病情（如严重的左心衰竭伴急性肺水肿、阵发性室上性心动过速、室率增快的心房扑动、心房颤动）。因本品在体内消除快，故小剂量本品有时可用于易发洋地黄中毒者，如肺心病患者。

2. 常以本品静脉注射给药用于快速饱和，之后继用其他慢速、中速类强心苷作维持治疗。

3. 用药期间如出现药物高敏性或药物过量相关的室性期前收缩时强制停药。

4. 其他参见"地高辛"。

【不良反应】【应急措施】【用药宣教】参见"地高辛"。

米 力 农

Milrinone

【适应证】用于多种原因引起的急、慢性顽固性充血性心力衰竭的短期治疗。

【用法用量】

1. 静脉注射，负荷剂量 37.5～50μg/kg，用 0.45% 氯化钠注射液或 5% 葡萄糖注射液，稀释成 10～21ml，于 10 分钟内缓慢静脉注射。之后以 0.375～0.75μg/（kg·min）的速度静脉滴注维持，每天极量为 1.13mg/kg。疗程不超过 2 周。

2. 肾功能不全：宜减量并降低滴注速度。具体见下表：

肾功能不全者输液速度调整表

Ccr ml/min	5	10	20	30	40	50
输液速度 μg/（kg·min）	0.20	0.23	0.28	0.33	0.38	0.43

【操作要点】

1. 对房扑、房颤患者，因可增加房室传导作用导致心室率增快，宜先用洋地黄制剂控制心室率。

2. 本品仅在其他药物疗效不明显或无效时方可考虑使用。

3. 本品不得与呋塞米、布美他尼混合（可产生沉淀）。

4. 如怀疑因使用强效利尿药而导致心脏充盈压显著降低，应在密切监测血压、心率的前提下慎用本品。

5. 如患者症状有所改善，应于患者症状稳定后停用本品，改用其他药物治疗。如本品疗效不明显，也需换用其他药物治疗。目前尚无使用48小时以上的临床经验，需超时用药者，必须监测血流动力学及全身状况。

【不良反应】

1. 可见头痛、室性心律失常、心房颤动、窦性心动过速、低血压、心绞痛、胸痛、无力、血小板计数减少、低钾血症、支气管痉挛、恶心、呕吐及发热等。

2. 过量时可有低血压、心动过速。

【应急措施】如出现心率过快、血压急剧下降，应减量或停药。

1. 一旦发生严重不良反应，应立即停药，通知医生及时救治。

2. 药物过量，减量或暂时停药。目前尚无特殊解毒药，故多采用支持治疗。

【用药宣教】

1. 用药期间应监测血压、心率、心电图、水与电解质、肾功能及血小板计数。并尽可能监测肺动脉楔嵌压、血气及心排血量等。

2. 用药期间为了避免出现低钾血症，应遵医嘱适量补钾。

重组人脑利钠肽

Recombinant Human Brain Natriuretic Peptide

【适应证】用于患有休息或轻微活动时呼吸困难的急性失代偿性心力衰竭患者的静脉治疗（按 NYHA 分级大于 II 级）。

【用法用量】用5%葡萄糖注射液或0.9%氯化钠注射液稀释，首先以1.5μg/kg 的剂量静脉注射，继以0.0075μg/(kg·min)的速度持续静脉滴注，负荷剂量 1.5 ~ 2μg/kg，维持剂量速率 0.0075 ~ 0.01μg/(kg·min)，调整增加滴注给药速率需谨慎。

【操作要点】

本品与肝素、胰岛素、布美他尼、依那普利、依他尼酸和呋塞米这类注射剂不能在同一条静脉导管中同时输注，含有防腐剂偏亚硫酸氢钠的注射药物不能与本品在相同的输液管中同时使用，故本品与此类药物序贯使用时，必须冲洗输液管。

【不良反应】最常见的不良反应为低血压，其他不良反应多表现为烦躁、大汗、头痛、恶心、呕吐、血肌酐升高等。

【应急措施】在给药期间应密切监视血压变化。如果在给药期间发生低血压，则应降低给药剂量或停止给药并开始其他恢复血压的措施（如输液、改变体位等）。由于重组人脑利钠肽引起的低血压作用的持续时间可能较长（平均 2.2 小时），所以在重新给药开始前，必须设置一个观察期。

【用药宣教】本品可致低血压，应注意防止跌倒。

第四节　抗心绞痛药

硝酸甘油

Nitroglycerin

【适应证】用于冠心病、心绞痛的治疗及预防。

【用法用量】

1. 口服　舌下含服，每次 0.25 ~ 0.5mg，每 5 分钟可重复 1 次，直至疼痛缓解，如 15 分钟内含服 3 片后症状仍未缓解，应立即就医；在活动或大便之前 5 ~ 10 分钟预防性使用，可避免诱发心绞痛。

2. 静脉滴注　静脉滴注，用 5% 葡萄糖注射液或 0.9% 氯化钠注射液稀释，开始剂量为 25μg/min 或更高，推荐滴速不超过 40μg/min，滴注过程中注意监测血流动力学参数。

3. 喷雾剂　初始剂量 1 ~ 2 喷，效果不佳可在 10 分钟内重复同样剂量。

【操作要点】本品注射液应以适宜溶剂稀释混匀后静脉滴注，不得直接静脉注射且不得与其他药物混合，盛装本品应采用玻璃输液瓶，静脉给药时需避光。

【不良反应】用药后可出现持续性的剧烈头痛、低血压及面部潮红等。

【应急措施】药物过量，出现低血压时应抬高两腿，以利静脉血液回流，如仍不能纠正，可加用 α-受体激动剂（不得使用肾上腺素），如血中存在变性血红蛋白，应给予高流量氧吸入，重症可静脉注射亚甲蓝。

【用药宣教】

1. 告知患者，用药期间中度或过量饮酒可致血压过低，应谨慎。

2. 告知患者，为避免药物出现耐药性，应服用能缓解症状的最小剂量，大剂量服药时应减少给药次数，多次给药时选用短效制剂，使用贴剂时应保证一定时间的无药间期。

3. 为缓解心绞痛发作，宜使用口腔喷雾剂或舌下含服片剂。

4. 长期或大量用药后需停药时应逐渐减量，以防出现撤药反应，使症状加重。

5. 告知患者，本品片剂必须舌下含服，不可吞服。舌下含服时患者尽可能取坐位，以免因头晕而摔倒，初次含服本品者可酌减半量，以减轻不良反应。

6. 舌下黏膜明显干燥者应先用水润湿黏膜后给药，以免药物无法起效。

7. 患者舌下含服应有麻刺烧灼感或头部胀感，如无上述感觉，表明药片失效。

8. 使用喷雾剂前不得摇动，如喷射不出，可将阀门活动一下或拉上即可使用，使用时应屏住呼吸，喷于舌下，切勿吞咽或将药物吸入，每次间隔约 30 秒，瓶身切勿受热，避免撞击，勿将药物喷向火焰或灼热表面。

10. 用药期间如出现视物模糊、口干及剧烈头痛等，应停药。

11. 老年人对本品敏感性更高，更易发生不良反应，应谨慎用药。

12. 应注意服用本品可致尿儿茶酚胺与香草杏仁酸值显著升高。

13. 用药过程中应注意监测血压及心功能。

14. 本品可能引起反应迟缓，影响患者驾驶、操作机械或高空作业。

硝酸异山梨酯
Isosorbide Dinitrate

【适应证】【不良反应】【操作要点】【应急措施】【用药宣教】参见"硝酸甘油"。

【用法用量】

1. 预防心绞痛　口服，每次 5 ~ 10mg，每天 2 ~ 3 次，每天总量 10 ~ 30mg，需个体化调整剂量。

2. 缓解心绞痛　舌下含服，每次 5mg。

3. 治疗心绞痛　口服，每次 5 ~ 10mg，每天 3 ~ 4 次，可增至 20 ~ 40mg，每 6 小时 1 次。

单硝酸异山梨酯
Isosorbide Mononitrate

【适应证】【操作要点】【不良反应】【应急措施】【用药宣教】参见"硝酸甘油"。

【用法用量】

1. 普通片剂　口服，每次 10 ~ 20mg，每天 2 ~ 3 次，严重者可用至每次 40mg，每天 2 ~ 3 次，餐后服。

2. 缓释片剂　每次 40 ~ 60mg，每天 1 次，早餐后服。

3. 静脉滴注　临用前加 0.9% 氯化钠注射液或 5% 葡萄糖注射液溶解并稀释后静脉滴注。药物剂量可根据患者的反应调整，一般有效剂量为每小时 2 ~ 7mg。开始给药速度为 $60\mu g/min$，一般速度为 60 ~ $120\mu g/min$，每天 1 次，10 天为一疗程。

曲美他嗪

Trimetazidine

【适应证】用于心绞痛发作的预防性治疗。

【用法用量】每次 20mg，每天 3 次，3 餐时服用。

【操作要点】

1. 用药 3 个月后评价疗效，若无治疗作用可停药。

2. 本品不应用于入院前或入院后最初几天的治疗，心绞痛发作时，对冠状动脉病况应重新评估，并考虑调整治疗（药物治疗和可能的血运重建）。

【不良反应】罕见胃肠道不适及过敏反应，极罕见帕金森症状，停药可恢复。

【应急措施】一旦发生严重不良反应，应立即停药，通知医生及时救治。

【用药宣教】

1. 告知患者，本品不作为心绞痛发作时的对症治疗用药，也不用于对不稳定型心绞痛或心肌梗死的初始治疗。

2. 告知患者，如漏服，请按照原剂量继续服药，不得服用双倍剂量来弥补漏服的情况。

硝苯地平

Nifedipine

【适应证】用于多种类型高血压及心绞痛，尤其是变异型心绞痛及冠状动脉痉挛所致心绞痛。

【用法用量】

1. 普通片剂　口服，起始剂量每次 10mg，每天 3 次，维持剂量每次 10～20mg，部分有明显冠脉痉挛者可每次 20～30mg，每天 3～4 次，极量为每天 120mg，如病情紧急，可嚼服或舌下含服，每次 10mg。

2. 缓释片　口服，每天 1 次，初始剂量每次 20mg，根据患者病情且在医生指导下可增至每次 40～60mg。

3. 控释片　口服，初始剂量为每次 30mg，每天 1 次。极量为每次 60mg。

【操作要点】本品缓释片及控释片应整片吞服，不得咬、嚼或掰断药片。

【不良反应】常见头痛、面部潮红、便秘及踝、足与小腿水肿等，少见呼吸困难、心悸、咳嗽、口干、头痛、恶心及胃肠道反应等，罕见过敏性肝炎、牙龈增生及皮肤过敏等。

【应急措施】一旦发生严重不良反应，应立即停药，通知医生及时救治。药物过量时应洗胃，口服活性炭，给予支持及对症治疗，主要为静脉输液维持血容量，如效果不明显，可给予多巴胺和多巴酚丁胺，也可考虑给予葡萄糖酸钙。

【用药宣教】

1. 用药期间饮用葡萄柚汁可增强本品血药浓度，导致不良反应增加。

2. 本品缓释片及控释片应整片吞服，不得咬、嚼或掰断药片。同时，告知患者，控释片服用后空药壳会完整地经肠道排出，为正常现象。

3. 本品可干扰醋甲胆碱支气管试验的肺功能测定结果，行 X 线钡餐造影时本品可引起假阳性结果，应注意。

4. 用药前后及用药期间应监测血压、心电图（在开始服药及增量时尤需注意）及肝功能。

5. 长期用药不宜骤停，以免出现反跳现象，加剧心绞痛症状。

6. 服药期间如患者出现持续皮肤反应发展为多形性红斑或剥脱性皮炎时，应立即停药并告知医师。

第五节　血脂调节药及抗动脉粥样硬化药

辛伐他汀
Simvastatin

【适应证】用于治疗高胆固醇血症和混合型高脂血症，也用于冠心病和脑中风的防治。

【用法用量】

1. 高胆固醇血症　初始剂量每天 10mg，晚间顿服，胆固醇水平轻至中度升高者起始剂量每天 5mg，剂量调整应间隔 4 周以上，每天极量 40mg，当低密度脂蛋白降至 1.94mmol/L 或总胆固醇降至 3.6mmol/L 以下时需减量。

2. 冠心病　每晚顿服 20mg，剂量调整应间隔 4 周以上，每天极量 40mg。

3. 肾功能不全　轻至中度肾功能不全不必调整剂量，Ccr 低于 30ml/min 时应减量，起始剂量为每天 5mg，当每天剂量超过 10mg 时应严密监测。

【操作要点】本品通过 CYP3A4 代谢，可与许多药物发生相互作用，禁止与中、强效 CYP3A4 抑制剂（例如，伊曲康唑、酮康唑、泊沙康唑、伏立康唑、HIV 蛋白酶抑制剂、波普瑞韦、替拉瑞韦、红霉素、克拉霉素、泰利霉素和奈法唑酮）、环孢素、纤维酸衍生物合用。

【不良反应】最常见胃肠道不适、皮疹等，偶见头痛、眩晕、氨基转移酶可逆性升高、视觉模糊及味觉障碍等，罕见皮肤潮红、失眠、肌炎、肌痛、横纹肌溶解、呼吸困难、阳痿及血管神经性水肿等。

【应急措施】偶尔能引起肌病，表现为肌肉痛、触痛或乏力，并伴随肌酸激酶（CK）升高，超过正常上限的 10 倍。肌病有时形成横纹肌溶解，伴或不伴继发于肌红蛋白尿的急性肾功能衰竭，如发生肌病，应暂停用药。

【用药宣教】

1. 不宜在用药期间大量饮用（每天超过 1L）葡萄柚汁，以免增加发生横纹肌溶解的危险性。

2. 告知患者，本品宜与食物同服，以利吸收。

3. 用药期间如发生血氨基转移酶超正常高限的 3 倍、血肌酸磷酸激酶显著增高或有肌炎、胰腺炎表现时，应立即停用并告知医师。

4. 应用本品时如有低血压、严重急性感染、创伤、代谢紊乱等情况，须注意可能出现的继发于肌溶解后的肾功能衰竭。

5. 药物治疗应与饮食疗法同时进行。

6. 用药期间应定期检查血胆固醇和血肌酸磷酸激酶，应用本品时血氨基转移酶可能增高，有肝病史者服用本品还应定期监测肝功能。

7. 患者应及时报告任何原因不明的肌肉痛、触痛或肌无力。如果诊断或怀疑肌病，应立即停用

阿托伐他汀
Atorvastatin

【适应证】

1. 高胆固醇血症　包括原发性高胆固醇血症（包括杂合子家族性或非家族性）、混合型高脂血症（相当于 Fredrickson 分类法的 Ⅱa 和 Ⅱb 型）、家族性Ⅲ型高脂蛋白血症经饮食治疗和其他非药物治疗疗效仍不满意时，用以降低其升高的总胆固醇、低密度脂蛋白、载脂蛋白 B 及甘油三酯水平。

2. 冠心病　预防性应用于存在多种冠心病危险因素的心血管系统疾病患者（如糖尿病、症状性动脉粥样硬化疾病等），可降低非致死性心肌梗死、致死性和非致死性卒中、血管重建术、心绞痛及因充血性心力衰竭而住院的风险。

【用法用量】起始剂量 10mg，每天 2 次，可在一天内的任何时间服用，不受进餐影响，剂量调整间隔 4 周以上，极量为每天80mg，根据治疗目标的不同调整剂量。

【操作要点】在治疗开始前，应给予患者标准的降胆固醇饮食控制，并在治疗期间保持饮食控制。

【不良反应】【应急措施】【用药宣教】参见"辛伐他汀"。

瑞舒伐他汀
Rosuvastatin

【适应证】用于治疗纯合子家族性高胆固醇血症、家族性胆固醇血症、原发性胆固醇血症和高甘油三酯血症。

【用法用量】起始剂量每次 5mg，每天 1 次，可在一天中任何时候给药，可在进食或空腹时服用，对于需要强效降脂者起始剂量为每次 10mg，如有必要可在治疗 4 周后调整剂量，每天极

量 20mg。

【操作要点】

1. 合用含钙或镁的抗酸药时，可见本品的血药浓度下降54%，必须合用时，两药应间隔 2 小时。

2. 服用本品期间，不可合用可能降低内源性皮质激素浓度的药物（如酮康唑、西咪替丁、螺内酯）。

【不良反应】

1. 可发生头痛、乏力、上呼吸道感染、肌痛、肾功能不全者甚至可能发生横纹肌松解症。

2. 还可发生恶心、消化不良、腹泻或便秘。

3. 肾功能衰竭的发生率 <1%，可出现一过性蛋白尿和镜下血尿。

【应急措施】若 CK 值明显升高（>5×ULN）或肌肉症状严重并引起整天的不适（即使 CK≤5×ULN），应中止治疗。

【用药宣教】

1. 西柚汁中含有多种可抑制 CYP3A4 活性的成分，故有升高经 CYP3A4 代谢的药物的血浆水平可能性，常规饮用量对本品代谢影响很小，但如大量饮用，则可能升高本品的血浆水平，使发生横纹肌溶解的危险性增加。

2. 患者应立即报告原因不明的肌肉疼痛、无力或痉挛，特别是在伴有不适和发热时。应检测这些患者的 CK 水平。

氟伐他汀

Fluvastatin

【适应证】用于饮食未能完全控制的原发性高胆固醇血症和原发性混合型血脂异常（Fredrickson IIa 和 IIb 型）。

【用法用量】开始口服 20~40mg，每晚 1 次，睡前服。如有必要，4 周后可加量至每天 80mg。

【操作要点】

1. 在服用考来烯胺后 4 小时再服用本品，与两药单用相比会产生临床显著的累加作用。为了避免本品与树脂结合，因此，服用离子交换树脂（如考来烯胺）后至少 4 小时才能给予本品。

2. 本品与苯扎贝特合用可使本品的生物利用度增加约50%。

3. 免疫抑制剂（包括环孢素）、吉非贝齐、红霉素与本品合用的临床研究发现对耐受性无影响，但发生肌病的危险性增加，应密切观察。

【不良反应】

1. 血液及淋巴系统　非常罕见血小板减少。

2. 精神　常见失眠。

3. 神经系统　常见头痛；非常罕见感觉异常、感知迟钝、感觉减退。

4. 血管　非常罕见血管炎。

5. 胃肠道　常见腹泻、腹痛及恶心，非常罕见胰腺炎。

6. 肝胆　非常罕见肝炎。

7. 皮肤和皮下组织　罕见过敏性反应如皮疹、荨麻疹；非常罕见其他皮肤反应（如湿疹、皮炎、疱疹）、面部水肿以及血管神经性水肿。

8. 肌肉骨骼以及结缔组织　罕见肌痛，肌无力以及肌病；非常罕见横纹肌溶解、肌炎、红斑狼疮样反应。

【应急措施】

1. 治疗期间可能出现血清转氨酶、CK明显持续升高者应停药。

2. 用药期间如出现肾功能不全或横纹肌溶解倾向，严重的急性感染、低血压、大手术、创伤、严重代谢、内分泌或电解质紊乱及癫痫发作的患者应考虑停药。

【用药宣教】

1. 本品可引起转氨酶升高（＞正常上限3倍），常见于用药3~12个月时，一般为时短暂，停药后可恢复正常。

2. 用药期间如出现肌痛，应停药并及时就医。

依折麦布

Ezetimibe

【适应证】可单独或与他汀类联合应用于原发性（杂合子家

族性或非家族性）高胆固醇血症，也可用于纯合子家族性高胆固醇血症（HoFh）及纯合子谷甾醇血症（或植物甾醇血症）。

【用法用量】口服，推荐剂量为每次 10mg，每天 1 次，可单独或与他汀类、非诺贝特联用，可在一天之内任何时间服用，可空腹或与食物同服。

【操作要点】应在服用胆酸螯合剂之前 2 小时以上或在服用之后 4 小时以上服用本品。

【不良反应】

1. 常见腹痛、腹泻、胃肠胀气、头痛、疲劳、肝酶升高、肌痛、乏力及周围性水肿等。

2. 少见背痛、肌无力、横纹肌松解症、肌肉痉挛、瘙痒、皮疹、口干、胃炎、食欲不振、高血压、恶心、咳嗽及肝功能异常等。

【应急措施】如果患者诊断或疑似肌病时，应立即停用本品以及正在合用的任何一种他汀类药物。出现以上的症状以及 CK 水平 >10×正常上限（ULN）时表明发生肌病。

【用药宣教】

1. 本品可空腹或与食物同服，可于每天中任何时间服用，但每天服药的时间应相同。

2. 患者在接受本品治疗的过程中，应坚持适当的低脂饮食。

3. 所有患者在开始本品的治疗时，应被告知肌病发生的危险性，并被告知要迅速报告任何不明原因的肌病、触痛或无力。

4. 用药期间应定期检测 LDL－C、HDL－C、TC、TG 及 ApoB，与他汀类药物合用应监测肝功能。

苯扎贝特

Bezafibrate

【适应证】用于治疗高甘油三酯血症、高胆固醇血症及混合型高脂血症。

【用法用量】

1. 常用量　口服，每次 0.2～0.4g，每天 3 次，可餐后或与餐同服，维持量为每次 0.4g，每天 2 次。

2. 肾功能不全　Ccr 40~60ml/min，每次 0.4g，每天 2 次；Ccr 为 5~40ml/min 时，每次 0.4g，每天 1 次或隔日 1 次；Ccr < 15ml/min，每次 0.4g，每 3 天 1 次。

【操作要点】　如用药后临床上出现胆石症、肝功能显著异常、可疑的肌病的症状（如肌痛、触痛、乏力等）或血肌酸磷酸激酶显著升高，则应停药。

【不良反应】　最常见胃肠道不适，较少见头痛、头晕、乏力、皮疹、瘙痒、阳痿、贫血及白细胞计数减少等。偶有胆石症、血氨基转移酶增高及肌炎（肌痛、乏力），罕见横纹肌溶解综合征，有肾病综合征及其他肾损害而导致血白蛋白减少的患者或甲状腺功能亢进者中发生肌病的危险性增加。

【应急措施】　如出现并血肌酸磷酸激酶升高、肌红蛋白尿，应立即停药。

【用药宣教】

1. 饮食疗法始终是治疗高血脂的首要方法，加上锻炼和减轻体重等方式，都将优于任何形式的药物治疗。

2. 用药期间应定期检查血常规、血小板计数、肝肾功能试验、血脂及血肌酸磷酸激酶。

3. 患者用药后如出现胆石症、肝功能显著异常、肌痛、触痛、乏力或血肌酸磷酸激酶显著升高则应停药。

阿昔莫司

Acipimox

【适应证】　用于高甘油三酯血症（Ⅳ型），高胆固醇血症（Ⅱa 型）、高甘油三酯合并高胆固醇血症（Ⅱb 型、Ⅲ型及 Ⅴ 型高脂蛋白血症），由于本品降脂时对血糖无影响，故用于有糖尿病的高脂血症患者的治疗。

【用法用量】

1. 常用量　推荐剂量每次 0.25g，每天 2~3 次（Ⅳ型高脂蛋白血症每天 2 次，Ⅱb 型、Ⅲ型及 Ⅴ 型高脂蛋白血症每天 3 次），餐中或餐后服用，通常服药治疗一个月后血脂状况即有改善，每天极量 1.2g。

2. 肾功能不全　Ccr 40~80ml/min，每天 1 次，0.25g 顿服；Ccr 20~40ml/min，隔日每次，每次 0.25g。

【操作要点】为减轻本品所致的胃肠道不良反应，应从小剂量开始逐渐增量。

【不良反应】治疗初期可引起皮肤血管扩张，通常在治疗几天后消失，不需停药，偶有中度胃肠道反应及头痛等，罕见局部或全身过敏反应（如皮疹、荨麻疹、斑丘疹、唇水肿、哮喘样呼吸困难及低血压等）。

【应急措施】一旦发生严重不良反应，应立即停药，通知医生及时救治。

【用药宣教】

1. 用药前应先采取低胆固醇饮食、低脂肪饮食和停止酗酒的治疗措施。

2. 长期用药者应进行定期的脂质、脂蛋白、肝功能及肾功能检查。

考来烯胺

Colestyramine

【适应证】用于Ⅱa型高脂血症、高胆固醇血症及动脉粥样硬化，对单纯甘油三酯升高者无效。

【用法用量】维持量每天 2~24g（无水考来烯胺），1 日 3 次饭前服或与饮料混匀后服用。

【操作要点】

1. 本品能与保泰松、噻嗪类利尿药、甲状腺素、巴比妥类药物、四环素、洛哌丁胺、洋地黄类、有关的生物碱、华法林、普萘洛尔、雌激素类、孕酮类、苯氧乙酸类调节血脂的药物等结合，影响这些药物的吸收。为了避免此种影响，至少要在服用本品 1 小时前或 4 小时以后才能服用其他药物。

2. 本品还可影响脂溶性维生素 A、D、K，叶酸，铁剂的吸收，长期应用应予以补充。

【不良反应】多发生于大剂量给药及 60 岁以上患者，常见便秘、消化不良、恶心、呕吐及胃痛等，少见胆石症、胰腺炎、胃肠出血或胃溃疡、脂肪泻或吸收不良综合征、嗳气、眩晕及头痛等。

【应急措施】一旦发生严重不良反应，应立即停药，通知医生及时救治。

【用药宣教】

1. 本品可以调剂（如饮料）伴服且宜于餐前服用。

2. 用药期间如血浆胆固醇浓度反常性地增高，应停药并告知医师。

3. 治疗 3 个月仍无效者，应停药并告知医师。

4. 长期服用本品者应注意出血倾向，同时也应注意补充脂溶性维生素及钙盐（以肠道外给药途径为佳）。

5. 用药过程中如出现便秘且症状加重，应减量或停药，同时告知医师。

普罗布考
Probucol

【适应证】用于治疗高胆固醇血症。

【用法用量】常用量为每次 0.5 g，每天 2 次，早、晚餐时服用，65 岁以上老年人服药效果较年轻患者更为显著。

【操作要点】进食时服用，可获得较好疗效。

【不良反应】最常见胃肠道不适反应，少见头痛、头晕、感觉异常、失眠、耳鸣、皮疹及皮肤瘙痒等，罕见血管神经性水肿、Q-T 间期延长、室性心动过速及血小板减少等。

【应急措施】一旦发生严重不良反应，应立即停药，通知医生及时救治。

【用药宣教】服用本品期间应定期检查心电图 Q-T 间期。

第六节　抗高血压药

吲达帕胺
Indapamide

【适应证】用于高血压。

【用法用量】

1. 常用量　①片剂：每次 2.5mg，每天 1 次，每天极量 2.5mg。维持量为每次 2.5mg，隔日 1 次。②缓释片：每次 1.5mg，每天 1 次。

2. 老年人　剂量酌减。

【操作要点】本品在肾功能正常或轻微受损（成人血肌酐低于25mg/L，即 220μmol/L）时，才能完全发挥作用。老年人必须依据年龄、体重和性别对血肌酐值进行调整。

【不良反应】

1. 较少见直立性低血压、失眠、腹泻及食欲缺乏等。

2. 少见头晕、疲劳、头痛、感觉异常、恶心、便秘及口干等。

3. 罕见血小板减少症、白细胞减少症、粒细胞缺乏症、再生障碍性贫血、溶血性贫血、心律失常、低血压、胰腺炎及肝功能异常等。

4. 可见皮肤过敏，肝功能衰竭者可能引发肝性脑病，可能会使已有的急性系统性红斑狼疮病情加重。

5. 药物过量时，恶心、呕吐、低血压、痉挛、易困、意识不清、多尿、少尿甚至无尿（低血容量所致）等症状。

【应急措施】药物过量，首先快速消除所摄入的药物，可采用洗胃和/或服用活性炭的方法，然后纠正水和电解质紊乱直至正常。

【用药宣教】

1. 应每天清晨给药 1 次，初始剂量宜低。

2. 用药期间须做手术者不必停药，但应告知麻醉医师用药情况。

3. 用药前应检查血钠、甲状旁腺功能，用药期间定期监测血糖、血钾（用药第一周内）、血钠（尤其老年患者及肝硬化者）、血钙、尿酸、尿素氮及血压等。低盐饮食且与利尿剂（呋塞米、氢氯噻嗪等）合用时应监测血锂含量。

4. 对检验值的影响，如运动员兴奋剂检查试验呈阳性反应。

卡托普利
Captopril

【适应证】治疗各型高血压，可单独用药或与其他降压药（如利尿剂）合用。

【用法用量】口服，初始剂量每次 12.5mg，每天 2～3 次，按需要 1～2 周内增至每次 50mg，疗效仍不满意可加用其他降压药。老年人、肾功能不全（轻至中度），小剂量给药或减少给药次数，缓慢递增。

【操作要点】

1. 本品给药剂量须遵循个体化原则，并按照疗效调整剂量。

2. 开始使用本品前，应对患者体液和（或）钠盐丢失的状况进行纠正。

【不良反应】

1. 常见咳嗽、皮疹、心悸、心动过速、胸痛、味觉障碍。

2. 少见蛋白尿、眩晕、头痛、晕厥、血管神经性水肿、心率快而心律不齐、面部潮红或苍白。

3. 罕见白细胞减少、粒细胞减少、血清肝酶值升高、轻度血钾升高、血钠降低、发热及寒战等。

【应急措施】

1. 如出现面部、唇部、舌、声门及喉部水肿，应立即停药并进行严密监护，直至肿胀消失。喉部血管神经性水肿有致命危险，如果累及舌、声门或喉部，应迅速皮下注射 1∶1000 肾上腺素0.3～0.5ml 和（或）采取措施确保患者呼吸道畅通。

2. 如发生药物过量，立即停药，如药物摄入时间不长，可考虑使用活性炭。个别患者考虑催吐、洗胃。如出现明显低血压，立即静脉滴注 0.9% 氯化钠注射液扩容，同时可考虑使用血管升压药，纠正低血压症状，严重者采用血液透析清除。

【用药宣教】

1. 食物可减少本品的吸收，故宜于餐前 1 小时服药。

2. 合用利尿药、重度高血压、血液透析、严格限制钠盐摄入者初次用药可出现血压过低的情况，故宜从小剂量开始用药，并根据疗效酌情增加剂量。

3. 若与利尿药合用，建议使用呋塞米而不是氢氯噻嗪。如肾功能检查出现血尿素氮及肌酐增高，应告知医师，确定是否需要减量或停用利尿药。

4. 如检验发现蛋白尿增多，应告知医师，确定是否需要减量或停药。

5. 当出现血管神经性水肿（如面部、眼、舌、喉、四肢肿胀、吞咽或呼吸困难、声音嘶哑）或顽固性干咳时应立即停药。

6. 用药期间应定期检查白细胞计数及分类计数（初始 3 个月内每 2 周检查 1 次，此后定期检查，出现感染迹象随时检查）、尿蛋白（每月 1 次）及肝肾功能。本品与保钾利尿剂（螺内酯、氨苯蝶啶）、钾补充剂、环孢素及肝素等能增加血钾浓度的药物合用时应密切监测血钾水平。

7. 本品会造成严重的胎儿损伤，妊娠期妇女禁用。

8. 服药后可由于血压降低出现头晕、步态不稳等情况，故服药后禁止驾驶、操作机械及高空作业。

9. 本品可使尿醋酮试验呈假阳性，故试验前应告知护士及医师。

贝那普利

Benazepril

【适应证】用于治疗高血压。

【用法用量】

1. 未服用利尿药者初始推荐剂量为每次 10mg，每天 1 次，若疗效不佳，可加至每天 20mg，通常每隔 1～2 周应根据血压调整剂量 1 次。对某些在给药间隔末期可能出现降压作用减弱者，每天总剂量应均分为两次服用，或加用利尿剂。本品治疗高血压的每天最大推荐剂量为 40mg，分 1～2 次服用。

2. 若单独服用本品降压效果不满意，可加用另一种降压药。如果先前一直在使用利尿药，则在服用本品之前 2～3 天应暂停利尿剂的治疗，如果需要，可以在这之后继续。如果无法停止利尿剂的治疗，则本品初始剂量应降低为 5mg，以免出现血压过低。

3. 重度肾功能不全（Ccr＜30ml/min）者，初始剂量为每天5mg，必要时可加至每天10mg。若仍需进一步降压，可加用其他降压药。

4. 进行性慢性肾功能不全（CRI）者，建议长期用量为每次10mg，每天1次。

【操作要点】参见"卡托普利"。

【不良反应】

1. 常见头痛、晕眩、心悸、直立不耐受、潮红、咳嗽、上呼吸道感染症状、胃肠功能紊乱、皮疹、瘙痒、光敏反应、尿频及疲劳等。

2. 罕见血管神经性水肿、唇及面部水肿、失眠、紧张、感觉异常、嗜睡、症状性低血压、胸痛、心绞痛、心律失常、腹痛、腹泻、便秘、恶心、呕吐、胆汁淤积型肝炎、胆汁瘀滞性黄疸、天疱疮、关节炎、肌痛、血尿素氮升高及血清肌酐水平升高等。

3. 极罕见溶血性贫血、血小板减少症、味觉障碍、耳鸣、心肌梗死、胰腺炎、皮肤黏膜综合征及肾功能损伤等。

4. 上市后不良反应，有小肠血管神经性水肿、过敏样反应、高钾血症、粒细胞缺乏症、中性粒细胞减少及视觉损伤等。

5. 药物过量，会出现低血压，可能伴随电解质紊乱及肾功能衰竭。

【应急措施】参见"卡托普利"。

【用药宣教】

1. 食物不影响本品药效，故可在餐中或两餐间服用。

2. 参见"卡托普利"【用药宣教】部分2～9项。

依那普利

Enalapril

【适应证】用于治疗高血压。

【用法用量】

1. 口服，一般高血压初始剂量每天5～10mg，分1～2次服，根据血压水平逐渐增加剂量，一般有效剂量为每天10～20mg，每天最大剂量一般不宜超过 40mg，如疗效欠佳，可加用排钾利尿药。肾性或恶性高血压应从 2.5mg 开始给药，之后根据患者具体情况调整剂量至每天 20mg，分 1~2 次服用。

2. 肾功能不全者，Ccr < 30ml/min 时，初始剂量为每天 2.5mg，Ccr 为 30~80ml/min 时，为每天 5mg。

3. 透析患者透析日时的剂量为 2.5mg。

【操作要点】

1. 参见"卡托普利"。

2. 在使用 ACEI 类药物治疗过程中，使用某些高通量膜（如聚丙烯腈膜）进行透析时，可出现危及生命的类过敏样超敏反应，使用硫酸葡聚糖进行低密度脂蛋白分离过程中也可观察到同样的反应，应密切留意。

【不良反应】已证明一般情况下本品耐受性良好，大多数副作用均性质轻微而短暂，具体参见"贝那普利"，此外，本品不良反应较少见阳痿。

【应急措施】参见"卡托普利"。

【用药宣教】

1. 食物不影响本品药效，因此餐前、餐中或餐后服药均可。

2. 开始本品治疗前建议停用其他降压药物 1 周。恶性高血压或重度高血压不能较长时间停用降压药物者，应于停药后立即给予本品最小剂量并密切观察，每 24 小时剂量递增，直至达到疗效或达最大剂量。

3. 参见"卡托普利"

【用药宣教】部分 2~9 项。

赖诺普利

Lisinopril

【适应证】用于治疗高血压。

【用法用量】

1. 原发性高血压　初始剂量为 10mg，每天 1 次，一般常用量为 10~40mg，餐后服用，根据血压变化调整用量，最大剂量为 80mg。

2. 肾性高血压　推荐初始剂量为 2.5mg 或 5mg（低剂量开始），之后根据血压变化调整剂量。

3. 肾功能不全　根据 Ccr 调整剂量，Ccr 为 31～70ml/min 者，初始剂量每天 5～10mg；Ccr10～30ml/min 者为每天 2.5～5mg；Ccr<10ml/min 者为每天 2.5mg。之后根据血压变化调整剂量及给药次数，逐渐加量直至达到药效或达每天最大剂量 40mg。

【操作要点】

1. 参见"依那普利"。

2. 如出现下列情况，应对患者进行监护，并调整本品和/或利尿剂的剂量。

（1）无并发症的高血压患者用药后出现罕见症状性低血压。

（2）已有血容量减少者（如利尿剂治疗、限盐饮食、透析、腹泻或呕吐）用药后可能发生低血压。

（3）充血性心力衰竭者，无论是否伴肾功能不全，均会发生症状性低血压，重度心力衰竭者更易发生。

【不良反应】

1. 较常见头晕、头痛、咳嗽、恶心、乏力及嗜睡等。

2. 少见症状性低血压、直立性低血压、血管神经性水肿、晕厥、心悸、胸痛、周围性水肿、皮疹、皮炎、便秘、肝细胞性或胆汁淤积性肝炎、肝硬化、焦虑、失眠、感觉异常、尿量减少或无尿、肾功能不全、急性肾功能衰竭、关节痛、肌痛、哮喘及性功能障碍等。

3. 血尿素氮、血肌酐、血清肝酶值及血钾（轻度）升高等，血红蛋白及血细胞比容稍下降，蛋白尿。

【应急措施】　参见"卡托普利"。

【用药宣教】

1. 用药前应监测血压、血钠、血钾、总二氧化碳、血尿素氮及肌酐，并定期复查。肾功能障碍或白细胞缺乏者，最初 3 个月内应每 2 周检查白细胞计数及分类计数 1 次，此后定期检查。尿蛋白每月检查 1 次。

2. 伴肾功能减退的老年人应权衡利弊，谨慎用药。

3. 其他部分参见"卡托普利"。

福辛普利

Fosinopril

【适应证】用于治疗高血压。

【用法用量】口服，初始剂量10mg，每天1次，维持量每次10～40mg。如单用本品效果不佳，可加用利尿药。肝肾功能不全者及老年人不必调整剂量。

【操作要点】【不良反应】【应急措施】参见"赖诺普利"。

【用药宣教】

1. 诊断为以下情况的患者应进行住院治疗，严重心功能不全（Y小时AⅣ级）、不稳定型心功能不全、首剂存在低血压特殊危险如使用多种或高剂量利尿剂、高剂量血管扩张药、血容量减少、血钠过低（<130mmol/L）、已有低血压（收缩压<90mmHg）。

2. 其他部分参见"卡托普利。

培哚普利

Perindopril

【适应证】用于治疗高血压。

【用法用量】

1. 原发性高血压，起始剂量为每次4mg，每天1次。根据病情进展可于3～4周内逐渐增至每次8mg的最大剂量。

2. RAAS过度激活者（肾性高血压、钠和/或容量丢失、心脏失代偿或重度高血压）、正在服用利尿剂者，起始剂量为每次2mg，用药过程需严密监测。

3. 老年人，初始剂量为2mg，一个月后逐渐增加至4mg，如必要，可根据肾功能情况增加至8mg。

4. 肾功能不全者，Ccr>60ml/min者，每天4mg；为30～60ml/min者，每天2mg；为15～29ml/min者者，隔日2mg。

5. 透析，Ccr低于15ml/min，透析当日于透析后给药2mg。

【操作要点】参见"依那普利"。

【不良反应】参见"卡托普利"。

【应急措施】参见"依那普利"。

【用药宣教】

1. 食物影响本品药效，故建议每天清晨餐前服药。

2. 其他参加"依那普利"。

氯沙坦钾

Losartan Potasssium

【适应证】用于原发性高血压，可单用或与其他抗高血压药合用。

【用法用量】

1. 口服，通常起始剂量和维持量为每天 50mg，每天 1 次，用药后 3 ~ 6 周可达最大疗效。必要时剂量可加至每次 100mg。

2. 血容量不足者，初始剂量为每次 25mg，每天 1 次。

3. 肝功能不全者考虑使用较低剂量。

【操作要点】

1. 本品给药剂量应遵循个体化原则，按患者实际情况调整剂量。

2. 已用强心苷或利尿药的心力衰竭患者如存在水、钠缺失，宜纠正后再开始使用本品。

【不良反应】

1. 可见轻度短暂的头晕、头痛和剂量相关性体位性低血压，胃肠道不适。

2. 可能发生低血压，特别在血容量不足时；可能发生肾功能受损。

3. 罕见皮疹、血管神经性水肿、转氨酶升高。高血钾和肌痛初见报道。

4. 与 ACEI 相比，较少引起咳嗽。

【应急措施】

1. 如出现面部、唇部、舌头、声门及喉部水肿，应立即停药并进行严密监护，直至肿胀消失。喉部血管神经性水肿有致命危险，如果累及舌、声门或喉部，应迅速皮下注射 1∶1000 肾上腺素 0.3 ~ 0.5ml 和/或采取措施确保患者呼吸道畅通。

2. 药物过量时，应立即停药。如出现明显低血压，立即静脉滴注 0.9% 氯化钠注射液扩容，同时可考虑使用血管升压药，纠正低血压症状。

【用药宣教】

1. 本品药效不受食物影响，故餐前、餐后服药均可。

2. 当出现血管神经性水肿（如面部、眼、舌、喉、四肢肿胀、吞咽或呼吸困难、声音嘶哑）或顽固性干咳时应立即停药。

3. 用药前应检测基础电解质水平（血钠、血钾、总碳酸氢盐）、血尿素氮、血肌酐及尿液分析。肾功能障碍或白细胞缺乏者在用药最初 3 个月内应每 2 周检查白细胞计数及分类 1 次，此后定期检查。除此之外，患者用药期间应监测血压并每月检查 1 次尿蛋白。

4. 因降压作用，可能导致头晕、蹒跚，故用药期间不宜驾驶、操作机械或进行高空作业等。

缬 沙 坦
Valsartan

【适应证】 用于轻、中度原发性高血压。

【用法用量】 推荐剂量为 80mg，每天 1 次。用药 2 周内达确切降压效果，4 周后达最大疗效。每天最大剂量为 160mg，效果不佳时可加用其他抗高血压药。

【操作要点】 参见"氯沙坦钾"。

【不良反应】

1. 不常见眩晕、咳嗽、腹痛及疲劳等。

2. 还观察到以下不良反应：关节痛、无力、背痛、腹泻、头痛、失眠、性欲降低、恶心、水肿、咽炎、鼻炎、窦炎、上呼吸道感染及病毒感染等。

3. 上市后不良反应包括：血红蛋白减少、红细胞压积减少、中性粒细胞减少、血小板减少、超敏反应（包括血清病）、血清钾升高、血管炎、肝功能指标升高（包括血清胆红素水平升高）、血管神经性水肿、皮疹、瘙痒、肌痛、肾功能衰竭和肾功能受损及血清肌酐升高等。

【应急措施】参见"氯沙坦钾"。

【用药宣教】

1. 本品可以在进餐时或空腹服用。建议每天在同一时间用药（如早晨）。

2. 肝、肾功能受损患者使用本品需要加强监测。

3. 其他参见"氯沙坦钾"。

厄贝沙坦

Irbesartan

【适应证】用于原发性高血压及合并高血压的 2 型糖尿病肾病。

【用法用量】

1. 原发性高血压

（1）初始及维持剂量为每次 150mg，每天 1 次，饮食对服药无影响。每天极量为每次 300mg，效果不佳者可考虑合用其他抗高血压药。特别是进行血液透析和年龄超过 75 岁的患者，初始剂量可考虑用 75mg。

（2）75 岁以上的老年人推荐起始剂量为 75mg。

（3）血液透析者初始剂量为 75mg。

2. 合并 2 型糖尿病肾病的高血压　初始剂量每次 150mg，每天 1 次，之后增量至每次 300mg（推荐维持剂量）。

【操作要点】参见"氯沙坦钾"。

【不良反应】

1. 常见眩晕、恶心、呕吐、疲劳、血浆肌酸激酶水平明显增加、骨骼肌疼痛及高血钾等。

2. 偶见体位性头晕、体位性低血压、心动过速、水肿、潮红、咳嗽、腹泻、消化不良、胃灼热、性功能障碍及胸痛等。

3. 非常罕见皮疹、荨麻疹及血管神经性水肿等。

【应急措施】参见"氯沙坦钾"。

【用药宣教】

1. 进食不影响药物吸收，故本品可于餐前或餐后服药。

2. 肾功能不全者用药期间推荐对血清钾和肌酐定期监测。

3. 其他参见"氯沙坦钾"。

替米沙坦

Telmisartan

【适应证】用于原发性高血压。

【用法用量】初始剂量每次 40mg，每天 1 次。每天极量为每次 80mg，如效果不佳可合用其他抗高血压药物。轻或中度肝功能不全者，剂量不应超过每天 40mg。

【操作要点】

1. 因本品在疗程开始后 4～8 周才能发挥最大药效，因此若欲加大药物剂量时，应对此予以考虑。

2. 其他部分参见"氯沙坦钾"。

【不良反应】

1. 常见后背痛、胸痛、流感样症状、感染症状、眩晕、腹痛、腹泻、消化不良、胃肠功能紊乱、关节痛、腿痉挛、肌痛、上呼吸道感染、湿疹等。

2. 少见视觉异常、多汗、口干、胃肠胀气、腱鞘炎样症状、焦虑等。

3. 罕见腿部疼痛、血管源性水肿、血红蛋白下降、尿酸升高及低血糖等。

【应急措施】【用药宣教】参见"氯沙坦钾"。

坎地沙坦酯

Candesartan Cilexetil

【适应证】用于原发性高血压。

【用法用量】口服，每次 4～8mg，每天 1 次，必要时可增量至 12mg。

【操作要点】参见"氯沙坦钾"。

【不良反应】

1. 严重不良反应（发生率不明）包括：血管神经性水肿、休克、昏厥、失去意识、急性肾功能衰竭、高血钾、肝功能恶化、黄疸、粒细胞缺乏症、横纹肌溶解、间质性肺炎及低血糖症等。

2. 其他不良反应包括：过敏、头晕、蹒跚、心悸、发热、心房颤动、心脏期前收缩、恶心、呕吐、食欲不振、胃部不适、腹泻、口腔炎、味觉异常、贫血、乏力、水肿、蛋白尿、背痛、低钠血症、肌肉痛及咳嗽等。

3. AST、ALT、ALP、LDH、γ-GT 升高、白细胞减少、白细胞增多、嗜酸性粒细胞增多、血小板计数降低、BUN 与肌酐升高等。

【应急措施】参见"氯沙坦钾"。

【用药宣教】参见"氯沙坦钾"。

普萘洛尔
Propranolol

【适应证】

1. 作为二级预防，降低心肌梗死死亡率。

2. 用于高血压（单独或与其他抗高血压药合用）。

3. 用于劳累型心绞痛。

4. 控制快速性室上性心律失常、室性心律失常，特别是与儿茶酚胺有关或洋地黄引起心律失常。可用于洋地黄疗效不佳的房扑、房颤心室率的控制，也可用于顽固性期前收缩，改善患者的症状。

5. 减低肥厚型心肌病流出道压差，减轻心绞痛、心悸与晕厥等症状。

6. 配合 α 受体阻滞剂用于嗜铬细胞瘤患者控制心动过速。

7. 用于控制甲状腺功能亢进症的心率过快，也可用于治疗甲状腺危象。

【用法用量】

1. 高血压　口服，初始剂量 10mg，每天 3~4 次，可单独使用或与利尿剂合用。剂量应逐渐增加，日最大剂量 200mg。

2. 心绞痛　开始时 5~10mg，每天 3~4 次；每 3 天可增加 10~20mg，可渐增至每天 200mg，分次服。

3. 心律失常 每天 10～30mg，日服 3～4 次。饭前、睡前服用。

4. 心肌梗死 每天 30～240mg，日服 2～3 次。

5. 肥厚型心肌病 10～20mg，每天 3～4 次。按需要及耐受程度调整剂量。

6. 嗜铬细胞瘤 10～20mg，每天 3～4 次。术前用 3 天，一般应先用 α 受体阻滞剂，待药效稳定后加用普萘洛尔。

【操作要点】

1. 用量应个体化。

2. 本品血药浓度不能完全预示药理作用，故应根据心率、血压等临床征象指导用药，心动过缓（少于 50～55 次/分）时，不能再增加剂量。

3. 外科手术前是否需要停药存在争议，建议术前逐渐减量（但不能停药），直至手术进行，给予麻醉剂时需格外谨慎。

【不良反应】

1. 常见眩晕、神智模糊（尤见于老年人）、精神抑郁、反应迟钝、头昏（低血压所致）及心率过慢（＜50 次/分钟）等。

2. 较少见支气管痉挛、呼吸困难及充血性心力衰竭等。罕见发热、咽痛（粒细胞缺乏）、皮疹及出血倾向等。

3. 不良反应持续存在时，须格外警惕雷诺氏征样四肢冰冷、腹泻、倦怠、眼口或皮肤干燥、恶心、指趾麻木、异常疲乏等。

【应急措施】

1. 一旦发生严重不良反应，应立即停药，通知医生及时救治。

2. 药物过量

（1）一般情况下应尽快排空胃内容物，预防吸入性肺炎。

（2）心动过缓给予阿托品，慎用异丙肾上腺素，必要时需安置人工起搏器。

（3）室性期前收缩给予利多卡因或苯妥英钠。

（4）心力衰竭时给予吸氧、洋地黄类药物或利尿药。

（5）低血压时输液并给予升压药。

（6）抽搐时给予地西泮或苯妥英钠。

（7）支气管痉挛时给予异丙肾上腺素。

【用药宣教】

1. 本品可空腹服药或与食物同服。

2. 乙醇可减慢本品吸收速率，故用药期间不建议饮酒或含乙醇的饮料。

3. 首次用药需从小剂量开始，逐渐增加剂量并密切观察反应以免发生意外。

4. 充血性心力衰竭者（继发于心动过速者除外），须等心衰得到控制后方可使用本品。

5. 冠心病、甲状腺功能亢进及长期用药者不宜骤停本品，否则可出现严重不良反应。所有服用本品者，撤药时均须逐渐减量，至少经过 3 天，一般为 2 周，同时应尽可能限制体力活动。

6. 如用药过程中出现呼吸困难、乏力、心率加快及水肿等，应立即告知医师。

7. 服药期间应定期检查血常规、血压、心功能、肝、肾功能等。糖尿病患者应定期检查血糖。

8. 对诊断的干扰，肾功能不全者服用本品后，其代谢产物可蓄积于血中，使血清胆红素的重氮反应出现假阳性。

9. 本品可致眩晕及疲劳，故从事驾驶、机械操作及高空作业等需谨慎。

美托洛尔

Metoprolol

【适应证】用于治疗高血压、心绞痛、心肌梗死、肥厚型心肌病、主动脉夹层、心律失常、甲状腺功能亢进、心脏神经官能症等。近年来尚用于心力衰竭的治疗，此时应在有经验的医师指导下使用。

【用法用量】

1. 普通片剂　每次 25～50mg，每天 2～3 次，或每次 100mg，每天 2 次。

2. 缓释片（琥珀酸盐）　每次 47.5～95mg，每天 1 次。无效时可增加剂量或合用其他抗高血压药（推荐利尿剂及二氢吡啶类钙离子通道阻断药）。

3. 其他　重度肝功能不全、低血压及心动过缓者，考虑减量服药。

【操作要点】参见"普萘洛尔"。

【不良反应】

1. 常见疲劳、头晕、头痛、肢端发冷、心动过缓、腹痛、恶心、呕吐、腹泻及便秘等。

2. 少见胸痛、体重增加、心力衰竭暂时恶化、睡眠障碍、感觉异常、气促、支气管哮喘或支气管痉挛等。

3. 罕见多汗、脱发、味觉改变、可逆性肝功能异常、血小板减少、房室传导时间延长、心律失常、水肿、晕厥、梦魇、抑郁、焦虑、幻觉、皮肤过敏、光过敏、氨基转移酶升高、视觉损害及耳鸣等。

4. 可见血钾、脂蛋白等增高及血糖降低（糖尿病患者可能增高）等。

【应急措施】药物过量时，可给予活性炭，必要时进行洗胃，洗胃前应先给予阿托品，成人 $0.25 \sim 0.5mg$，儿童 $10 \sim 20\mu g/kg$。还可采取支持疗法及对症治疗，详见"普萘洛尔"。

【用药宣教】

1. 普通片剂应空腹服药。缓释片建议于早晨服药，用至少半杯液体送服，食物不影响药效，可掰开服用，但不能咀嚼或压碎后服用。

2. 支气管痉挛者需谨慎用药，应仅用小剂量，并及时加用 β_2 受体激动剂（如沙丁胺醇、特布他林等）。

3. 用于嗜铬细胞瘤时应先行使用 α 受体阻断药（酚妥拉明、哌唑嗪等）。

4. 其他参考"普萘洛尔"。

阿替洛尔

Atenolol

【适应证】用于治疗高血压、心绞痛、心肌梗死，也可用于心律失常、甲状腺功能亢进、嗜铬细胞瘤。

【用法用量】

1. 口服　每次 25mg，每天 1～2 次，可逐渐增量至每天 100mg。

2. 肾功能不全者　Ccr < 15ml/min 者，每天 25mg，Ccr 为 15～35ml/min 者，每天最多 50mg。

【操作要点】本品临床效应与血药浓度不完全平行，剂量调整应以临床效应为准。由于达到最佳降压效果需 1～2 周不等，故应观察一段时间之后再判断治疗效果。

【不良反应】

1. 心肌梗死患者最常见的不良反应为低血压和心动过缓。

2. 其他不良反应可有头晕、四肢冰冷、疲劳、乏力、肠胃不适、血小板减少症及干眼等。

3. 罕见直立性低血压、精神抑郁、脱发、银屑病状皮肤反应、银屑病恶化、视物模糊。

4. 其他可见血脂蛋白、血钾等增高，血糖降低（糖尿病患者可出现血糖升高），血尿素氮、尿酸等增高。

【应急措施】本品可经血液透析清除。余见"普萘洛尔"。

【用药宣教】

1. 避免在进食时服药。

2. 冠心病、甲状腺功能亢进及长期用药者不宜骤停本品，否则可出现严重不良反应。所有服用本品者，撤药时均须逐渐减量，至少经过 3 天，一般为 2 周，同时应尽可能限制体力活动。

3. 如用药过程中出现呼吸困难、乏力、心率加快及水肿等，应立即告知医师。

4. 服药期间应定期检查血常规、血压、心功能、肝、肾功能等。糖尿病患者应定期检查血糖。

比索洛尔

Bisoprolol

【适应证】用于治疗高血压、冠心病。

【用法用量】

1. 口服　某些患者（如支气管痉挛者）初始剂量宜为 2.5mg，一般初始剂量为每次 5mg，每天 1 次。如药效不佳，可增至每天 10～20mg。

2. 肾功能不全者　Ccr < 20ml/min 者，每天剂量不宜超过 10mg。

3. 重度肝功能不全者　每天剂量不宜超过 10mg。

【操作要点】

1. 用量应个体化，剂量应逐渐增加直至达到最佳降压效果。由于达到降压效果的时间不等，故应密切观察一段时间之后才能判断疗效。

2. 首次用药后，应于 4 小时内密切观察耐受情况，尤其是血压、心率、传导障碍及心力衰竭恶化迹象等。

【不良反应】

1. 常见心动过缓（于慢性心力衰竭患者中）。

2. 少见眩晕、头痛、慢性心力衰竭患者病情加重、肢端冷感或麻木、低血压（心力衰竭患者）、恶心、呕吐、腹痛、腹泻及便秘等。

3. 偶见抑郁、失眠、房室传导阻滞、心动过缓（高血压或心绞痛患者）、心力衰竭加重（高血压或心绞痛患者）、直立性低血压、支气管痉挛（有支气管哮喘或呼吸道阻塞病史者）、肌肉无力及肌肉痉挛等。

4. 罕见多梦、幻觉、视觉障碍、泪液分泌减少（使用隐形眼镜的患者应注意）、听觉损害、过敏性鼻炎、瘙痒、红斑、皮疹等皮肤过敏反应、肝酶升高、肝炎、糖耐量降低（糖尿病患者）、低血糖表现被掩盖（糖尿病患者）及甘油三酯水平升高等。

【应急措施】

1. 一旦发生严重不良反应，应立即停药，通知医生及时救治。

2. 药物过量的对症治疗

（1）心动过缓或传导阻滞　阿托品、异内肾上腺素或采用心脏起搏治疗。

（2）心力衰竭或低血压　强心药、升压药及补液治疗。

（3）支气管痉挛　β_2 受体激动剂和/或氨茶碱。

（4）低血糖　静脉给予葡萄糖。

（5）急性心力衰竭加剧　静脉给予利尿剂、正性肌力药及扩血管药物。

【用药宣教】

1. 本品宜于早晨用水整片（粒）送服，不应咀嚼，可与食物同服。

2. 用于嗜铬细胞瘤时应先行使用 α 受体阻断药（酚妥拉明、哌唑嗪等）。

3. 用药期间应定期监测心率、血压、心电图、胸片、肝功能、肾功能等，糖尿病患者应定期检查血糖。

4. 其他参见"阿替洛尔"。

卡维地洛
Carvedilol

【适应证】用于轻、中度原发性高血压。

【用法用量】

1. 初始剂量为每天 12.5mg，分 1~2 次服用，如耐受良好，以服药后 1 小时的立位收缩压为依据，以该剂量维持 7~14 天，之后根据谷浓度时的血压，必要时增至每天 25mg（甚至每天 50mg），每天 1~2 次，一般在 7~14 天内达到完全的降压作用。

2. 老年人，每次 10~12.5mg，每天 1 次，若疗效欠佳，可在间隔至少 2 周后增量至最大推荐量，每天 50mg，每天 1 次或分次服用，并密切观察。

3. 心率低于 55 次的心动过缓者须减量服用。

【操作要点】

1. 本品剂量必须个体化，给药剂量增加时需密切观察。

2. 嗜铬细胞瘤患者使用本品前，应先使用 α 受体阻断药。

3. 患者在用药期间出现一过性心力衰竭或水钠潴留加重，须增加利尿剂的剂量。有时则需减少本品给药剂量或暂时中止治疗。

4. 有支气管痉挛倾向的患者使用本品可能会发生呼吸道阻力增加，从而导致呼吸窘迫，因此在用药初始阶段及增加剂量期间应严密观察患者的呼吸情况，治疗中如发现任何支气管痉挛的症状均应及时减少本品用量。

5. 本品与维拉帕米及地尔硫草等钙离子通道阻断药或Ⅰ类抗心律失常药合用时，需严密监测患者的心电图和血压情况，并禁止静脉联用此类药物。

【不良反应】

1. 少见外周循环障碍（四肢发凉）、使原有间歇性跛行或有雷诺现象的患者症状加重、水肿、心绞痛、便秘及呕吐等。

2. 偶见轻度头晕、头痛、乏力、心动过缓、体位性低血压、腹痛、腹泻、恶心、皮疹、血清转氨酶改变、血小板减少、白细胞减少、四肢疼痛及眼干等。

3. 罕见抑郁、睡眠紊乱、感觉异常、晕厥、房室传导阻滞、心衰加重、鼻塞、荨麻疹、瘙痒、银屑样皮肤损害或使原有病情加重、口干、排尿障碍、性功能减退、视觉障碍及眼部刺激等。

4. 心力衰竭患者可出现头晕、不同部位不同程度的水肿，偶见体重增加及高胆固醇血症，剂量增加时，极少数出现完全性房室传导阻滞。偶可诱导有哮喘或呼吸困难倾向的患者发病。可使隐性糖尿病者出现临床症状，或使原有糖尿病患者病情加重。心衰和弥漫性心血管病变和/或肾功能不全者可能会进一步加重肾功能损害，个别出现肾功能衰竭。

【应急措施】药物过量时，患者取仰卧位，如药物摄入不久，可洗胃或催吐。如引发严重的窦性心动过缓时，给予硫酸阿托品（0.25～1mg）静脉注射，之后根据病情需要给予盐酸异丙肾上腺素（开始给药25μg缓慢静脉注射）或硫酸间羟异丙肾上腺素（0.5mg，缓慢静脉注射时）等β受体激动剂。如须加大β受体激动剂的剂量，应注意避免出现血压过低。本品半衰期较长，故严重中毒（出现休克症状）时，解毒剂必须持续时间足够长。

【用药宣教】

1. 服药时间与用餐时间无关，但充血性心力衰竭患者必须餐中服药，以减缓吸收，降低直立性低血压的发生频率。

2. 本品宜长期使用，所有用药患者均应避免突然停药，宜在1～2周以上的时间内逐渐停药且停药后2～3周内尽量减少体力活动，以免出现其他不良反应。

3. 本品可能会引起眼睛干燥，故戴隐形眼镜者应注意。

4. 本品可能影响驾驶及操作机械的能力，故用药期间驾驶、操作机械及高空作业等应谨慎。

拉贝洛尔

Labetalol

【适应证】用于多种类型高血压（尤其是高血压危象），包括伴心绞痛或心力衰竭史的高血压、伴冠心病高血压、妊娠高血压。

【用法用量】

1. 口服　每次100mg，每天2～3次，如效果不佳，可增至每次200mg，每天3～4次。极量为每天2400mg。

2. 静脉注射　每次25～50mg，以10%葡萄糖注射液20ml稀释，于5～10分钟内缓慢推注，如疗效不佳可于15分钟后重复1次，直至产生理想的降压效果。总剂量不应超过200mg。

3. 静脉滴注　每次50～200mg（嗜铬细胞瘤患者可能需300mg），以5%葡萄糖注射液或0.9%氯化钠注射液稀释至250ml，滴注速度为1～4mg/min，直至取得较好疗效。

【操作要点】

1. 用量必须个体化。

2. 静脉滴注本品时应控制滴速，以防降压过快。

【不良反应】偶有头晕、胃肠道不适、疲乏、感觉异常及哮喘加重等。个别患者可出现体位性低血压。药物过量会出现严重的直立性低血压及心动过缓。

【应急措施】参见"普萘洛尔"。

【用药宣教】

1. 静脉给药时患者应取卧位，注射完毕后静卧10～30分钟。

2. 少数患者可在服药后出现体位性低血压，因此给药剂量应逐渐增加。同时应避免突然停药，建议1～2周内逐渐停药。

3. 用药期间应监测血压、心电图，长期用药应定期检查肝功能及视力。

4. 本品对检验值的影响，代谢物可造成尿液儿茶酚胺和香草基杏仁酸（VMA）假性升高，本品可使尿中苯异丙胺试验呈假阳性。

乌拉地尔
Urapidil

【适应证】高血压危象（如血压急剧升高）、重度和极重度高血压以及难治性高血压，也可以用于控制围手术期高血压。

【用法用量】

1. 静脉注射　用 0.9% 氯化钠注射液、5% 或 10% 葡萄糖注射液、5% 果糖注射液稀释。

（1）一般剂量　每天 25～50mg。如剂量为 50mg，分 2 次给药，间隔 5 分钟。

（2）高血压危象、重度、极重度高血压及难治性高血压　缓慢静脉注射 10～50mg，监测血压变化，5 分钟内即可显示降压效果。如药效不佳，可重复用药。

（3）围手术期高血压　先缓慢静脉注射 25mg，2 分钟后如血压下降则改为静脉滴注维持，如血压无变化则再次注射 25mg，2 分钟后血压仍未改变则再注射 50mg。

2. 静脉滴注　用于高血压危象、重度和极重度高血压、难治性高血压，将本品 250mg 溶于合适的溶媒。如使用输液泵维持剂量，可加入本品注射液 20ml（相当于乌拉地尔 100mg），再用同样的溶媒稀释至 50ml。静脉滴注的最大药物浓度为 4mg/ml。滴注速度根据患者血压酌情调整。推荐初始速度为 2mg/min，维持速度为 9mg/h（若将 250mg 乌拉地尔溶解在 500ml 液体中，以 15 滴/分钟速度滴注）。静脉滴注或用输液泵输入应当在静脉注射后使用，以维持血压稳定。血压下降的程度由前 15 分钟内输入的药物剂量决定，然后以低剂量维持。

【操作要点】

1. 本品注射液为酸性性质，不能与碱性溶液混合，以免出现浑浊或絮状物。

2. 本品静脉给药时患者应取卧位，疗程一般不超过 8 天。

3. 若降压时并未最先使用本品，则应在使用本品之前间隔一段时间，使前者显示药效，必要时调整本品剂量，以免血压骤然下降引起心动过缓甚至停搏。

【不良反应】

1. 可能出现头痛、头晕、恶心、呕吐、出汗、烦躁、乏力、心悸、心律失常、上胸部压迫感及呼吸困难等。多为降压过快所致，通常在数分钟内即可消失，不必停药。

2. 少见过敏反应（如瘙痒、皮肤发红及皮疹等）。

【应急措施】发生严重低血压时，可抬高下肢，补充血容量。如无效，可缓慢静脉注射 α 受体激动剂，严密监测血压变化。个别患者需使用常规剂量及稀释的肾上腺素（100～1000μg）。

【用药宣教】

1. 乙醇可增强本品降压作用，故用药期间不宜饮酒或含乙醇的饮料。

2. 本品治疗期限一般不超过 7 天。

3. 老年人对本品敏感性难以预计，须慎用，且初始剂量宜低。

4. 本品可能影响患者驾驶或操作能力，故驾驶或操作机械时应谨慎。

特拉唑嗪

Terazosin

【适应证】用于轻至中度高血压的治疗，可与噻嗪类利尿剂或其他抗高血压药物合用，还可以在其他药物不适用或无效时单独使用。本品主要降低舒张压。

【用法用量】初始剂量为睡前服用 1mg，一周后可缓慢增加以达预期效果。常用维持剂量为每次 1～5mg，每天 1 次，每天极量为 20mg，未对 40mg 以上剂量进行研究。

【操作要点】在患者用药期间应定期监测血压，如给药 24 小时后降压效应变小，可以考虑每天 2 次的给药方案。

【不良反应】

1. 本品可引起明显的直立性低血压，特别是首次服药、最初几次用药及服药后突然停药时均可能出现眩晕。

2. 其他常见不良反应有头痛、头晕、口干、乏力、鼻塞、眼睑浮肿、颜面潮红、视物模糊、恶心及心悸等。

3. 偶见便秘、消化不良、胃肠胀气、呕吐、水肿、瘙痒、皮肤过敏反应、阴茎异常勃起及情绪不稳定等。

4. 还可见便秘、血细胞比容减少及白细胞计数减少等。

【应急措施】

1. 给药必须遵循个体化原则。

2. 虽然 α_1 受体阻滞剂引起的阴茎异常勃起极为少见，但处理不及时可导致永久性阳痿，须特别注意。

【用药宣教】

1. 除首次用药在睡前外，其他用药时间宜在早晨。

2. 如果用药中断数天，恢复用药时应从初始剂量重新开始。

3. 用药期间可能出现直立性低血压，故患者不宜突然从坐位或卧位站起来，出现低血压时应立即坐下或躺下，如出现头晕、心悸等不适症状应告知医师。

4. 用药期间不宜驾驶、操作机械或进行高空作业。

硝　普　钠

Sodium Nitroprusside

【适应证】用于高血压急症，如高血压危象、高血压脑病、恶性高血压、嗜铬细胞瘤手术前后阵发性高血压等的紧急降压，也可用于外科麻醉期间进行控制性降压。

【用法用量】

1. 用前将本品 50mg 溶解于 5ml 5% 葡萄糖注射液中，再稀释于 250～1000ml 的 5% 葡萄糖注射液中，在避光输液瓶中静脉滴注。

2. 初始剂量为每分钟按体重 0.5μg/kg，根据患者实际情况以 0.5μg/（kg·min）递增，常用速率为 3μg/（kg·min），最大给药速率为 10μg/（kg·min），每天总量不超过 3.5mg/kg。

【操作要点】

1. 本品可引起血压急剧下降，故用药期间应持续监测血压。

2. 由于本品可代谢为氰化物，为避免出现氰化物中毒，以最大给药速率 $10\mu g/$（kg·min）滴注不得超过 10 分钟，且用药过程中应监测酸碱平衡、静脉血氧浓度，同时严密观察氰化物中毒指征。

3. 本品对光敏感，溶液稳定性较差，故应现用现配并迅速将输液瓶用黑纸或铝箔包裹避光。新配溶液为淡棕色，如变为暗棕色、橙色或蓝色，应弃去。溶液的保存与应用不应超过 24 小时，溶液内不宜加入其他药品。

4. 本品溶液只可慢速静脉滴注，禁止直接推注。最好使用微量输液泵，可以精确控制给药速度，从而减少不良反应的发生。

5. 药液有局部刺激性，谨防外渗，推荐作中心静脉滴注。

6. 麻醉中控制性降压时，应先纠正贫血或低血容量。

7. 长期用药者应置于重症监护室内，撤药时应给予口服降压药巩固疗效。

8. 如以 $10\mu g/$（kg·min）的滴速静脉滴注本品 10 分钟而药效仍不满意，应考虑停药，改用或加用其他降压药。

9. 用药过程中偶可出现明显耐药性，此应视为氰化物中毒的先兆征象，此时减慢滴速，即可消失。

【不良反应】

1. 短期应用适量不致发生不良反应。毒性反应主要由其代谢产物（氰化物和硫氰酸盐）引起。

（1）硫氰酸盐中毒或超量时，可出现运动失调、视物模糊、谵妄、眩晕、头痛、意识丧失、恶心、呕吐、耳鸣、气短。停止给药可好转。

（2）氰化物中毒或超量时，可出现反射消失、昏迷、心音遥远、低血压、脉搏消失、皮肤粉红色、呼吸浅、瞳孔散大。应停止给药并对症治疗。

2. 血压降低过快过剧易出现眩晕、大汗、头痛、肌肉颤搐、神经紧张或焦虑、烦躁、胃痛、反射性心动过速或心律不齐，症状的发生与静脉给药速度有关，与总量关系不大。减量给药或停止给药可好转。

3. 麻醉期间控制性降压时突然停药（尤其是血药浓度较高时）可能发生反跳性血压升高。

4. 其他不良反应有光敏感反应（与疗程及剂量有关，表现为皮肤石板蓝样色素沉着，停药后 1~2 年才渐退）、过敏性皮疹（停药后消退较快）等。

【应急措施】

1. 一旦发生严重不良反应，应立即停药，通知医生及时救治。

2. 药物过量

（1）血压过低 减慢滴速或暂时停药；

（2）氰化物中毒 吸入亚硝酸异戊酯或静脉滴注亚硝酸钠（或硫代硫酸钠）。

【用药宣教】

1. 用药前后及用药期间应监测血压、心率，肾功能不全且本品应用超过 48~72 小时者，每天须测定血浆中氰化物或硫氰酸盐的浓度，保持硫氰酸盐不超过 100μg/ml，氰化物不超过 3μmol/ml，急性心肌梗死者应用本品时须测定肺动脉舒张压或楔嵌压。

2. 本品对诊断的干扰，如用药期间血二氧化碳分压、pH 值、碳酸氢盐浓度可能降低，血浆氰化物、硫氰酸盐浓度可能因本品代谢后产生而增高。

3. 老年人使用本品时须注意因年龄增大导致的肾功能减退对本品排泄的影响，老年人对降压反应也比较敏感，故用量宜酌减。

米诺地尔

Minoxidil

【适应证】用于顽固性高血压及肾性高血压，为二、三线抗高血压药。

【用法用量】口服，初始剂量每次 2.5mg，每天 2 次，以后每 3 天剂量加倍，逐渐增至起效，维持剂量每天 10~40mg，单次或分次服用。每天极量为 100mg。

【操作要点】长期使用米诺地尔，可能会有一种副作用，即身上体毛可能会随着药物的持续使用而略有增多，比如手臂汗毛。但一般在可接受范围之内。

【不良反应】

1. 常见反射性交感兴奋（心率加快、心律失常、皮肤潮红）、水钠潴留（体重增加、下肢水肿）、毛发增生（以脸、臂及背部较显著，常在用药后 3～6 周内出现，停药 1～6 个月后消退。）

2. 较少见心绞痛、胸痛（心包炎）、头痛（血管扩张所致）。

3. 少见过敏反应、皮疹、瘙痒、恶心、男性乳房增大及女性月经失调等。

4. 偶有 T 波倒置、心包积液及心室颤动等。

【应急措施】

1. 如出现因水钠潴留导致的体重增加、下肢水肿，可给予呋塞米等袢利尿剂，如出现反射性交感兴奋引起的心动过速，可加用一种 β 受体阻滞剂。出现心包积液应立即停药。

2. 药物过量时，适当扩容（如静脉注射 0.9% 氯化钠注射液）以纠正低血压症状，危重时（心动过速）可给予去氧肾上腺素或多巴胺，不宜使用去甲肾上腺素或肾上腺素，避免过度兴奋心脏。

【用药宣教】

1. 用药期间应定期检查血压及体质量。

2. 突然停药可导致血压反跳，故宜逐渐撤药。

第七节　抗休克药及抢救药

肾上腺素

Adrenaline

【适应证】用于因支气管痉挛所致严重呼吸困难，可迅速缓解药物等引起的过敏性休克症状，为各种原因引起的心脏骤停进行心肺复苏的主要抢救用药。

【用法用量】

1. 抢救过敏性休克　皮下或肌内注射 0.5～1mg，也可 0.1～0.5mg 本品缓慢静脉注射（以 0.9% 氯化钠注射液稀释到 10ml），如疗效欠佳，可改用 4～8mg 静脉滴注（溶于 5% 葡萄糖注射液 500～1000ml 中）。

2. 抢救心脏骤停　0.25～0.5mg 本品以 0.9% 氯化钠注射液 10ml 稀释后静脉注射，同时进行心脏按压、人工呼吸及纠正酸中毒。

【操作要点】

1. 本品遇氧化物、碱类、光线及热均可分解变色，贮存时应注意；其水溶液露置于空气及光线中即分解变为红色，不宜再用。

2. 本品与华法林、玻璃酸酶及新生霉素等存在配伍禁忌。

3. 用 1mg/ml 本品做心内或静脉注射前必须稀释，由于本品可使血管剧烈收缩而导致组织坏死，故不推荐动脉内注射，同时，注射时必须轮换部位。

4. 用于过敏性休克时，应注意同时补充血容量。

5. 长期或过量用药可产生耐药性，停药数日后再次使用，药效可恢复。

6. 患者持续存在头痛、焦虑不安、烦躁、失眠、面色苍白、恐惧、眩晕、震颤、多汗、心跳异常增快及沉重感时应引起注意。

【不良反应】

1. 常见心悸、焦虑、烦躁、出汗、皮肤苍白及震颤等，用药局部可出现水肿、充血、炎症，偶见血糖及血清乳酸水平升高。

2. 剂量过大、皮下注射误入血管或静脉注射速度加快：可引起血压骤升，甚至有诱发脑出血的危险，也可引起心律失常、心室颤动，严重者可致死。

【应急措施】　一旦发生严重不良反应，应立即停药，通知医生及时救治。

【用药宣教】

1. 用药期间应密切监测血压、心率与心律变化，多次使用时还应监测血糖。

2. 妊娠期妇女剖宫产麻醉过程中，当母体血压超过 130/80mmHg 时不宜使用本品，其他情况应权衡利弊，谨慎用药。

3. 老年人对药物敏感性增加，故应权衡利弊，谨慎用药。

去甲肾上腺素
Noradrenaline

【适应证】用于治疗急性心肌梗死、体外循环等引起的低血压；对血容量不足所致的休克、低血压或嗜铬细胞瘤切除术后的低血压，本品作为急救时补充血容量的辅助治疗，也可用于椎管内阻滞时的低血压及心跳骤停复苏后血压维持。

【用法用量】本品可用 5% 葡萄糖注射液、5% 葡萄糖氯化钠注射液稀释。初始以 8～12μg/min 的速度滴注，调整滴速以使血压升到理想水平，维持量为 2～4μg/min，必要时可加量，但需注意保持或补足血容量。

【操作要点】

1. 本品不宜长期静脉滴注，否则应定期更换部位，并在滴注前对受压部位采取措施，减轻压迫（如垫棉垫）。

2. 注意对其他拟交感胺类药物过敏者，对本品也可能过敏。

3. 本品遇光变色，应注意避光贮存，如药液呈棕色或出现沉淀，不宜再用。

4. 本品与偏碱性药物配伍会失效、在碱性溶液中与含铁离子杂质的药物（谷氨酸钠、乳酸钠等）配伍会变成紫色，同时药效减弱。

5. 本品溶媒不宜选用氯化钠注射液。

6. 本品不宜皮下或肌内注射，静脉滴注部位应在前壁静脉或股静脉并按需调整，儿童应选粗大静脉给药并定期更换给药部位。

7. 如本品与全血或血浆合用，需分别输注或用 Y 形管连接两个容器输注。

8. 低血压伴低血容量时，应在补足血容量后再使用本品，紧急状况下可先用或合用本品。

9. 静脉给药须防止药液渗漏出血管外，用药过程中注意监测血压，调整滴速，以维持血压在正常范围内。

10. 患者持续出现焦虑不安、苍白、头痛、眩晕、心悸及失眠时应引起注意。

11. 不宜骤然停药，以免出现血压下降。

12. 本品现已不作为休克的首选治疗药物，且在休克中的应用仅为暂时措施。

【不良反应】

1. 药液外漏可引起局部组织坏死，罕见但严重的不良反应包括静脉滴注时沿静脉径路皮肤发白、注射局部皮肤破溃、皮肤紫绀、发红及严重眩晕。

2. 其他不良反应包括尿闭、急性肾功能衰竭、缺氧、酸中毒、头痛、不安、寒战、皮疹、面部水肿、停药后血压突然下降、心律失常等。

3. 药物过量时会出现严重头痛、高血压、心率缓慢、呕吐及抽搐等。

【应急措施】

1. 一旦发生严重不良反应，应立即停药，通知医生及时救治。

2. 药液外渗需给予甲磺酸酚妥拉明 5～10mg（以 10～15ml 0.9% 氯化钠注射液稀释），迅速在外漏处做局部浸润注射，12 小时内可能有效，为防止组织的进一步损伤，可在含本品的每 1L 溶液中加入酚妥拉明 5～10mg。

3. 静脉滴注沿途皮肤苍白或已出现缺血性坏死，应给予血管扩张药，同时尽快热敷并给予普鲁卡因大剂量封闭，同时更换滴注部位。

【用药宣教】

1. 用药过程中必须监测动脉压（开始每 2～3 分钟监测 1 次，血压稳定后每 5 分钟 1 次，一般患者采用间接法测血压，危重者直接动脉内插管测量）、尿量及心电图，必要时监测中心静脉压、肺动脉压、肺毛细血管楔压。

2. 老年人长期或大量用药，可使心排血量降低，应谨慎。

多巴胺

Dopamine

【适应证】用于心肌梗死、创伤、内毒素败血症、心脏手术、肾功能衰竭及充血性心力衰竭等引起的休克综合征，还可用于补充血容量后休克仍不能纠正者，尤其有少尿及周围血管阻力正常或较低的休克。

【用法用量】本品需用5%葡萄糖注射液稀释。

1. 一般情况　静脉滴注，初始剂量 $1 \sim 5\mu g/(kg \cdot min)$，10分钟内以 $1 \sim 4\mu g/(kg \cdot min)$ 速度递增，直至疗效满意。

2. 慢性顽固性心力衰竭　初始剂量 $0.5 \sim 2\mu g/(kg \cdot min)$，之后逐渐加量直至尿量增加，多数患者给予 $1 \sim 3\mu g/(kg \cdot min)$ 即可生效。

3. 闭塞性血管病变　初始剂量 $1\mu g/(kg \cdot min)$，逐增至 $5 \sim 10\mu g/(kg \cdot min)$，直至 $20\mu g/(kg \cdot min)$，以达到最满意效应。

4. 休克　初始剂量 $5\mu g/(kg \cdot min)$，逐渐增至 $5 \sim 10\mu g/(kg \cdot min)$，极量为 $20\mu g/(kg \cdot min)$，停药时逐渐减量，避免再发生低血压。

5. 危重患者　先按 $5\mu g/(kg \cdot min)$ 滴注，然后以 $5 \sim 10\mu g/(kg \cdot min)$ 递增至 $20 \sim 50\mu g/(kg \cdot min)$，以达到满意效应；或本品20mg加入5%葡萄糖注射液 $200 \sim 300ml$ 中静脉滴注，开始滴速为 $75 \sim 100\mu g/min$，之后根据血压情况，可加快速度和加大浓度，但极量为 $500\mu g/min$。

【操作要点】

1. 对其他拟交感胺类药物高度敏感者，也可能对本品过敏。

2. 本品不宜与碱性药物配伍。

3. 静脉滴注前必须稀释本品，稀释液的浓度取决于剂量及个体需要的液量，若不必扩容，浓度可为 $0.8mg/ml$，如有液体潴留，为 $1.6 \sim 3.2mg/ml$，中、小剂量本品对周围血管阻力无作用，用于处理低心排血量引起的低血压，较大剂量则用于提高周围血管阻力以纠正低血压。

4. 宜选用粗大的静脉作静脉注射或静脉滴注，以防药液外溢，产生组织坏死，如发现输注部位皮肤变色，应立即更改静脉注射或静脉滴注部位。

5. 静脉滴注时应控制滴速，休克纠正后即应减慢滴速，如遇周围血管过度收缩而引起舒张压不成比例升高以致脉压减小或出现尿量减少、心率加快甚至心律失常时，应减慢滴速或暂停用药。

6. 如静脉滴注本品后血压继续下降或经调整剂量仍持续低血压，应停用多巴胺，改用更强的血管收缩药。

7. 突然停药可产生严重低血压，故停用时应逐渐递减。

【不良反应】常见胸痛、呼吸困难、心悸、心律失常及全身软弱无力感，少见心动过缓、头痛、恶心及呕吐等，长期大剂量给药或小剂量用于外周血管病者可出现手足疼痛或手足发凉，外周血管长时期收缩可导致局部坏死或坏疽，药物过量时可出现血压升高，此时应停药。

【应急措施】

1. 如发生药液外溢，可用 5～10mg 酚妥拉明稀释后在注射部位作浸润注射。

2. 药物过量时，减慢滴速或停药，必要时给予 α 受体阻断药。

【用药宣教】

1. 用药期间应定期监测血压、心电图、心率、心律及尿量等。

2. 在滴注本品时须进行血压、心排血量、心电图及尿量的监测。

多巴酚丁胺

Dobutamine

【适应证】用于器质性心脏病时心肌收缩力下降引起的心力衰竭，也用于心脏外科手术后所致的低排血量综合征，作为短期支持治疗。

【用法用量】静脉滴注，将本品以 5% 葡萄糖注射液或 0.9% 氯化钠注射液稀释后，以 2.5～10μg/(kg·min) 滴速给药，极量为 15μg/(kg·min)，低于此剂量时，心率及周围血管阻力基本无变化，但仍需注意过大剂量可能加速心率并产生心律失常。

【操作要点】

1. 本品存在交叉过敏反应，对其他拟交感药物过敏者对本品也可能敏感。

2. 本品不宜与碳酸氢钠等碱性溶液及其他含有焦亚硫酸钠的制剂配伍。

3. 本品配好的溶液必须于 24 小时内使用，药液可能会变为浅红色，且颜色会随时间而加深，但在贮存期内对药效无明显影响。

4. 本品半衰期短，必须以连续静脉滴注的方式给药，但不必给予负荷剂量或大剂量快速注射。

5. 药液浓度不得超过 5mg/ml，用药前应先补充血容量，停药时应逐渐减量。

【不良反应】可有心悸、恶心、头痛、胸痛及气短等，如出现剂量相关性收缩压升高（多数 10～20mmHg，少数 50mmHg 甚至更高）及心率增快（多数增加 5～10 次/分，少数增加 30 次/分）者，应减量或暂停用药。

【应急措施】药物过量时，立即停药，给予气管插管并迅速采取复苏措施，给予普萘洛尔或利多卡因控制严重的快速性室性心律失常，出现高血压时应减小剂量或停止治疗，密切监测患者生命体征、血气分析及血清电解质等，如药物通过胃肠道吸收，给予活性炭，且在一定时间内重复给药。

【用药宣教】用药期间应定时或连续监测心电图、血压、心率、心律、心排血量及血清钾浓度，必要或可能时监测肺动脉楔压。

第八节　治疗肺动脉高压药

伊洛前列素
Lloprost

【适应证】治疗中度原发性肺动脉高压。

【用法用量】

1. 常用量　初始剂量每次 2.5μg，每天 6~9 次，每次吸入时间 5~10 分钟，两次给药间隔时间不小于 2 小时，之后可根据患者病情将剂量增至每次 5μg。

2. 肝功能不全　每次 2.5μg，两次给药间隔至少 3 小时（每天最多给药 6 次），之后根据患者情况可相应缩短给药间隔，每次极量为 5μg。

【操作要点】用药前应明确患者收缩压，低于 85mmHg 者不得使用本品。

【不良反应】最常见血管扩张、头疼及咳嗽加重，常见胃肠道反应、口腔开合困难、晕厥及血肿等。

【应急措施】一旦发生严重不良反应，应立即停药，通知医生及时救治。

【用药宣教】

1. 用药期间应密切监测血压、心率。

2. 告知患者，必须使用说明书中推荐的雾化器盛装本品，为了避免全身性副作用，4 分钟内吸入本品不得超过 5μg，吸入本品时推荐使用装有过滤器或吸入触发装置的雾化器，并保持房间的良好通风。

3. 告知患者，每次吸入药物之前，应将打开包装的本品全部移至雾化器内，每次吸入未用完的药液必须弃去。

4. 告知患者，本品不可接触皮肤及眼睛，且禁止口服。

波 生 坦

Bosentan

【适应证】用于 WHO Ⅲ级或Ⅳ级原发性肺动脉高压或由硬皮病引起的肺高压。

【用法用量】

1. 常用量　初始剂量每次 62.5mg，每天 2 次，4 周后可增加至维持剂量 125mg，每天 2 次，可在进食前后，早、晚服用本品。

2. 老年人　酌情减量。

【操作要点】

1. 如果患者收缩压低于 85mmHg，须慎用本品。

2. 目前尚无突然中止使用本品的经验，故为了避免临床突然恶化，应紧密监视患者，在停药前的 3～8 天应将剂量减至一半。

【不良反应】常见不良反应包括胃肠道、心血管、呼吸系统、肌肉骨骼系统、泌尿生殖系统及神经系统不良反应。

【应急措施】一旦发生严重不良反应，应立即停药，通知医生及时救治。

【用药宣教】

1. 使用本品前及开始使用后第 1、3 个月应检查血红蛋白水平，之后每 3 个月检查 1 次。

2. 用药期间应监测患者体液潴留症状。

3. 本品可能造成肝损害，用药前应进行肝功能检查，肝功能不良者不建议使用。患者用药期间每月应进行 1 次肝功能检查。每月肝功能检查（AST/ALT）标准如下。

（1）3 倍正常值上限＜AST/ALT≤5 倍正常值上限，降低剂量或暂停用药，之后每 2 周检查 1 次 AST/ALT，若恢复至治疗前浓度可恢复用药。

（2）5 倍正常值上限＜AST/ALT≤8 倍正常值上限，暂停用药，之后每 2 周检查 1 次 AST/ALT，若恢复至治疗前浓度可恢复用药。

（3）AST/ALT＞8 倍正常值上限，建议停药。

（4）AST/ALT 上升伴随胆红素上升至 2 倍正常值上限，或有肝损害症状出现，应停药，重新开始治疗时应从低剂量开始，并在 3 天内再检测 AST/ALT。

第九节　其他心血管系统药物

辅酶 Q10
Coenzyme Q10

【适应证】用于心血管疾病（如病毒性心肌炎、慢性心功能不全及肝炎的辅助治疗，也用于癌症的综合治疗，减轻放疗、化疗等引起的某些不良反应。

【用法用量】　每次 10mg，每天 3 次，餐后服用。

【操作要点】　可出现恶心、胃部不适、食欲减退，但不必停药。偶见荨麻疹及一过性心悸。

【不良反应】　可有胃部不适、食欲减退、恶心、腹泻、心悸，偶见皮疹，药物过量可出现无症状性氨基转移酶升高。

【应急措施】　一旦发生严重不良反应，应立即停药，通知医生及时救治。

【用药宣教】

1. 妊娠期及哺乳期妇女用药的安全性尚不明确，应权衡利弊，谨慎用药。

2. 未进行儿童及老年人用药安全性相关试验，应权衡利弊，谨慎用药。

3. 本品用药期间同时使用其他药物者，应详细告知医师，并遵医嘱用药。

前列地尔

Alprostadil

【适应证】

1. 治疗慢性动脉闭塞症（血栓闭塞性脉管炎、闭塞性动脉硬化症等）引起的四肢溃疡及微小血管循环障碍引起的四肢静息疼痛，改善心脑血管微循环障碍。

2. 脏器移植术后抗血栓及动脉导管依赖性先天性心脏病的相关治疗。

【用法用量】　1～2ml 本品，溶于 10ml 0.9% 氯化钠注射液（或 5% 葡萄糖注射液）中缓慢静脉注射，或直接入小壶缓慢静脉滴注，每天 1 次。

【操作要点】

1. 本品注射液需现用现配，稀释后应于 2 小时内使用，24 小时内用完，剩余药液不得再用。

2. 本品禁止与血浆增溶剂（右旋糖酐、明胶制剂等）混合。

3. 本品治疗 3 周后应评估疗效，如不再起效，应停药，疗程不得超过 4 周。

【不良反应】可见腹泻、腹胀、头晕、头痛，偶见四肢疼痛、浮肿、过敏反应、心衰加重、胃肠道不适、肺水肿、面部潮红、心悸、血压下降、嗜酸细胞增多、白细胞减少及休克等，注射部位偶见血管炎、发红、发硬及瘙痒等。

【应急措施】一旦发生严重不良反应，应立即停药，通知医生及时救治。

【用药宣教】

1. 用于治疗慢性动脉闭塞症及微小血管循环障碍者，由于本品为对症治疗，故停止给药后，有再复发的可能性。

2. 本品用药期间应监测肝功能、体温及白细胞变化。

第六章　呼吸系统用药

第一节　概述

一、疾病概况

呼吸系统疾病是一种常见病、多发病，可由多种病因所致，以感染最常见，其他致病因素有大气污染、吸烟、变态反应、创伤及肿瘤等。包括感冒、气管炎、支气管炎、肺气肿、肺心病、肺炎、哮喘等等，一年四季中均可发病，尤以冬春季节为甚。

二、临床特点

1. 咳嗽　是从呼吸道清除分泌物或其他异物的一种突发性动作，是保护机体免受损害的正常生理反射。当痰液与异物被清除后，咳嗽会自然缓解，因此，一般情况下不应轻易使用镇咳药。但是，强烈频繁的咳嗽不仅使患者感到不适与痛苦，还会影响患者的休息与睡眠，甚至引起其他并发症，在这种情况下就有必要采用镇咳治疗措施。

2. 咳痰　在急性呼吸道感染或慢性炎症的病理情况下，痰液可显著增加并滞留于呼吸道内。这一方面可加剧咳嗽，甚至导致气道阻塞；另一方面还易于引起继发性感染。因此，促进积痰排出是治疗呼吸系统疾患的重要措施之一。

3. 哮喘　支气管哮喘是呼吸系统变态反应性疾病，可由多种原因引起，突出的表现是发作性呼气性呼吸困难，伴肺部广泛性哮鸣音。其发病与支气管对各种刺激的反应性增强，自主神经功能障碍，变态反应和肥大细胞、嗜酸粒细胞释放过敏递质等因素密切相关。

4. 呼吸困难 感觉呼吸费力，呼吸次数增多，动作快而幅度加大，呼吸困难可表现在呼吸频率、深度及节律改变等方面。按其发作快慢分为急性、慢性和反复发作性。按呼吸周期可分为吸气性和呼气性呼吸困难。急性气促伴胸痛常提示肺炎、气胸和胸腔积液。肺血栓栓塞症常表现为不明原因的呼吸困难。左心衰竭患者可出现夜间阵发性呼吸困难。慢性进行性气促见于慢性阻塞性肺疾病、弥散性肺纤维化疾病。

5. 胸痛 肺和脏层胸膜对痛觉不敏感，肺炎、肺结核、肺血栓栓塞症、肺脓肿等病变累及壁层胸膜时，方发生胸痛。胸痛伴高热，考虑肺炎。肺癌侵及壁层胸膜或骨，出现隐痛，持续加剧，乃至刀割样痛。突发性胸痛伴咯血和（或）呼吸困难，应考虑肺血栓栓塞症。胸膜炎常在胸廓活动较大的双（单）侧下胸痛，与咳嗽、深吸气有关。自发性气胸可在剧咳或屏气时突然发生剧痛。

三、预防

1. 戒烟，也要远离二手烟。
2. 注意保暖，预防感冒，在流感流行季节到来之前，接种流感疫苗。
3. 早睡早起，保证充足睡眠。
4. 适当参加体育锻炼。

四、治疗原则

1. 一般治疗 休息，加强营养，预防感染，吸氧。
2. 对症治疗/药物治疗
（1）抗感染治疗 使用广谱抗生素或联合用药
（2）抗结核治疗 早期、联合、适量、规律、全程。
（3）抗休克 扩容，使用血管活性药物。
（4）控制咯血 垂体后叶素。
（5）其他 解热、止咳、平喘、祛痰。纠正酸碱平衡失调。

第二节　镇咳药

右美沙芬

Dextromethorphan

【适应证】用于支气管哮喘、上呼吸道感染、肺炎、肺结核等引起的咳嗽。

【用法用量】口服，每次 15～30mg，每天 3～4 次。

【操作要点】不可合用单胺氧化酶抑制剂，曾有发生高热和致死的报道。

【不良反应】

1. 常见胃肠道紊乱、亢奋、头晕及头痛等。少见恶心、呕吐、口渴、便秘等。偶见轻度嗜睡、ALT 轻度升高、皮疹及呼吸抑制等。

2. 大剂量给药可出现意识模糊、精神错乱及呼吸抑制。

3. 药物过量可出现嗜睡、共济失调、惊厥、癫痫发作等。

【应急措施】患者服药过量应立即给予吸氧、静脉输液及排除胃内容物等，必要时静脉注射盐酸纳洛酮 0.005mg/kg，癫痫发作可给予短效巴比妥类药物。

【用药宣教】

1. 乙醇可增强本品镇静及对中枢的抑制作用，故用药期间不宜饮酒。

2. 用药期间患者应避免高空作业、驾驶车辆、机械作业及操作精密仪器等。

3. 用药 7 天如症状未缓解，请咨询医师或药师。

喷托维林

Pentoxyverine

【适应证】用于急、慢性支气管炎等多种原因引起的无痰干咳。

【用法用量】口服，每次 25mg，每天 3～4 次。

【不良反应】

1. 偶可致轻度头晕、头痛、眩晕、口干、嗜睡、恶心、便秘、腹胀、腹泻及皮肤过敏等。

2. 药物过量可出现阿托品样中毒反应。

【应急措施】当患者出现药物过敏、呼吸功能不全、心力衰竭、尿潴留及阿托品样中毒反应时立即通知医生并配合抢救。

【用药宣教】

1. 告知患者药品性状发生改变时禁止服用。

2. 用药后可能出现嗜睡，故用药期间禁止驾驶、高空作业、操作机械及精密仪器。

3. 痰多患者如必须服用本品，应与祛痰药联用。

第三节　祛　痰　药

溴　己　新
Bromhexine

【适应证】用于慢性支气管炎、哮喘、支气管扩张、矽肺等痰液黏稠不易咳出的患者。

【用法用量】口服，每次 8～16mg，每天 3 次；肌内/静脉注射，每次 4mg，每天 8～12mg；静脉滴注，每次 4mg，每天 8～12mg。

【操作要点】静脉滴注时用葡萄糖注射液稀释。

【不良反应】

1. 轻微不良反应包括头痛、头晕、恶心、呕吐、胃部不适、腹痛、腹泻，减量或停药后可消失。可见血清氨基转移酶一过性升高。

2. 严重不良反应包括皮疹、遗尿。

【应急措施】患者出现皮疹、遗尿情况时通知医生处理。

【用药宣教】告知患者本品片剂应于餐后服用。

氨　溴　索
Ambroxol

【适应证】用于急、慢性呼吸系统疾病（如急慢性支气管炎、哮喘性支气管炎、支气管哮喘、支气管扩张及肺结核等）引起的痰液黏稠、咳痰困难。

【用法用量】

1. 口服　片剂每次 30～60mg，每天 3 次，长期服药者可减为每天 2 次；口服溶液每次 60mg，每天 2 次。

2. 静脉注射　用 5% 葡萄糖注射液或 0.9% 氯化钠注射液溶解后，缓慢静脉注射，每次 15mg，每天 2～3 次，病情严重者可增至每次 30mg。

3. 肾功能不全者及严重肝脏疾病者　应减量或延长两次服药的时间间隔。

【操作要点】

1. 禁止与其他药物在同一容器内混放，注意配伍用药，应特别注意避免与头孢类抗生素、中药注射剂等配伍应用。

2. 由于氨溴索在 pH > 6.3 的溶液中可能会出现游离碱沉淀，故本品注射液不宜与碱性溶液混合。

3. 本品静脉注射速度不宜过快，也可将本品以 5% 葡萄糖注射液或 0.9% 氯化钠注射液 100～150ml 稀释后于 30 分钟内缓慢静脉滴注。

4. 本品应避免与阿托品类药物联用。

【不良反应】

1. 少数患者可出现呼吸困难、发热伴寒战、面部肿胀、口腔及气道干燥、唾液分泌增加及排尿困难等。

2. 偶见胃部不适、恶心、呕吐、食欲缺乏、消化不良、腹痛、腹泻、便秘、过敏性休克。

3. 罕见头痛、眩晕、血管神经性水肿、严重急性过敏反应。

4. 快速静脉注射可引起腰部疼痛和疲乏无力感。

5. 药物过量时偶有短时间坐立不安及腹泻情况出现。极度过量可出现恶心、呕吐及低血压等。

【应急措施】药物过量、用药后出现过敏反应时应立即停药并给予对症治疗，如出现过敏性休克应立即通知医师，给予急救。

【用药宣教】

1. 患者如漏服 1 次给药剂量，只需在适当时间按照原剂量服用下一次剂量。

2. 糖尿病患者及遗传性果糖不耐受者服用本品口服溶液时应选用无糖型。

3. 如果患者在用药后新出现皮肤或者黏膜损伤，应立即停药并告知医生。

乙酰半胱氨酸

Acetylcysteine

【适应证】用于治疗浓稠黏液分泌物过多的急性支气管炎、慢性支气管炎、肺气肿、慢性阻塞性肺病以及支气管扩张症等。

【用法用量】

1. 口服　泡腾片，每次 0.6g，每天 1~2 次。

2. 雾化吸入　每次 0.3g，每天 1~2 次，持续 5~10 天，可根据患者具体情况进行相关剂量调整。

【操作要点】

1. 本品与碘化油、糜蛋白酶存在配伍禁忌。

2. 使用本品，特别是开始用喷雾剂方式治疗时可液化支气管内分泌物，使分泌物量增加。如果患者不能适当排痰，应做体位引流或通过支气管内吸痰方式将分泌物排出，以避免分泌物潴留阻塞气道。

【不良反应】口服本品偶见恶心、呕吐、上腹部不适、腹泻、咳嗽等不良反应，一般减量或停药即缓解。罕见皮疹和支气管痉挛等过敏反应。

【应急措施】用药后如出现支气管痉挛可用异丙肾上腺素缓解，服用支气管扩张药，如支气管痉挛发生恶化，则中止使用本品。

【用药宣教】

1. 告知患者，本品吸入用溶液剂开启后应立即使用，开启后的药液应置于冰箱内并于 24 小时内使用，先前已开启的药液不得再用。

2. 吸入性溶液剂开启安瓿时可闻到硫磺味，此为正常现象。放入喷雾器中后药液呈粉红色，不影响本品的疗效和安全性。药物使用完毕后应清洗喷雾器。

3. 告知患者本品泡腾片应以温开水（≤40℃）冲服，以免影响疗效。本品溶解后应立即服用且应一次性服完。

4. 告知患者本品不宜与铁、铜等金属及橡胶、氧气、氧化物接触，以免药效丧失。故本品用于喷雾吸入时应采用塑胶和玻璃制喷雾器。

5. 本品对胎儿及乳儿的影响尚不明确，故妊娠期及哺乳期妇女应权衡利弊，谨慎用药。

6. 本品可干扰水杨酸测定，故患者用药期间不应用比色法测定水杨酸盐浓度；本品尚可干扰硝普盐试验，导致血、尿中酮体的假阳性反应。

第四节　平　喘　药

布地奈德
Budesonide

【适应证】用于糖皮质激素依赖性或非依赖性的支气管哮喘和哮喘性支气管炎。

【用法用量】

1. 气雾吸入　较轻微的患者开始剂量为每次 0.1~0.4mg，早晚各 1 次，较重者每天 0.8~1.6mg，分 2~4 次使用，维持剂量均为每次 0.2~0.4mg，每天 2 次，严重支气管哮喘和停用（或减量使用）口服糖皮质激素的患者剂量应个体化。

2. 雾化吸入　起始剂量、严重哮喘期或减少口服糖皮质激素时的剂量为每次 1~2mg，每天 2 次，维持剂量个体化，应为患者保持无症状的最低剂量，推荐剂量为每次 0.5~1mg，每天 2 次。

3. 粉雾吸入　治疗哮喘的剂量应个体化，具体见下表：

原有治疗	起始剂量	最大剂量	维持剂量
无激素治疗/吸入糖皮质激素治疗	每次 0.2~0.4mg，每天 1 次或每次 0.1~0.4mg，每天 2 次	每次 0.8mg 每天 2 次	每次 0.1~0.4mg，每天 1 次
口服糖皮质激素治疗	每次 0.4~0.8mg，每天 2 次	每次 0.8mg，每天 2 次	每次 0.1~0.4mg，每天 1 次

【操作要点】

1. 本品起效较慢，用药后需 2~3 天药效才可得到充分发挥。故口服皮质激素者改为本品治疗时，需有过渡。转化期间如患者出现湿疹、皮炎、肌肉及关节疼痛等，可增加口服皮质激素的剂量。

2. 本品雾化混悬液可与 0.9% 氯化钠注射液、特布他林、沙丁胺醇、色甘酸钠或溴化异丙托品溶液混合使用。

3. 应指导患者根据个人情况以正确的方式吸入。

【不良反应】

1. 喉部有轻微刺激，用药后如不漱口腔及咽部，偶见咳嗽、声嘶及咽部白色念珠菌感染等。

2. 偶见皮疹、荨麻疹、接触性皮炎、支气管痉挛等过敏反应，偶见头痛、头晕、恶心、腹泻、体质量增加、紧张、不安及抑郁等。

3. 极少数患者使用鼻喷雾剂后出现鼻中隔穿孔和黏膜溃疡。原来使用口服皮质激素改用本品者，有可能发生下丘脑－垂体－肾上腺轴的功能失调。

4. 偶尔用药过量可致中性粒细胞增加、淋巴细胞及嗜酸性粒细胞降低，但不会出现明显临床症状。习惯性过量可引起肾上腺皮质功能亢进及下丘脑－垂体－肾上腺抑制。

【应急措施】　一旦发现用药过量，应停药或减少用量。

【用药宣教】

1. 患者吸入本品后应以净水漱洗口腔和咽部，以防咽喉部口腔念珠菌病。

2. 告知患者，吸入用布地奈德混悬液在贮存中会发生一些沉积。如果在振荡后不能形成完全稳定的悬浮，则应丢弃。

3. 告知患者如同时使用支气管扩张剂，用药的先后顺序为支气管扩张剂先用，两种吸入剂之间应间隔几分钟。

4. 告知患者，在使用吸入用布地奈德混悬液治疗期间，如哮喘对患者常用量的支气管扩张剂无响应时，应立即联系医师。

5. 用药前后及用药时应当检查或监测以下内容。

（1）长期高剂量治疗时应监测肾上腺功能、血压、血糖和体重。

（2）在哮喘患者中应监测 FEV_1、最大呼吸流量和（或）其他肺功能检查。

6. 妊娠期妇女用药的安全性及有效性尚不明确，故应权衡利弊，谨慎用药。妊娠期间如必需使用糖皮质激素，可选用吸入性激素。妊娠期妇女用药后所生婴儿可能出现肾上腺功能低下，故应对婴儿进行严密监测。

7. 本品见效较慢，喷吸后其药效需待 2~3 天达到充分发挥。因此，口服皮质激素患者换用本品时，需要有数日过渡。

氟替卡松
Fluticasone

【适应证】用于哮喘的预防性治疗。

【用法用量】口腔吸入，起始剂量应个体化，轻度哮喘每次 0.1mg，每天 2 次，中至重度哮喘每次 0.25~0.5mg，每天 2 次，之后逐渐减量至控制哮喘症状的最小有效量。

【操作要点】应经常检查患者使用气雾剂装置的技术，确认给药与吸药同时进行以保证药物可最大程度达到肺部。

【不良反应】

1. 部分患者可出现口腔以及咽喉部白色念珠菌感染、声哑、反常性支气管痉挛伴哮喘加重、使发生严重或致死性水痘及麻疹病毒感染的危险性增加。

2. 罕见潜在的嗜酸性粒细胞增加、外周水肿、面部水肿、口咽部水肿、局部过敏等。

3. 大剂量长期给药易引发肾上腺皮质功能减退、生长延迟、白内障、骨密度降低及青光眼等。

【应急措施】

1. 治疗哮喘期间如发生反常性支气管痉挛伴哮喘加重时应立即停药，吸入速效支气管扩张药（如沙丁胺醇）缓解。如用于控制症状的速效支气管扩张药（如沙丁胺醇）用量增加，提示哮喘恶化，应立即调整治疗方案。

2. 急性过量可致暂时性肾上腺功能抑制，此时应减量给药，暂不需采取紧急措施（可通过检测血浆皮质醇了解肾上腺功能），慢性过量可致肾上腺功能抑制，应监测肾上腺储备，使用可有效控制哮喘的适宜剂量继续治疗。

【用药宣教】

1. 告知患者本品不用于哮喘急性发作的治疗，仅作为哮喘的长期预防性治疗，治疗初期症状的改善可能不明显，即使无症状也应定期用药，用药期间不应骤然停药。

2. 告知患者本品主要用于哮喘长期的常规治疗而不用于缓解急性哮喘症状，当患者出现急性哮喘症状时，应该选用快速短效的吸入型支气管扩张剂。

3. 吸入本品后应以净水漱洗口腔和咽部，以防咽喉部口腔念珠菌病。

4. 老年患者长期用药可致骨质疏松甚至骨折，故应权衡利弊，谨慎用药。

5. 用药前后及用药期间应定期监测以下内容。

（1）长期用药前及用药 1 年后应进行骨 X 线检查。

（2）由接受口服激素治疗转为吸入本品治疗及长期吸入剂量超过 2mg/d 者，应定期监测肾上腺皮质功能。

（3）长期用药的患儿应定期监测身高。

氨 茶 碱
AminopHylline

【适应证】用于支气管哮喘、喘息性支气管炎、慢性阻塞性肺疾病等喘息症状的缓解，也可用于心源性哮喘。

【用法用量】

1. 口服　每次 0.1～0.2g，每天 0.3～0.6g；极量为每次 0.5g，每天 1g。

2. 静脉注射　每次 0.125～0.25g，每天 0.5～1g，每 0.125～0.25g 以 50% 葡萄糖注射液稀释至 20～40ml，注射时间不得少于 10 分钟，极量为每次 0.5g，每天 1g。

3. 静脉滴注　每次 0.25～0.5g，每天 0.5～1g，以 5% 或 10% 葡萄糖注射液稀释后缓慢滴注，极量为每次 0.5g，每天 1g。

4. 肝、肾功能不全者　应酌情调整剂量或延长用药间隔时间。

5. 老年人　55 岁以上尤其是男性和伴发慢性肺部疾病的患者应酌情减量。

6. 心力衰竭、乙醇中毒患者　应酌情调整剂量或延长用药间隔时间。

【操作要点】

1. 葡萄糖酸钙、维生素 B_6、维生素 C、异戊巴比妥钠、苯巴比妥钠、盐酸氯丙嗪、氨苄西林、头孢噻吩、琥珀酸钠、氯霉素、庆大霉素、万古霉素、毒毛花苷 K、毛花苷 C、酒石酸吉他霉素、酚磺乙胺等均与本品存在配伍禁忌，应注意。

2. 本品有效血药浓度范围较窄，个体差异大，故应根据患者血药浓度调整给药剂量。本品用于慢性病治疗时，用药 3 天测定茶碱浓度以 10～20μg/ml 为宜。

3. 静脉注射本品需稀释至浓度低于 25mg/ml，注射速度以不高于 10mg/min 为宜，亦可再次稀释后改为缓慢静脉滴注。

4. 克林霉素、红霉素、林可霉素、环丙沙星均可降低本品在肝内的清除率，使血药浓度升高，甚至出现毒性反应，应在给药前后调整本品的用量。

5. 严重哮喘时，可同时静脉滴注异丙嗪 25～50mg，但不可与氨茶碱混合以免产生沉淀。

【不良反应】

1. 常见胃部不适、恶心、呕吐、头痛、易激动、烦躁及失眠等，少见过敏反应、柏油样便及血性呕吐物等。

2. 肌内注射本品可导致局部红肿、疼痛。

3. 静脉注射过快或血药浓度高于 $20\mu g/ml$ 可出现心律失常、一过性低血压、周围循环衰竭及肌肉颤动等，茶碱浓度高于 $40\mu g/ml$ 时，可出现失水、发热、惊厥等，严重者可因呼吸及心跳停止而亡。

【应急措施】常规剂量给药时如发生急性不良反应，应立即停止给药 5～10 分钟或减慢给药速度。

【用药宣教】

1. 吸烟可降低本品疗效，故吸烟者应加量给药。

2. 咖啡因可使本品毒性增强，故告知患者不宜同时饮用含咖啡因的饮料或同食含咖啡因的食品。

3. 片剂应空腹（餐前半小时至 1 小时，或餐后 2 小时）服用，餐中或餐后服药可减少对胃肠道刺激，但药物吸收减慢。患者应根据自身情况选择服药时间。

4. 用药期间应定期监测血药浓度、心率及心律，并观察患者反应及肺功能。

5. 老年患者血浆清除率降低，更易出现药物蓄积中毒，故 55 岁以上者（尤其是男性及伴慢性肺部疾病者）应权衡利弊，谨慎用药。

6. 本品可使血清尿酸及尿液儿茶酚胺测定结果升高。

二羟丙茶碱

DipropHylline

【适应证】用于支气管哮喘、喘息型支气管炎、阻塞性肺气肿等以缓解喘息症状，也用于心源性肺水肿引起的哮喘，尤其用于伴心动过速及不能耐受茶碱的哮喘患者。

【用法用量】

1. 肌内注射　每次 0.25～0.5g，每天 3～4 次。

2. 静脉注射　每次 0.25～0.5g，每天 3～4 次，注射时加入 25%（或 50%）葡萄糖注射液 20～40ml 中，于 15～25 分钟缓慢注射。

3. 静脉滴注　每次 0.25 ~ 0.75g，以 5%（或 10%）葡萄糖注射液或 0.9% 氯化钠注射液稀释后静脉滴注，每天总量小于 2g。

4. 肾功能不全者　Ccr 为 50ml/min 者，剂量为肾功能正常者的 75%，清除率 10 ~ 50ml/min，为正常者的 50%，清除率在 10ml/min 以下者给药剂量为正常者的 25%。

5. 血液透析患者　给药剂量为常规剂量的 1/3。

【不良反应】参见"氨茶碱"。

【应急措施】可让患者预服镇静药以防止大剂量给药可能导致的中枢兴奋不良反应。

【用药宣教】

1. 咖啡因可使本品毒性增强，故告知患者不宜同时饮用含咖啡因的饮料或同食含咖啡因的食品。

2. 本品可通过胎盘屏障，也能经乳汁分泌，故妊娠期及哺乳期妇女应权衡利弊，谨慎用药。

3. 新生儿及老年人（尤其是 55 岁以上老年人）血浆清除率低，故应权衡利弊，谨慎用药。

4. 本品可使血清尿酸及尿液儿茶酚胺测定结果升高。

多索茶碱
Doxofylline

【适应证】用于支气管哮喘、喘息型慢性支气管炎及其他支气管痉挛引起的呼吸困难。

【用法用量】

1. 静脉注射　每次 0.2g，每 12 小时 1 次，以 25% 葡萄糖注射液稀释至 40ml 缓慢注射，时间应在 20 分钟以上，5 ~ 10 天为一疗程或遵医嘱。

2. 静脉滴注　每次 0.3g，每天 1 次，加入指定 5% 葡萄糖注射液或 0.9% 氯化钠注射液 100ml 中缓慢静脉滴注，滴注时间不少于 30 分钟。

【操作要点】

1. 本品个体差异大，应根据患者具体病情变化调整给药方案，如需增加剂量应注意监测血药浓度，20μg/ml 以上即为中毒浓度。

2. 本品静脉给药应缓慢。注射时间不少于 20 分钟，滴注时间不少于 30 分钟。

【不良反应】

1. 可能引起恶心、呕吐、上腹部疼痛、头痛、失眠、易怒、心动过速、期前收缩、呼吸急促、高血糖及蛋白尿等。

2. 药物过量会引发严重心律失常、阵发性痉挛等。

【应急措施】 一旦患者出现严重心律失常、阵发性痉挛等初期中毒症状，应立即停药并告知医师，监测血药浓度。在上述中毒迹象和症状完全消失后可继续用药。

【用药宣教】

1. 咖啡因可使本品毒性增强，故告知患者不宜同时饮用含咖啡因的饮料或同食含咖啡因的食品。

2. 告知患者用药期间应避免滥用乙醇类制品。

3. 用药期间应定期监测血药浓度、心率及心律，并观察患者反应及肺功能。

4. 老年患者对本品血浆清除率不同，故应权衡利弊，谨慎用药。

沙丁胺醇

Salbutamol

【适应证】 治疗支气管哮喘或哮喘性支气管炎等伴支气管痉挛的呼吸道疾病。吸入气雾剂还可用于预防运动诱发的急性哮喘或其他过敏原诱发的支气管痉挛，雾化吸入溶液可用于常规疗法无效的慢性支气管痉挛及严重急性哮喘发作。

【用法用量】

1. 用于支气管哮喘或哮喘性支气管炎等伴有支气管痉挛的呼吸道疾病。

（1）口服　每次 2 ~ 4mg，每天 3 次。

（2）气雾吸入　最小初始剂量每次 0.1mg，分 1 ~ 2 次吸入，两次吸入时间间隔为 1 分钟。

（3）雾化吸入　间歇疗法，每次 2.5 ~ 5mg，每天 4 次，从低剂量开始，用 0.9% 氯化钠注射液稀释至 2ml 或 2.5ml，通过驱动式喷雾器吸入，可维持 10 分钟喷雾，直至不再有气雾产生为止。给药剂量为 10mg 时，可不经稀释而直接置于喷雾器中雾化吸入使用，直至起效，一般需要 3~5 分钟；连续疗法，以 0.9% 氯化钠注射液稀释成 50~100μg/ml 的溶液，给药速度通常为 1~2mg/h。

2. 用于预防运动诱发的急性哮喘或其他过敏原诱发的支气管痉挛。气雾吸入，运动前或接触过敏原前 10~15 分钟给药。长期治疗时，最大剂量为每次 0.2mg，每天 4 次。

3. 老年人　初始剂量宜低，之后根据病情可逐渐增加剂量。

4. 肾功能损害者，用药应个体化，但 24 小时内用药量不得超过 0.8mg。

【操作要点】雾化吸入溶液开瓶 1 个月后应弃去所有剩余药液，不得再用。

【不良反应】

1. 较常见心悸、心率加快、恶心、头痛、肌肉痉挛、骨骼肌震颤及失眠等。

2. 较少见头晕、口咽发干及颜面潮红等。

3. 罕见外周血管舒张、异常支气管痉挛及过敏反应等。

4. 剂量过大可见低钾血症及口、咽部刺激感，长期用药可产生耐受性，药效减弱甚至可能使哮喘加重。

5. 药物过量出现会产生头晕、持续性严重头痛、胸痛、持续性恶心、呕吐、心率加快及烦躁不安等症状。

【应急措施】药物过量时可选用具心肌选择性的 β 受体阻断药（如美托洛尔、阿替洛尔）治疗，但存在支气管痉挛病史的患者应谨慎。

【用药宣教】

1. 本品通常预防用药时口服给药，控制发作时使用气雾或粉雾剂吸入。

2. 本品雾化吸入溶液常规剂量无效时，患者不可随意增加药物剂量或使用次数，反复过量使用可导致支气管痉挛，如发生此种情况应立即停药并告知医师。

3. 告知患者，增加吸入的 β_2 受体激动剂量可能是哮喘恶化的征象，如出现此种情况，应立即告知医师，重新评估治疗方法。

4. 本品雾化吸入溶液及气雾剂的使用方法应严格参照说明书中的方法进行。

5. 告知患者，本品雾化吸入溶液只供吸入使用，并需配一适宜的雾化器。

6. 告知患者，本品气雾剂的装置同其他大多数气雾罐吸入剂一样，当罐受冻后，可能降低药品的疗效。不论空否，药罐不得弄破、刺穿或火烤。

7. 用药前后及用药时应当检查或监测血钾水平及肺功能试验，监测患者的治疗反应，危险患者应监测每天峰流速。

特布他林

Terbutaline

【适应证】用于支气管哮喘、慢性支气管炎、肺气肿和其他伴有支气管痉挛的肺部疾病。

【用法用量】

1. 口服　片剂，每次 1.25mg，每天 2~3 次，1~2 周后可加至每次 2.5mg，每天 3 次。

2. 静脉滴注　每天 0.5~0.75mg，分 2~3 次给药，将本品 0.25mg 或 0.5mg 以 0.9% 氯化钠注射液 100ml 稀释后，以 2.5μg/min 的滴速缓慢滴注。

3. 雾化吸入　每次 5mg，每天 3 次。

4. 老年人　应从小剂量开始用药。

5. 肾功能不全者　中度患者剂量为常规剂量的 1/2，轻度患者不必调整剂量。

【操作要点】本品用于哮喘时推荐短期内间断吸入给药，仅在重症哮喘发作时考虑静脉给药，同时应注意联用肾上腺皮质激素等抗炎药。

【不良反应】

1. 常见震颤、头痛、头晕、心悸、心动过速及强直性痉挛等；

2. 罕见心律失常（心房颤动，室上性心动过速和早搏）、荨麻疹、皮疹、支气管痉挛、低钾血症、恶心、行为异常和睡眠障碍等。

3. 用药过量可引起恶心、呕吐、头痛、焦虑、易激惹、兴奋、震颤、嗜睡，可能引起惊厥、心动过速、室上性和室性心律失常、心悸、血压升高或降低、代谢性酸中毒、高血糖和低钾血症。严重者可能出现横纹肌溶解和肾功能衰竭。

【应急措施】药物过量时应以活性炭灌胃冲洗，监测酸碱平衡、血糖、电解质、心率、心律和血压，并纠正代谢异常。对无哮喘、有症状的心动过速者须给予美托洛尔（或阿替洛尔、普萘洛尔及其他非选择性 β 受体阻断药），对伴有哮喘者首推维拉帕米，对伴有哮喘的室性心律失常者给予利多卡因，其他室性心律失常者给予美托洛尔或普萘洛尔。

【用药宣教】

1. 告知患者用药期间不宜饮用含咖啡因的饮料及食用含咖啡因的食物，会增加心脏的不良反应。

2. 告知患者本品雾化液只能经雾化器给药，患者应严格按照说明书中详细的使用方法雾化给药。

3. 告知患者，将溶液挤入雾化器贮液器后可稳定存放 24 小时，如药液一次未用完，可在 24 小时内再次使用。开封后，药液应在 3 个月内使用。

4. β_2 受体激动药可引起高血糖，建议伴有糖尿病的患者在开始使用本品时监测血糖。

福莫特罗

Formoterol

【适应证】用于缓解支气管哮喘、急慢性支气管炎、喘息性支气管炎或肺气肿等气道阻塞性疾病引起的呼吸困难等症状，尤其用于需长期服用 β_2 受体激动药的患者和夜间发作型的哮喘患者。

【用法用量】

1. 吸入给药 剂量应个体化，尽量使用最低有效剂量。常规剂量为每次 4.5~9μg，每天 1~2 次，早晨或/和晚间给药。病情较重者每次 9～18μg，每天 1～2 次，哮喘夜间发作时可于晚间给药 1 次，每天最大剂量为 36μg。

2. 口服　每次 40～80μg，每天 2 次，也可根据患者具体情况适当增减。

3. 老年人　通常伴有生理功能低下，应适当减量。

【不良反应】

1. 常见心悸、震颤及头痛等，偶见急躁、失眠、肌肉痉挛及心动过速等，罕见皮疹、荨麻疹、房颤、室上性心动过速、支气管痉挛、低钾血症及高钾血症等。

2. β_2 受体激动剂可能会导致血中游离脂肪酸、血糖及酮体水平增高。

3. 用药过量可能导致典型的 β 受体激动剂样反应，连续过量使用可引起心律失常甚至心脏停搏。

【应急措施】过量时应停药，必要时给予对症治疗。

【用药宣教】

1. 告知患者，因乙醇可降低心脏对 β_2 受体激动剂的耐受性，故用药期间不宜饮酒或含乙醇的饮料。

2. 告知患者，按正确的用法用量规范使用本品却未见疗效时，应中止给药。

3. 本品可影响血糖代谢，故糖尿病患者用药初期应注意血糖的控制。

4. 哮喘急性发作时给予本品或与本品联合用药时应监测血钾。

异丙托溴铵

Ipratropium Bromide

【适应证】用于慢性支气管炎、肺气肿等慢性阻塞性肺部疾病引起的支气管痉挛的维持治疗，也可与吸入性 β 受体激动剂合用于治疗慢性阻塞性肺部疾病引起的急性支气管痉挛。

【用法用量】雾化吸入，每次 100～500μg，用 0.9% 氯化钠注射液稀释至 3～4ml，置雾化器中吸入，直至症状缓解。

【操作要点】本品雾化溶液不能与含有防腐剂苯扎氯铵的色

甘酸钠雾化吸入液在同一雾化器中使用，可与盐酸氨溴索、盐酸溴己新及非诺特罗三药的雾化吸入液共同使用。

【不良反应】

1. 常见头痛、头晕、咳嗽、口干、视物模糊、恶心及呕吐等。

2. 少见震颤、心动过速、心悸、眼部调节障碍、尿潴留（已有尿道梗阻的患者发生率增加）、口苦及胃肠动力障碍（尤其对于纤维囊泡症的患者，停药后可恢复正常）等。

3. 极少见支气管痉挛。

【应急措施】

1. 一旦患者出现急性闭角型青光眼的征象（与角膜水肿和眼结膜充血相关的眼痛或不适、视物模糊、虹视及有色成像等），应密切监测，如症状加重，需给予缩瞳药。

2. 本品误入眼内会出现瞳孔散大及轻度、可逆的视力调节紊乱，一旦患者出现此种症状，应给予缩瞳治疗

【用药宣教】

1. 易患青光眼的患者应用本品时应用眼罩保护眼睛。

2. 告知患者，本品不含防腐剂，为防止细菌污染，药物包装打开后应立即使用，症状缓解后，雾化器中剩余的药液应废弃。

第七章 消化系统用药

消化系统是人体的重要组成部分之一，其所罹患的疾病最为常见，也发生于各个年龄阶段。人的一生，从襁褓开始，直至临终，消化系统疾病似乎始终伴随着。因此，消化系统疾病所用药物的使用频率和数量很高，品种也较为复杂。这不仅仅是因为本系统的疾病多属常见病，而且不少药品也已归属于OTC。这不仅要求护士要熟练掌握这些药品的操作要点，而且还要广为宣传，让患者们也能掌握到足够的用药常识，不至于发生或极少发生用药不当的现象。

第一节 抗消化性溃疡药

一、抗酸药

抗酸药通过降低胃内酸度从而降低胃蛋白酶的活性和减弱胃液消化作用，是消化性溃疡病特别是十二指肠溃疡病的主要治疗药物之一。

磷酸铝
Aluminium Phosphate

【适应证】用于缓解胃酸过多引起的反酸等症状，用于胃及十二指肠溃疡及反流性食管炎等酸相关性疾病的抗酸治疗。

【用法用量】每次1~2袋，每天3~4次，也可于症状发作时服药。

【操作要点】用前应充分摇匀，亦可用温水或牛奶冲服。可根据病种选择给药时间：胃－食管反流、食管炎、食管裂孔等应于餐后及睡前服用；胃炎、胃溃疡于餐前 0.5 小时服药；十二指肠溃疡于餐后 3 小时及疼痛时服药。

【不良反应】常见便秘、恶心、呕吐等。大剂量服用可致肠梗阻，长期服药可致骨软化、脑病、痴呆及小细胞贫血等。

【应急措施】长期卧床者或老年患者用药时可能出现便秘现象，此时可采用灌肠法。

【用药宣教】

1. 本品可减少或延迟四环素、呋塞米、异烟肼、地高辛、吲哚美辛及抗胆碱能药物的吸收，故不宜同用。如需同用，应注意两药之间给要间隔至少为 2 小时。

2. 天冷时需先用热水浴将本品温暖后再服用，应密封防冻保存。

3. 服用本品后 1~2 小时内应避免摄入其他药物。

4. 因本品能妨碍磷的吸收，为预防低磷血症、骨质疏松和骨软化症的发生，不宜长期大剂量使用。若需长期服用，应在饮食中酌加磷酸盐。

5. 本品给药期间同时使用其他药物者，应详细告知医师，并遵医嘱用药。

铝碳酸镁

Hydrotalcite

【适应证】用于胆酸相关性疾病，急、慢性胃炎，反流性食管炎，胃及十二指肠溃疡，与胃酸有关的胃部不适症状（如胃痛、胃灼热、酸性嗳气、饱胀等），同时还可用于预防非甾体类药物引起的胃黏膜损伤。

【用法用量】

1. 推荐剂量　口服，每次 0.5~1.0g，每天 3~4 次，嚼服。

2. 治疗胃和十二指肠溃疡　每次 1.0g，每天 4 次，嚼服。症状缓解后至少维持用药 4 周。

3. 可于饭后 1~2 小时，睡前或胃部不适时嚼服 0.5~1.0g。

【操作要点】本品含有铝、镁多价金属离子，可与四环素类药物形成络合物而影响其吸收，合用时应间隔 2 小时以上。

【不良反应】少而轻微，大剂量服用可导致软糊状便和大便次数增多，偶见便秘、口干和食欲不振。长期服用可导致血清电解质变化。

【应急措施】药物过量可致糊状便，此时应减少用量，必要时停药并给予对症处理。

【用药宣教】

1. 服药期间应避免同服酸性饮料，如葡萄酒、果汁等。

2. 长期服药者应定期监测血中铝浓度。

3. 妊娠期及哺乳期妇女用药的安全性及有效性尚不明确，应权衡利弊，谨慎用药。

二、胃酸分泌抑制药

胃酸分泌抑制药目前临床应用较多的为 H_2 受体拮抗剂和质子泵抑制剂，能抑制基础胃酸、夜间胃酸和各种刺激引起的胃酸分泌，从而起到抗消化性溃疡的作用。

西咪替丁

Cimetidine

【适应证】用于治疗十二指肠溃疡、胃溃疡、上消化道出血、慢性结肠炎，反流性食管炎、应激性溃疡及卓－艾氏综合征。

【用法用量】

1. 口服 ①一般情况下每次 0.2～0.4g，每天 0.8～1.6g；②十二指肠溃疡或病理性高分泌状态，每次 0.3g，每天 4 次，或睡前服用 0.8g，疗程一般为 4～6 周；③预防溃疡复发，睡前每次服用 0.4g；④反流性食管炎，每天 0.8～1.6g，疗程为 4～8 周，必要时可延长 4 周；⑤反流性食管炎的对症治疗，出现烧灼感和（或）有反胃时可服用 0.2g；极量为每次 0.2g，每天 3 次，疗程不得超过 2 周；⑥卓－艾综合征，每次 0.4g，每天 4 次，每天用量可达 2g。

2. 肌内注射 每次 0.2g，每 6 小时 1 次。

3. 静脉注射 每次 0.2g，每 4～6 小时 1 次，每天剂量不宜超过 2g。

4. 静脉滴注　每次 0.2 ~ 0.4g，每天 0.6 ~ 1.6g，滴速为 1 ~ 4mg/(kg·h)，每天极量为 2g。

5. 肾功能不全者　每次 0.2g，每 12 小时 1 次。

【操作要点】

1. 癌性溃疡者，使用前应明确诊断，以免延误治疗。

2. 静脉注射时应用 20ml 葡萄糖氯化钠注射液或 5% 葡萄糖注射液稀释后缓慢注射，注射时间不低于 5 分钟。

3. 本品注射液如出现变色、结晶、浑浊及异物等应禁用。

【不良反应】

1. 常见头痛、疲倦、头晕、疲乏、嗜睡、腹泻、肌痛、皮肤潮红、眩晕等，一般不影响继续用药，偶见血细胞减少、肝肾功能受损、男子乳房发育、女性溢乳、阳痿、脱发、口腔溃疡、药疹及再生障碍性贫血等。

2. 药物过量会出现呼吸短促或呼吸困难、心动过速等症状。

【应急措施】药物过量，首先清除胃肠道内尚未吸收的药物，并给予临床监护及支持疗法。出现呼吸衰竭者，立即进行人工呼吸，心动过速者可给予 β 受体拮抗药。

【用药宣教】

1. 预防溃疡复发和反流性食管炎应睡前服用。

2. 突然停药，可能引起慢性消化性溃疡穿孔，可能为停用后回跳的高酸度所致。故完成治疗后尚需继续服药（每晚 0.4g）3 个月，通常称为"反跳现象"。

3. 用药期间如出现精神症状或严重的窦性心动过速时应立即停药并联系医师。

4. 用药前应排除癌症可能性，癌性溃疡者使用前应明确诊断，以免延误治疗。

5. 用药期间应定期检查肾功能及血液常规。

6. 老年人肾功能减退，更易引发不良反应，故应慎用。

7. 本品可透过胎盘并经乳汁分泌，故妊娠期及哺乳期妇女禁用，以免出现胎儿肝功能障碍。

8. 对检验值的影响，服药后 15 分钟内胃液隐血试验可能出现假阳性；血液水杨酸浓度、血清肌酐、催乳素、氨基转移酶等浓度均可能升高；甲状旁腺激素浓度可能降低。

奥美拉唑

Omeprazole

【适应证】用于胃及十二指肠溃疡、反流性食管炎、卓－艾综合征、消化性溃疡急性出血及急性胃黏膜病变出血，与抗生素联合用于幽门螺杆菌感染的十二指肠溃疡的根除治疗，也可用于防治非甾体抗炎药引起的相关消化性溃疡和胃十二指肠糜烂。

【用法用量】

1. 胃、十二指肠溃疡　①口服，每次 20mg，每天 1～2 次，清晨顿服或早晚餐前 0.5～1 小时服用，十二指肠溃疡疗程 2～4 周，胃溃疡疗程 4～8 周。②静脉滴注，每次 40mg，每天 1 次。

2. 反流性食管炎　①口服，每天 20～60mg，晨起顿服或早晚各 1 次，疗程 4～8 周。②静脉注射，参见"胃、十二指肠溃疡"用量。

3. 卓－艾综合征　①口服，初始剂量每次 60mg，每天 1 次，之后酌情调整为每天 20～120mg，如每天剂量超过 80mg，则应分 2 次给药，其疗程视临床情况而定。②静脉滴注，推荐初始剂量为每次 60mg，每天 1 次，之后酌情加量，给药剂量超过 60mg 时分 2 次给药。

4. 消化性溃疡出血　①静脉注射，每次 40mg，每 12 小时 1 次，连续 3 天。②静脉滴注，出血量大时可以首剂 80mg 静脉滴注，之后改为 8mg/h 维持，直至出血停止。

5. 肝功能不全　严重肝功能不全者必要时剂量减半，日剂量不超过 20mg。

【操作要点】

1. 首先排除癌症的可能后才能使用本品。

2. 本品注射剂禁止与其他药物配伍后给药。

3. 将药物用专用溶剂 10ml 溶解后形成静脉滴注用溶液，溶液应在 4 小时内使用，静脉滴注速度不宜过快，40mg 本品滴注时间应在 20~30 分钟左右甚至更长。

【不良反应】

1. 耐受性良好，不良反应较少。主要不良反应为恶心、胀气、腹泻、便秘、上腹痛等，皮疹、ALT 和胆红素升高也偶有发生，多为轻微和短暂的，不影响治疗。其他还可见胸痛、血压升高、外周水肿、感觉异常、头晕及头痛等，罕见肝炎、肝功能衰竭、视物模糊，长期应用可导致维生素 B_{12} 缺乏、萎缩性胃炎、肠道感染、肺炎及缺铁性贫血等。

2. 药物过量会导致视物模糊、嗜睡、口干、颜面潮红、恶心、出汗、心动过速或过缓等症状。

【应急措施】本品无特异性解毒药，过量时主要为对症及支持治疗。透析不能清除本品。

【用药宣教】

1. 应用本品期间不宜私自服用其他抗酸药或抑酸药。

2. 本品肠溶片及胶囊剂均应整片吞服，不得咀嚼、碾碎或拆开胶囊剂壳后服用。

3. 用药期间应监测药物疗效（包括内镜检查溃疡是否愈合、进行尿素呼吸试验检查了解幽门螺杆菌是否被根除、检测基础胃酸分泌值以了解治疗卓－艾综合征的效果，）及肝功能，长期服药者还应检查胃黏膜有无肿瘤样增生，用药超过 3 年者还应监测血清维生素 B_{12} 水平。

4. 本品不宜长期大剂量使用，具体用药时间应严格遵医嘱。

5. 老年患者使用本品肠溶制剂时生物利用度提高，清除率降低，故应慎用。

6. 妊娠期妇女使用本品后可能造成胎儿损害，故妊娠期妇女禁用本品。

7. 本品是否经乳汁分泌尚不明确，故哺乳期妇女应权衡利弊，谨慎用药。

8. 对检验值的影响，本品可使[13]C－尿素呼吸试验结果出现假阴性，故在本品治疗至少 4 周后才能进行此试验。

泮托拉唑
Pantoprazole

【适应证】用于胃及十二指肠溃疡、反流性食管炎、卓－艾综合征、消化性溃疡急性出血及急性胃黏膜病变出血。

【用法用量】

1. 口服 常规剂量每次 40mg，每天 1 次于早餐前服用，十二指肠溃疡疗程 2~4 周，胃溃疡及反流性食管炎疗程 4~8 周。

2. 静脉滴注 每次 40~80mg，每天 1~2 次，治疗周期通常不超过 8 周。

3. 肾功能不全 剂量不宜超过每天 40mg。

4. 肝功能不全 严重肝功能衰竭患者，剂量应减少至隔日 40mg。

5. 老年人 剂量不宜超过每天 40mg，但在采用根除幽门螺杆菌感染的联合疗法时，老年患者可采用常规剂量服药。

【操作要点】本品静脉滴注要求在 15~60 分钟内滴完，其余操作要点参见"奥美拉唑"。

【不良反应】【应急措施】【用药宣教】参见"奥美拉唑"

雷贝拉唑
Rabeprazole

【适应证】参见"奥美拉唑"。

【用法用量】

1. 活动性十二指肠溃疡、活动性良性胃溃疡 口服，每次 10~20mg，每天 1 次，晨服，活动性十二指肠溃疡疗程 4~8 周；胃溃疡疗程 6~12 周

2. 胃食管反流 口服，每次 20mg，每天 1 次，晨服，疗程 4~8 周；维持治疗的剂量为 10~20mg，每天 1 次。

3. 肝功能不全 重症肝炎患者应慎用，必须使用时应从小剂量开始并监测肝功能。

【操作要点】本品仅需早晨服药 1 次。

【不良反应】【应急措施】参见"奥美拉唑"。

【用药宣教】

1. 用药期间应定期进行血液生化、甲状腺功能检查。

2. 动物试验可观察到本品对胎儿具毒性作用，但尚无人体相关用药经验，故妊娠期妇女应权衡利弊，谨慎用药。

3. 本品可能通过乳汁分泌，故哺乳期妇女应避免使用，或停止哺乳。

4. 余参见"奥美拉唑"。

三、前列腺素类药

前列腺素及其衍生物是近 20 年来发现并日益引起人们重视的一类抗消化性溃疡药在动物及人体上均已证实具有强大的抑制胃酸分泌的作用。用药后不论是基础胃酸或组胺、胃泌素及食物刺激引起的胃液分泌量和酸排出量均显著降低，胃蛋白酶排出量也减少。动物实验还证明有防止溃疡形成的作用。因此认为本类药物除抑制胃酸分泌外，尚具有强大的细胞保护作用。

米索前列醇

Misoprostol

【适应证】用于胃及十二指肠溃疡（包括由于服用非甾体类抗炎药所引起的溃疡）。

【用法用量】口服，每次 0.2mg，每天 2～4 次，疗程 4～8 周。

【操作要点】对于有腹泻易发因素如炎症性肠病的患者，为了降低腹泻的风险，应将本品与食物同服，并且应避免使用含镁的抗酸剂。

【不良反应】常见稀便或腹泻，其他还包括腹痛、消化不良、恶心、头痛、眩晕、乏力及皮疹等。

【应急措施】患者发生不良反应时立即停止用药，同时根据需要采用标准的支持治疗。

【用药宣教】

1. 为减少腹泻发生率，本品应与食物同服，同时单次给药剂量不得超过 0.2mg。

2. 本品用于消化性溃疡时，治疗成功不以症状学进行判断。

3. 本品可引起腹泻，故高危患者应监测是否出现脱水。

四、胃黏膜保护药

胃黏膜保护药可以增加消化道黏膜的防御机能，抵抗损害黏膜的诸多因素，是治疗胃炎和消化性溃疡的有效药物，也可用于治疗功能性消化不良等其他疾病。

枸橼酸铋钾

Bismuth Potassium Citrate

【适应证】用于胃及十二指肠溃疡及慢性胃炎，可缓解胃酸过多引起的胃痛、胃灼热感及反酸等。急性胃黏膜病变者不推荐使用。

【用法用量】口服，每次 0.3g，每天 4 次，前 3 次于三餐前半小时，第 4 次于睡前用温水送服。用于缓解胃痛、胃灼热感及反酸的疗程为 8 天，用于溃疡及慢性胃炎时疗程为 4 ~ 8 周，之后停药 4 ~ 8 周，如有必要可再继续服用 4 ~ 8 周。

【不良反应】

1. 服用本品期间，口中可能带有氨味，并可使舌苔及大便呈灰黑色，易与黑粪症状混淆；个别患者服用时可出现恶心、呕吐、食欲减退、腹泻、便秘、轻微头痛、头晕及失眠等，个别患者可出现皮疹。

2. 药物过量可能导致可逆性肾功能衰竭。

【应急措施】药物过量后应急救、洗胃、重复使用活性炭悬浮液及轻泻药，同时监测血、尿中铋浓度及肾功能，对症治疗。加服地塞米松及金属络合剂可加快脑病恢复。严重肾功能衰竭者需进行血液透析。

【用药宣教】

1. 服用本品期间不得服用其他铋制剂，连续用药不宜超过 2 个月，停用含铋药物 2 个月后可再继续下一个疗程。

2. 服药前后半小时应禁食，不得饮用牛奶、含乙醇或碳酸的饮料及服用其他药物。

3. 妊娠期妇女禁用本品，哺乳期妇女需权衡利弊，谨慎用药。

胶体果胶铋

Colloidal Bismuth Pectin

【适应证】用于胃及十二指肠溃疡、急慢性胃炎及幽门螺杆菌感染的根除治疗。

【用法用量】口服，用于消化性溃疡和慢性胃炎，每次0.1 ~ 0.2g（以铋计），每天4次，分别于三餐前1小时及临睡时服用，疗程4周；并发消化道出血，将日服剂量1次服药，服药方法为将胶囊剂内药物去除，以水冲开搅匀后使用。

【操作要点】本品禁与牛奶同服。

【不良反应】偶见恶心、便秘等。

【应急措施】

1. 若长期大剂量服用本品，会出现铋中毒现象，表现为皮肤变为黑褐色，此时须立即停药并作适当处理。

2. 急性中毒，催吐后洗胃，用盐类泻剂导泻，然后内服牛乳或蛋清等，肌内注射二巯基丙磺酸钠，也可由静脉注射10%硫代硫酸钠溶液。高铁血红蛋白形成而出现青紫时，可用亚甲蓝及维生素C治疗。血压下降可用血管活性药物静脉滴注，有过敏反应，可用抗组胺药或肾上腺皮质激素等。

【用药宣教】

1. 服药期间若出现黑褐色无光泽大便但无其他不适，为正常现象，停药后1 ~ 2天粪便色泽可转为正常。

2. 妊娠期妇女禁用本品，哺乳期妇女应权衡利弊，谨慎用药。

五、抗溃疡性结肠炎药

溃疡性结肠炎是一种原因不明的慢性结肠炎症，病变主要限于结肠的黏膜，表现为炎症或溃疡，多累及直肠和远端结肠，但可向近端扩展，以至遍及整个结肠。其临床特点为有持续性或反复作黏液血便、腹痛伴有不同程度的全身症状。主要治疗药物为氨基水杨酸衍生物。

柳氮磺吡啶

Sulfasalazine

【适应证】轻至中度溃疡性结肠炎，可作为重度溃疡性结肠炎的辅助疗法，亦可用于溃疡性结肠炎缓解期的维持治疗，同时可用于治疗活动期的克罗恩病，尤其是累及结肠者。

【用法用量】初量为每次 1~1.5g，每 6~8 小时 1 次。维持量为每次 0.5g，每 6 小时 1 次。

【操作要点】遇有胃肠道刺激症状，除强调餐后服药外，也可分成小量多次服用，甚至每小时 1 次，使症状减轻。

【不良反应】

1. 最常见恶心、厌食、体温上升、红斑、搔痒、头痛及心悸等。

2. 少见且可能与剂量相关的不良反应包括红细胞异常、发绀、胃痛、腹痛、头晕、耳鸣、蛋白尿、血尿及皮肤黄染等。

3. 其他不良反应可见骨髓抑制、肝炎、周围神经病变、过敏反应、肺部症状及肾病综合征等，罕见胰腺炎、男性精子减少或不育症。

【应急措施】当每天用量达到或超过 4g 或血清药物浓度超过 50mg/ml，不良反应或毒性反应增多。

【用药宣教】

1. 缺乏葡萄糖-6-磷酸脱氢酶、肝功能损害、肾功能损害患者、血卟啉症、血小板、粒细胞减少、血紫质症、肠道或尿路阻塞患者应慎用。

2. 应用磺胺类药期间多饮水，保持高尿流量，以防结晶尿的发生，必要时亦可服碱化尿液的药物。如应用本品疗程长，剂量大时宜同服碳酸氢钠并多饮水。以防止此不良反应。治疗中至少每周检查尿常规 2~3 次，如发现结晶尿或血尿时给予碳酸氢钠及饮用大量水，直至结晶尿和血尿消失。失水、休克和老年患者应用本品易致肾损害，应慎用或避免应用本品。

3. 对呋塞米、砜类、噻嗪类利尿药、磺脲类、碳酸酐酶抑制药及其他磺胺类药物呈现过敏的患者，对本品亦会过敏。

美沙拉嗪

Mesalazine

【适应证】用于溃疡性结肠炎的治疗，包括急性发作期的治疗和防止复发的维持治疗（栓剂用于治疗溃疡性结肠炎的急性发作）；用于克罗恩病急性发作期的治疗。

【用法用量】

1. 溃疡性结肠炎　①急性发作期，口服，每次 0.5～1g，每天 3 次；直肠给药，便后肛塞 0.25～0.5g，每天 2～3 次。②维持治疗，每次 0.5g，每天 3 次；分别于早、中、晚餐前 1 小时服用，疗程遵医嘱，国外推荐溃疡性结肠炎或克罗恩病急性发作期一般疗程为 8～12 周。

2. 克罗恩病　每次 0.5～1.5g，每天 3 次。

3. 老年人　口服给药剂量酌减，直肠给药不必调整剂量。

【不良反应】参见"柳氮磺吡啶"。

【应急措施】用药期间如出现胸痛、气短、胸膜或心包摩擦音，以及急性不耐受综合征（主要表现为肠道痉挛、急性腹痛、血性腹泻，有时可有发热、头痛和皮疹等）或溃疡性结肠炎的病情恶化，应立即停药。

【用药宣教】

1. 本品不宜与降低肠道 pH 的药物联用。

2. 告知患者，本品必须用大量液体整片吞服，不得嚼碎后服用。

3. 如栓剂在 10 分钟内流泻，需重新塞入另一栓剂。为方便塞入，可用水、凡士林或其他润滑物润湿。如因故漏用一剂或多剂时，应按照原剂量继续使用。

4. 在急性发作期和维持治疗中，为获得理想的治疗效果，建议持续、规律地服用本品。

5. 用药期间如出现胸痛、气短、肠道痉挛、急性腹痛、血性腹泻、发热、头痛及皮疹等，或出现溃疡性结肠炎病情恶化，应立即停药并告知医师。

6. 本品可透过胎盘屏障并经乳汁分泌，故妊娠期及哺乳期妇女应权衡利弊，谨慎用药。

7. 口服本品治疗前应监测肾功能，治疗过程中也应定期复查。对患有肾脏疾病、肾功能不全者，应密切监测血尿素氮、血肌酐或蛋白尿情况。

第二节　胃肠道解痉药

阿托品

Atropine

【适应证】用于各种内脏绞痛，如胃肠绞痛及膀胱刺激症状，对胆绞痛、肾绞痛的疗效较差。

【用法用量】

1. 口服　每次 0.3～0.6mg，每天 3 次，极量为每次 1mg，每天 3mg。

2. 静脉注射　一般情况每次 0.3～0.5mg，每天 0.5～3mg，每次极量为 2mg。

3. 皮下注射　每次 0.5mg。

【操作要点】

1. 本品静脉注射宜缓，小剂量多次给药可提高对部分不良反应耐受性，同时也会使疗效减弱。

2. 本品用于缓慢性心律失常时，需谨慎调整剂量，避免因剂量过大造成心率加快、心肌耗氧量增加甚至室颤。

3. 治疗有机磷中毒时初始剂量为 2～10mg 静脉小壶给药，每隔 10～20 分钟 1 次，出现"阿托品化"（即轻微阿托品中毒表现）后减量维持，不可突然停药，以免出现反跳现象。

【不良反应】

1. 常见便秘、口鼻咽喉干燥、视物模糊、皮肤潮红、排尿困难（老年患者有引发急性尿潴留的危险）、胃－食管反流及出汗减少等。

2. 少见眼压升高、疱疹或过敏性皮疹等。

3. 药物过量会导致动作笨拙不稳、神志不清、抽搐、狂躁、呼吸困难、心跳异常加快、昏迷、坐立不安、神经质、体温升高、肺水肿及脑水肿等。

【应急措施】药物过量时，洗胃，给予尼可刹米或注射新斯的明、毒扁豆碱或毛果芸香碱等，新斯的明皮下注射 $0.5 \sim 1 \text{mg}$，每 15 分钟 1 次，直至瞳孔缩小，症状缓解为止。

【用药宣教】

1. 对其他颠茄生物碱不耐受者，对本品也不耐受。

2. 20 岁以上存在潜隐性青光眼时，用药后有诱发青光眼的危险，用药应谨慎。

3. 眼压异常或窄角、浅前房眼者用药后可出现眼压明显升高，有激发青光眼急性发作的风险，故用药应谨慎。

4. 妊娠期妇女用药可致胎儿心动过速，故应权衡利弊，谨慎用药。

5. 本品可经乳汁分泌，故哺乳期妇女应权衡利弊，谨慎用药。

6. 婴幼儿对本品的毒性反应极为敏感（特别是痉挛性麻痹与脑损伤的小儿），尤其发热时，易引发中枢障碍，故应慎用本品。

7. 老年人更易引发不良反应，故用药期间应严密监测。老年人用药尤易致汗液分泌减少，影响散热，故夏天慎用。

8. 由于用药后可出现视物模糊，故告知患者用药期间避免驾驶、操作机械或高空作业。

9. 对诊断的干扰，如酚磺酞试验时可减少酚磺酞的排出量。

山莨菪碱

Anisodamine

【适应证】用于各种内脏绞痛，如胃肠绞痛及膀胱刺激症状。

【用法用量】

1. 口服　每次 5mg，疼痛时服用，必要时 4 小时后重复给药 1 次。

2. 肌内注射　每次 5～10mg，每天 1～2 次。

【操作要点】本品与地西泮存在配伍禁忌，不得于同一注射器中应用。

【不良反应】参见"阿托品"，但毒性较低。

【应急措施】

1. 如患者口干明显，可口含酸梅或维生素 C 缓解，静脉滴注过程中如出现排尿困难，可肌内注射新斯的明 0.5～1mg 或氢溴酸加兰他敏 2.5～5mg 以解除症状。

2. 用量过大时，给予 1% 毛果芸香碱 0.25～0.5ml，每隔15～20 分钟皮下注射 1 次解救，亦可给予新斯的明或氢溴酸加兰他敏。

【用药宣教】参见"阿托品"。

匹维溴铵

Pinaverium Bromide

【适应证】对症治疗与肠道功能紊乱有关的疼痛、排便异常、肠道不适以及胆道功能紊乱有关的疼痛。

【用法用量】口服，每次 50mg，每天 3 次，必要时剂量可增至每次 100mg，每天极量 300mg。钡灌肠准备时，检查前 3 天每次 100mg，每天 2 次，在检查前清晨再口服 100mg。

【操作要点】用足量水（一玻璃杯水）将整片药吞下，切勿掰开、咀嚼或含化药片。宜在进餐时用水吞服，不要在卧位或睡前吞服药片。

【不良反应】少见腹痛、腹泻及便秘，偶见瘙痒、皮疹及恶心等。

【应急措施】出现胃灼热和吞咽困难，应停药。

【用药宣教】

1. 告知患者，本品应整片吞服，不宜嚼碎、掰开或含化药片。

2. 告知患者，本品宜在进餐时服用，不宜睡前吞服。

3. 妊娠期、哺乳期妇女及儿童，用药的经验不足，故不建议使用。

曲美布汀
Trimebutine

【适应证】用于胃肠道运动功能紊乱引起的食欲不振、恶心、呕吐、嗳气、腹胀、腹鸣、腹痛、腹泻、便秘等症状的改善及肠道易激惹综合征的治疗。

【用法用量】口服，每次 0.1～0.2g，每天 3 次，根据年龄、症状适当增减剂量。

【操作要点】老年人应适当减量。

【不良反应】本品不良反应发生率较低，停药后可消失，偶见口渴、口内麻木、腹泻、腹鸣、便秘、心动过速、困倦、眩晕、头痛及皮疹等。

【应急措施】出现不良反应应立即停药，并作适当处置。

【用药宣教】

1. 告知患者用药期间如出现皮疹，应停药并告知医师。

2. 妊娠期及哺乳期妇女用药的安全性及有效性尚不明确，故应权衡利弊，谨慎用药。

第三节　助消化药

乳酸菌素
Lactobacillin

【适应证】用于肠内异常发酵、消化不良、肠炎及小儿腹泻。

【用法用量】嚼服，每次 1～2 片，每天 3 次。小儿每次 0.5 片，每天 3 次。

【用药宣教】铋剂、鞣酸、药用炭、酊剂等能吸附本品，不宜合用。

第四节　导泻药

乳果糖

Lactulose

【适应证】用于慢性或习惯性便秘，可调节结肠的生理节律，可用于肝性脑病。

【用法用量】口服，用于导泻，起始剂量每天 30ml，维持剂量为每天 10～25ml；用于肝性脑病，每次 30ml，每天 3 次。

【操作要点】

1. 本品不得与其他导泻药同时使用。

2. 本品可导致结肠 pH 值下降，故可能引发结肠 pH 值依赖性药物的失活。

3. 治疗几天后，可根据患者情况酌情减剂量。本品宜在早餐时 1 次性服用。

【不良反应】治疗初期可能会有腹胀，通常继续治疗即可消失；当剂量高于推荐治疗剂量时，可能会出现腹痛和腹泻，此时应减量。

【应急措施】患者因腹泻导致电解质紊乱时，应及时纠正。

【用药宣教】

1. 如果在治疗两三天后，便秘症状无改善或反复出现，应告知医师，考虑加量。

2. 本品如用于乳糖酶缺乏症患者，需注意本品中乳糖的含量。

3. 糖尿病患者应慎用大剂量本品。

4. 推荐剂量的本品可用于妊娠期及哺乳期妇女。

硫酸镁

Magnesium Sulfate

【适应证】本品用于便秘，肠内异常发酵，亦可与驱虫剂合用；可与活性炭合用，用于治疗食物或药物中毒。

【用法用量】

1. 口服，每次 5～20g，清晨空腹服药，同时饮用 100～400ml 水。也可以水将药液溶解后服用。

2. 肾功能不全/老年人者，应酌情减量。

【操作要点】

1. 中枢抑制药中毒需要导泻时，应避免使用硫酸镁，以防中枢神经过度抑制。

2. 本品与下列药物存在配伍禁忌，硫酸多黏菌素 B、硫酸链霉素、葡萄糖酸钙、盐酸多巴酚丁胺、盐酸普鲁卡因、四环素、青霉素及萘夫西林。

3. 用药前需了解患者心肺情况。

4. 低镁血症合并出现钙缺乏时，先补充镁，再补充钙。

【不良反应】

1. 服用浓度过高的溶液或用量过大，可导致脱水，连续使用可引起便秘，甚至麻痹性肠梗阻，停药后好转。大剂量灌肠可致血清镁浓度升高，引起麻木、肌肉麻痹、心律失常及呼吸麻痹等。

2. 罕见血钙降低，出现低钙血症。

【应急措施】出现高镁血症后，给予葡萄糖酸钙注射液 10～20ml 静脉注射，或采用透析疗法迅速清除体内镁离子。应纠正机体低容量状态，增加尿量促进镁的排泄，也可皮下注射毒扁豆碱注射液（不作为常规应用）。急性镁中毒时应立即停药，进行人工呼吸，并缓慢注射钙剂解救，常用药物为 10% 葡萄糖酸钙注射液 10ml 缓慢静脉注射。

【用药宣教】

1. 告知患者，本品导泻作用多出现于服药后 2～8 小时内，故宜早晨空腹服药，并大量饮水以加速导泻及防止脱水。

2. 本品用药前及用药过程中应监测心电图、肾功能、血镁浓度及尿量（每小时尿量少于 25～30ml 或 24 小时少于 600ml，应及时停药），同时应进行膝腱反射检查（如出现膝腱反射明显抑制，应及时停药）并测定呼吸频率（每分钟少于 14～16 次，停药）。

3. 用药过程中突然出现胸闷、胸痛、呼吸急促等，应及时听诊，必要时胸部 X 线摄片，以便及早发现肺水肿。

4. 妊娠期妇女禁用本品导泻。

5. 由于本品可经乳汁分泌，故国内资料建议哺乳期妇女应权衡利弊，谨慎用药。

6. 应用 ^{99m}Tc 胶态硫作单核 - 吞噬细胞系统显影时，本品能使 ^{99m}Tc 胶态硫凝集从而大量集聚在肺血管，进入肝、脾、骨髓等减少。

酚酞

Phenolphthalein

【适应证】用于习惯性顽固性便秘。

【用法用量】睡前口服，每次 50～200mg，根据患者情况酌情更改剂量。

【操作要点】本品应该睡前服用，以促使第二天清晨排便。

【不良反应】

1. 偶见皮炎、药疹、瘙痒、灼痛、肠炎及出血倾向等，罕见过敏反应。

2. 药物过量或长期滥用时可造成电解质紊乱，诱发心律失常、神志不清、肌肉痉挛以及倦怠无力等症状。

【应急措施】患者出现不良反时应停止用药或减量。

【用药宣教】

1. 本品可干扰酚磺酞排泄试验，使尿液变成品红或橘红色，同时加快酚磺酞排泄。

2. 告知患者本品应遵医嘱服药，不宜长时间应用，以免出现药物依赖性、血糖升高及血钾降低等情况。

3. 告知患者，本品如与碳酸氢钠等碱性药物合用，会引起粪便变色。

4. 妊娠期及哺乳期妇女应权衡利弊，谨慎用药。

开塞露

Glycerd Enema

【适应证】用于小儿及年老体弱者便秘的治疗。

【用法用量】将容器顶端刺破或剪开，涂以油脂少许，缓慢插入肛门，然后将药液挤入直肠内，每次 1 支。

【操作要点】

1. 帮助患者取俯卧位，不能俯卧者可取左侧卧位，并适度垫高臀部。

2. 剪去开塞露顶端，挤出少许甘油润滑开塞露入肛门段。

3. 持开塞露球部，缓慢插入肛门，至开塞露颈部，快速挤压开塞露球部。同时嘱患者深吸气。

4. 挤尽后，一手持纱布按摩肛门处，一手快速拔出开塞露外壳（成人一般需 30～40ml），并嘱患者保持原体位十分钟左右。

5. 对于主诉腹胀有便意者，应指导其继续吸气，并协助按摩肛门部。

【不良反应】长期使用，易产生依赖性，出现肠壁干燥、习惯性便秘。

【用药宣教】

1. 告知患者，刺破或剪开后的注药导管的开口应光滑，以免擦伤肛门或直肠。

2. 用药前注意检查本品性状是否发生改变，发生改变时禁止使用。

3. 嘱患者用药期间应同时进食通便的蔬菜、水果等，以免长期使用药物易出现不良反应。

4. 告知患者，根据本品用药后的起效时间及自己的具体情况选择给药时间。

5. 告知患者，进食量少、大便干结且量少者使用本品作用较差或无效。

第五节　止泻药

洛哌丁胺
Loperamide

【适应证】止泻药，用于控制各种原因引起的非感染性急、慢性腹泻的症状，也可减少回肠造瘘术患者的排便量及次数，增加大便稠硬度。

【用法用量】

1. 急性腹泻　起始口服剂量为每次 4mg，之后每次腹泻后口服 2mg，每天极量 16mg，如连服 5 天无效则应停药。

2. 慢性腹泻　起始剂量为每次 4mg，之后调节剂量至粪便正常，维持剂量每天 4 ~ 8mg。

【不良反应】

1. 不良反应较轻，可见皮疹、口干、腹胀、腹痛及食欲不振等，偶见荨麻疹、呕吐、头晕、头痛及乏力等。

2. 药物过量可能出现中枢神经系统抑制症状，如木僵、协调功能紊乱、嗜睡、缩瞳、肌张力过高及呼吸抑制等，还可出现尿潴留及肠梗阻，儿童较成人敏感。

【应急措施】药物过量时可用纳洛酮作为解毒剂。由于本品作用的持续时间长于纳洛酮（1 ~ 3 小时），因此可重复使用纳洛酮，并且应至少监护患者 48 小时以检测可能的中枢神经抑制症状。

【用药宣教】

1. 告知患者，伴发热及便血的细菌性痢疾不可使用本品作为基本治疗药物。

2. 本品宜于空腹或餐前半小时服药，以提高药效。

3. 本品为对症治疗药物，用药期间仍需遵医嘱进行腹泻的病因治疗。

4. 腹泻者（尤其是儿童）常伴有水和电解质丢失，故用药期间应注意补充水和电解质。

5. 急性腹泻者服用本品 48 小时后如临床症状无改善。应停用本品，同时咨询医生。

6. 艾滋病患者使用本品治疗腹泻时，如出现腹胀的早期症状，应停止本品的治疗。

7. 本品漏服后不可补服，继续按规律服药即可，切记不可因漏服而选择下次剂量加倍。

8. 服药后可能出现乏力、头晕或困倦的症状，故不宜驾驶、操作机械及高空作业。

9. 虽然本品无致畸作用及胚胎毒性，但妊娠期及哺乳期妇女仍应权衡利弊，谨慎用药。

蒙脱石

Smectite

【适应证】用于成人及儿童急、慢性腹泻，也可用于食道、胃及十二指肠疾病引起的相关疼痛症状的辅助治疗，但不作解痉剂使用。

【用法用量】口服，每次 3g，每天 3 次；慢性腹泻时剂量酌减，急性腹泻时首剂加倍。

【操作要点】

1. 本品服药时间为：①胃炎、结肠炎、肠易激综合征需餐前服药；②腹泻应于两餐间服用；③胃食管反流、食管炎应餐后服药。

2. 应将本品倒入 50ml 温水中充分稀释，摇匀后服用。不可直接倒入口中用水冲服，或用水将本品调成丸状、糊状服用，以免影响疗效。

3. 为避免本品影响其他药物的吸收，应在服用本品前 1 小时服用其他药物。

【不良反应】偶见便秘、大便干结。

【用药宣教】

1. 治疗急性腹泻时，应注意纠正脱水。

2. 妊娠期及哺乳期妇女可安全服用本品。

第六节 催吐药

阿扑吗啡

Apomorphine

【适应证】主要用于抢救意外中毒及不能洗胃者，常用于治疗石油蒸馏液（如煤油、汽油、煤焦油、燃料油或清洁液等）吸入者，以防止严重的吸入性肺炎。

【用法用量】皮下注射，每次 2~5mg。

【操作要点】

1. 一般药物过量或吞服毒物，首选洗胃及导泻，只有在严禁洗胃情况下才使用本品催吐。

2. 本品注射剂遇光氧化分解变色，变为浅绿、绿色或析出沉淀，此时不能再使用。

【不良反应】

1. 常见嗜睡，可见唾液分泌过多、皮肤苍白、低血压、心动过缓、恶心、呕吐、眩晕、疲倦、心房颤动、皮下水肿、味觉失常、呼吸急促、呼吸抑制等，罕见欣快感、震颤及烦躁不安等。

2. 药物过量会导致持续性呕吐、心动过缓、严重嗜睡、呼吸困难、昏迷甚至死亡，长期用药可产生耐药性。

【应急措施】纳洛酮能够拮抗本品催吐作用及对中枢神经与呼吸的抑制，可给予阿托品治疗本品引起的心动过缓。

【用药宣教】

1. 胃饱满时本品效果好，故在皮下给药前，宜先饮水 200~300ml。

2. 麻醉药物中毒者，由于中枢已经被抑制，本品较难奏效，甚至可能加重其中枢抑制作用，故不宜使用本品。

3. 妊娠期及哺乳期妇女应权衡利弊，谨慎用药。

4. 儿童及老年患者对本品敏感性高，故应慎用。

5. 用药期间应监测患者心血管功能。

6. 对检验值及诊断的影响，可使血清催乳素浓度降低。

第七节 止吐药

甲氧氯普胺
Metoclopramide

【适应证】用于多种原因（如化疗、放疗、手术、颅脑损伤、脑外伤后遗症、海空作业、急性胃肠炎、尿毒症及药物等）引起的呕吐。

【用法用量】

1. 口服 每次 5～10mg，每天 3 次，餐前 30 分钟服用。

2. 肌内或静脉注射 每次 10～20mg，每天极量 0.5mg/kg。

3. 肾功能不全 严重肾功能不全者剂量至少减少 60%。

【操作要点】

1. 本品静脉注射速度宜缓，于 1～2 分钟内注射完毕，快速给药易出现躁动不安，随即进入昏睡状态。

2. 本品遇光变成黄色或黄棕色后毒性增高，故用药前应仔细检查。

【不良反应】

1. 较常见昏睡、烦躁不安、倦怠无力，少见严重口渴、恶心、便秘、腹泻、睡眠障碍、眩晕、头痛、乳腺肿痛及皮疹等，静脉注射给药可引起直立性低血压。

2. 大剂量或长期应用可能导致锥体外系反应（特别是年轻人），出现帕金森综合征。

3. 药物过量会出现深昏睡状态、神志不清及锥体外系症状。

【应急措施】药物过量时，可给予抗胆碱药物（如苯海索）、治疗帕金森病药物或抗组胺药（如苯海拉明）。

【用药宣教】

1. 本品对晕动病所致呕吐无效。

2. 本品可增强乙醇的中枢抑制作用，故用药期间不宜饮酒或含乙醇的饮料。

3. 本品存在潜在致畸风险，故妊娠期妇女禁用。

4. 哺乳期少乳者可短期用于催乳。

5. 儿童及老年人不宜长期大量使用本品，易出现锥体外系不良反应。

6. 醛固酮与血清催乳素浓度可因应用本品而升高。

第八节　促胃肠动力药

多潘立酮
Domperidone

【适应证】

1. 由胃排空延缓、胃食道反流、食道炎引起的消化不良，如上腹部胀闷感、腹胀、上腹疼痛；嗳气、肠胃胀气；恶心、呕吐；口中带有或不带有反流胃内容物的胃烧灼感。

2. 功能性、器质性、感染性、饮食性、放射性治疗或化疗所引起的恶心、呕吐。使用多巴胺受体激动剂（如左旋多巴、溴隐亭等）治疗帕金森综合征所引起的恶心和呕吐，为本品的特效适应证。

【用法用量】口服，每次 10mg，每天 3～4 次，每天极量 80mg。

【不良反应】

1. 偶见过敏反应、头晕、头痛、嗜睡、口干、便秘、腹泻、一过性皮疹、瘙痒、Q-T 间期延长及扭转型室性心动过速，罕见锥体外系症状、惊厥、兴奋及嗜睡等。

2. 药物过量会导致心律失常、嗜睡、锥体外系反应及低血压等，通常在 24 小时内消失。

【应急措施】药物过量时，给予临床监护及支持疗法，洗胃、给予活性炭以加速药物清除，抗胆碱药、抗帕金森病药及具有抗副交感神经生理作用的抗组胺药以控制锥体外系症状。

【用药宣教】

1. 告知患者，本品应于饭前 15～30 分钟服用，避免吸收延迟。

2. 抗酸药、胃酸分泌抑制剂不宜与本品同时服用，前两类药应于饭后服用。

3. 慢性消化不良者，建议口服。

4. 本品含有乳糖，可能不用于乳糖不耐受、半乳糖血症或葡萄糖/半乳糖吸收障碍者。

5. 告知患者本品不用于预防手术后呕吐的常规用药。

6. 妊娠期妇女用药的安全性尚不明确，故权衡利弊，谨慎用药。

7. 少量本品可经乳汁分泌，故哺乳期妇女应权衡利弊，谨慎用药。

8. 用药期间，血清催乳素水平可升高。

莫沙必利

Mosapride

【适应证】用于功能性消化不良伴有胃灼热、嗳气、恶心、呕吐、早饱、上腹胀等消化道症状，也可用于胃食管反流性疾病、糖尿病性胃轻瘫及部分胃切除患者的胃功能障碍。

【用法用量】口服，每次5mg，每天3次，餐前或餐后服用。老年患者出现不良反应时，应减量（每天7.5mg）服药并采取相应措施。

【不良反应】腹泻、腹痛、口干、皮疹、倦怠及头晕等，偶见嗜酸性粒细胞增多、甘油三酯、ALT、AST、碱性磷酸酶及 γ-GT升高。

【用药宣教】

1. 一般服药2周后消化道症状没有改变时，应停止服用。

2. 妊娠期妇女、哺乳期妇女及儿童用药的安全性及有效性尚不明确，故应权衡利弊，谨慎用药。

3. 老年人更易出现肝、肾功能不全，故用药期间应严密监测，慎重给药。

4. 治疗过程中应定期检查生化全项，有心血管病史或联用抗心律失常药物者应定期检查心电图。

第九节　微生态药物

双歧杆菌、嗜酸乳杆菌、肠球菌三联活菌
Live Combined Bifidobacterium,
Lactobacillus and Enterococcus

【适应证】用于治疗肠道菌群失调症，轻至中型急性腹泻、慢性腹泻、腹胀及便秘等。

【用法用量】口服，每次 0.42~0.63g，每天 2~3 次，餐后服用。

【用药宣教】

1. 告知患者，本品为活菌制剂，切勿置于高温处，溶解时水温不宜超过 40℃。

2. 因抗菌药物可抑制活菌的生长繁殖，故本品避免与抗菌药物同服。

3. 本品给药期间同时使用其他药物者，应详细告知医师，并遵医嘱用药。

第十节　肝病辅助治疗药物

一、利胆药

腺苷蛋氨酸
Ademetionine

【适应证】用于肝硬化前和肝硬化所致肝内胆汁淤积。

【用法用量】

1. 肌内注射或静脉注射　初始剂量，每天 0.5~1g，分 2 次肌内注射。持续 2 周。

2. 静脉滴注　每次 0.5~1g，每天 1 次，持续 2~4 周。

3. 口服　每天 1~2g。

【操作要点】

1. 本品粉针剂须在临用前用所附溶剂溶解，不可与碱性液体、含钙离子的溶液及高渗溶液（如10%葡萄糖溶液）配伍。本品注射剂溶解后，保存时间不应超过6小时。

2. 本品肠溶片剂必须整片吞服，不得嚼碎，为使药物更好地吸收和发挥疗效，建议在两餐之间服用。

3. 用于静脉注射时，需缓慢注射。

【不良反应】

1. 少数患者服药后有胃灼热、上腹痛。

2. 对本品特别敏感的患者，偶可引起昼夜节律紊乱。

3. 其他还有浅表性静脉炎，恶心、腹泻、出汗和头痛等。

【应急措施】在对本品特别敏感的个体，偶可引起昼夜节律紊乱，睡前服用催眠药可减轻此症状。以上作用均表现轻微，不需中断治疗。

【用药宣教】

1. 发生不良反应后一般不必中断治疗，对昼夜节律紊乱的患者，睡前服用催眠药可减轻症状。

2. 有血氨增高的肝硬化前及肝硬化的患者，应用本品时应注意监测血氨水平。

【制剂】①注射剂（粉）：0.5g。②片剂：0.5g。

【贮藏】密闭，贮于25℃以下。

熊去氧胆酸

Ursodeoxycholic Acid

【适应证】用于胆固醇性胆囊结石（必须是X射线能穿透的结石，同时胆囊收缩功能须正常）、胆汁淤积性肝病（如原发性胆汁性肝硬化）、胆汁反流性胃炎、脂肪痢（回肠切除术后）。

【用法用量】推荐日剂量为13~15mg/kg，分2~4次与食物同服。根据患者的个体需求调整剂量。

【操作要点】考来烯胺、考来替泊等胆汁酸多价螯合剂可减少本品的吸收，影响疗效。应在服用本品前后至少两小时服用胆汁酸多价螯合剂，含铝的抗酸药可吸附胆汁酸，影响本品的疗效。

【不良反应】临床试验中观察到的不良反应有腹泻、肌酐升高、血糖升高、白细胞减少、消化性溃疡、皮疹、血小板减少。

【应急措施】如果发生腹泻则减少剂量；如果腹泻持续，则停止治疗。腹泻可以进行对症治疗，如补充液体和电解质等，不需其他特殊处理。

【用药宣教】

1. 用药前如对本品或其他胆汁酸过敏或存在其他变态反应请告知医师。应详细告知医师患者的疾病史，尤其是有肝脏疾病者（如腹水、静脉曲张破裂出血、肝性脑病）。

2. 原发性胆汁性肝硬化伴有静脉曲张破裂出血、肝性脑病、腹水或者需要紧急肝移植者应接受适当的特殊治疗。

3. 本品的刻痕片可沿刻痕掰开服用。掰开的片剂在 20 ~ 25℃下置于原包装中最多可保存 28 天。因为有苦味，掰开的片剂应和完整的片剂分开存放。

4. 本品代谢产生的石胆酸具有肝毒性，人体通过硫酸化解毒，如果存在硫酸化作用先天或后天性缺乏，则会发生石胆酸盐导致的肝损害。

5. 用药前及用药期间应定期监测肝功能。开始用药的前 3 个月每月检查一次 γ – GT、AST、ALT 和胆红素水平，之后每 6 个月检查一次肝功能。若这些指标升高则应停用本品。

二、肝性脑病治疗药

门冬氨酸鸟氨酸
Ornithine Aspartate

【适应证】用于急、慢性肝脏疾病（包括肝硬化、脂肪肝及肝炎）所致的血氨过高；尤其用于肝性脑病昏迷前期及昏迷状况。

【用法用量】

1. 口服　每次 3g，每天 1 ~ 2 次，饭后服用。

2. 静脉滴注

（1）急性肝炎　5 ~ 10g。

（2）慢性肝炎及肝硬化　每天 10～20g，病情严重者可酌情增加用量，但每天不超过 40g 为宜。

3. 肝性脑病　第 1 天的第一个 6 小时内用 20g，第二个 6 小时内分两次给药，每次 10g，静脉滴注。

【操作要点】使用时先将本品用适量注射用水充分溶解，再加入到 0.9% 的氯化钠注射液或 5%、10% 的葡萄糖注射液中，最终浓度不超过 2%，缓慢静脉滴注。

【不良反应】大剂量静脉滴注可出现轻、中度胃肠道反应（如恶心、呕吐），减少用量或减慢滴速时，上述症状可减轻。

【应急措施】出现胃肠道反应时，应减慢滴速。

【用药须知】用药前后及用药时应当检查或监测。大剂量使用时，应注意监测血及尿中的尿素氮。

谷氨酸

Glutamate

【适应证】用于血氨过多所致的肝性脑病及其他精神症状。

【用法用量】

1. 钠盐　静脉滴注，每次 11.5g，用 5% 葡萄糖注射液 750～1000ml（或 10% 葡萄糖注射液 250～500ml）稀释后缓慢输注，于 1～4 小时内输完。必要时可于 8～12 小时后重复给药，每日剂量不宜超过 23g。

2. 钾盐　静脉滴注，每次 12.6g，每天 1～2 次，用 5% 或 10% 葡萄糖注射液 500～1000ml 稀释后缓慢输注，一日剂量不超过 25.2g。

3. 钙盐　每次 1g，加入 50% 葡萄糖液 20～40ml 中缓慢静脉注射，每天 1～2 次。抢救肝昏迷缺钙者，可将 1g 加入谷氨酸钠中应用。

【操作要点】

1. 给予本品的钾盐、钠盐及钙盐前宜静脉推注 5～10g 维生素 C 以酸化血液。

2. 钠盐常与钾盐合用以治疗肝性脑病，两者比例一般为 2∶1

或 3∶1，但血钾低时可改为 1∶1。

3. 使用本品钠盐、钾盐治疗肝性脑病时，若用量过大，可导致严重的碱中毒与电解质失衡。在治疗过程中，须严密监测电解质浓度。

4. 腹水、水肿及低钾血症的患者不宜用钠盐，应用钾盐，但尿少时慎用钾盐。

【不良反应】

1. 大量本品的盐治疗肝性脑病时，可导致严重的碱中毒及电解质失衡，因此，在治疗过程中须严密监测电解质浓度。

2. 输注过快，可出现流涎、脸红、呕吐等症状。

3. 过敏的先兆可有面部潮红、头痛与胸闷等症状出现。

4. 小儿可有震颤。

5. 合并焦虑状态的患者用后可出现晕厥、心动过速及恶心等反应。

【应急措施】一旦出现电解质失衡，应及时予以纠正。

【用药宣教】如出现面部潮红、头痛与胸闷等症状，应立即告知医生或护士。

三、肝炎辅助用药

联苯双酯

Bifendate

【适应证】临床用于慢性迁延性肝炎伴 ALT 升高者，也可用于化学毒物、药物引起的 ALT 升高。

【用法用量】每次口服片剂，25 ~ 50mg，每天 3 次；滴丸 7.5mg，每天 3 次。必要时每次可服 9 ~ 15mg，ALT 正常后改为每次 7.5mg。

【操作要点】片剂与滴丸剂量相差很大，给药时应注意。

【不良反应】个别病例可出现口干、轻度恶心，偶有皮疹。

【应急措施】

1. 出现皮疹，可加用抗变态反应药物后即可消失。

2. 服药过程中出现黄疸及病情恶化，应停药。

【药用宣教】

1. 本品对 HbsAg 及 HbeAg 无转阴作用，也不能使肿大的肝脾缩小。

2. 少数患者用药过程中 ALT 可回升，加大剂量可使之降低。停药后部分患者 ALT 反跳，但继续服药仍有效。

3. 由于本品只有降酶作用，且副作用多，故不宜首选。

4. 哺乳期妇女使用时应暂停哺乳。

甘草酸二铵

Diammonium Glycyrrhizinate

【适应证】用于伴有 ALT 升高的慢性迁延性肝炎、慢性活动性肝炎及急、慢性病毒性肝炎的治疗。

【用法用量】

1. 每次口服 150mg，3 次/天。

2. 静脉滴注，以本品 150mg 加入 10% 葡萄糖注射液 250ml 中缓慢输注，每天 1 次。

【操作要点】本品必须稀释后静脉滴注，不得静脉注射。

【不良反应】

1. 主要有纳差、恶心、呕吐、腹胀、头痛、头昏、上腹不适、胸闷、口干和水肿、心悸及血压升高。

2. 少见皮疹、荨麻疹和发热。以上症状一般较轻，不影响治疗。

【应急措施】如出现低血钾，可给予补钾。

【用药宣教】

1. 治疗过程中应定期监测血压、血清钾、钠浓度，若出现高血压、水钠潴留、低钾血症等情况应停药或适当减量。

2. 哺乳期妇女使用时应暂停哺乳。

异甘草酸镁

Magnesium Isoglycyrrhizinate

【适应证】用于慢性病毒性肝炎，改善肝功能异常。

【用法用量】静脉滴注，每天 1 次，每次 0.1g，以 10% 葡萄糖注射液 250ml 稀释后静脉滴注，4 周为一疗程或遵医嘱。如病情需要，每日可用至 0.2g。

【操作要点】治疗过程中如出现发热、皮疹、高血压、血钠潴留、低钾血症等情况，应予停药。

【不良反应】

1. 可出现低钾血症、血压上升，钠、体液潴留、浮肿、体重增加等。

2. 少数患者有心悸、眼睑水肿、头晕、皮疹、呕吐。

【应急措施】在治疗过程中如出现发热、皮疹、高血压、血钠潴留、低钾血等情况，应予停药，并给予补钾等治疗。

【用药宣教】治疗过程中，应定期测血压和血钾、血钠水平。

硫普罗宁

Tiopronin

【适应证】

1. 用于改善各类急、慢性肝炎患者的肝功能。

2. 用于脂肪肝、酒精肝、药物性肝损伤的治疗及重金属的解毒。

3. 用于减少放疗、化疗的毒副反应，并可预防放疗、化疗所致的白细胞减少。

4. 用于老年性早期白内障和玻璃体浑浊。

【用法用量】

1. 肝病　每次 100～200mg，每天 3 次，餐后服，连服 12 周，停药 3 个月后继续下个疗程。

2. 放疗、化疗后的白细胞减少　化疗前一周开始服用，每次 200～400mg，每天 2 次，餐后服，连服 3 周。

3. 重金属中毒　每次 100～200mg，每天 2 次。

4. 静脉滴注　治疗上述病症不能口服的患者，可静脉滴注，每次 200mg，每天 1 次，连续输注 4 周。

【操作要点】粉针剂使用前，每 100mg 本品先用专用溶剂 5% 的碳酸氢钠（pH8.5）溶液 2ml 溶解，再用 5%～10% 的葡萄糖溶液或 0.9% 氯化钠注射液 250～500ml 稀释后，静脉滴注。注射液可直接用 5% ~10% 的葡萄糖溶液或 0.9% 氯化钠注射液稀释。

【不良反应】

1. 过敏反应　　主要表现为过敏性休克。

2. 血液系统　　少见粒细胞缺乏症，偶见血小板减少。

3. 泌尿系统　　可出现蛋白尿，发生率约为 10%，停药后通常很快即可完全恢复。另有个案报道本品可引起尿液变色。

4. 消化系统　　可出现味觉减退、味觉异常、恶心、呕吐、腹痛、腹泻、食欲减退、胃胀气、口腔溃疡等。另有报道可出现胆汁淤积、肝功能检测指标（如 ALT、AST、总胆红素、碱性磷酸酶等）升高，如出现异常应停用本品，或进行相应治疗。

5. 皮肤　　皮肤反应是本品最常见的不良反应，表现为皮疹、皮肤瘙痒、皮肤发红、荨麻疹、皮肤皱纹、天疱疮、皮肤眼睛黄染等，其中皮肤皱纹通常仅在长期治疗后发生。

6. 呼吸系统　　可见喉水肿、呼吸困难，有发生肺炎、肺出血和支气管痉挛的报道。

7. 肌肉与骨骼　　有个案报道使用本品治疗可引起肌无力。

8. 泌尿系统　　长期、大量应用罕见蛋白尿或肾病综合征。

9. 神经系统　　可见头痛。

10. 心血管系统　　可见心慌。

11. 其他　　罕见胰岛素性自体免疫综合征，出现疲劳感和肢体麻木时应停用。

【应急措施】

1. 如果外周白细胞计数降到 $3.5 \times 10^6/\text{ml}$ 以下，或者血小板计数降到 $10 \times 10^6/\text{ml}$ 以下，建议停药。

2. 如出现过敏性休克，应立即停药，参照青霉素过敏性休克的抢救。

【用药宣教】

1. 对于曾出现过青霉胺毒性的患者，使用本品应从较小的剂量开始。

2. 如出现胃肠道反应、蛋白尿时应减量或停药，出现疲劳感和肢体麻木应停服。

3. 如果外周白细胞计数降到 $3.5 \times 10^6/\text{ml}$ 以下，或者血小板

计数降到 $10 \times 10^6/ml$ 以下，建议停药。

4. 应定期进行下列检查以监测本品的毒性，如外周血细胞计数、血小板计数、血红蛋白、血浆白蛋白、肝功能、24 小时尿蛋白。此外，治疗中每 3 个月或每 6 个月应检查一次尿常规。

5. 本品可通过乳汁分泌，哺乳期妇女使用时，应暂停哺乳。

四、胰腺炎治疗药

加贝酯
Gabexate

【适应证】用于急性轻型（水肿型）胰腺炎。

【用法用量】本品仅供静脉滴注，成人每次 100mg，开始的 3 天，每日用量 300mg，病情缓解后改为每天 100mg，疗程 6 ~ 10 天。

【操作要点】

1. 先以注射用水 5ml 溶解冻干粉，充分溶化后再加入 5% 葡萄糖注射液或林格液 500ml 中。输注速度应控制在每小时输入 1mg/kg，不可过快。

2. 用药前应事先备好过敏性休克的急救措施。药液应现配现用，输注时，药液不可溢出血管外，以免造成组织损伤。

【注意事项】对本品过敏者、孕妇和儿童禁用。

【不良反应】

1. 在输注过程中会出现注射部位的血管疼痛，局部皮肤发红，静脉炎。

2. 偶见皮疹，面部潮红和过敏反应，极个别发生胸闷、呼吸困难和血压下降，甚至发生过敏性休克。

【应急措施】一旦出现过敏反应，应参照青霉素过敏性休克的抢救方法进行抢救。

【用药宣教】

1. 多次输注需要更换部位。

2. 哺乳期妇女使用时应暂停哺乳。

乌司他丁

Ulinastatin

【适应证】用于急性胰腺炎、慢性复发性胰腺炎，也用于急性循环衰竭的抢救辅助用药。

【用法用量】

1 急性胰腺炎、慢性复发性胰腺炎　初期每次 10 万单位溶于 500ml 5% 葡萄糖注射液或 0.9% 氯化钠注射液中静脉滴注，每次输注 1~2 小时，每天 1~3 次，以后随症状消退而减量。

2. 急性循环衰竭　每次 10 万单位溶于 2ml 0.9% 氯化钠注射液中，每日缓慢静脉推注 1~3 次。并可根据年龄、症状适当增减。

【操作要点】

1. 本品稀释后应迅速使用。

2. 避免与加贝酯或球蛋白制剂混合使用。

【禁忌与慎用】

1. 禁用于对本品有过敏史者。

2. 有药物过敏史、对食品过敏者或过敏体质患者慎用。

【不良反应】

1. 血液系统　偶见白细胞减少或嗜酸粒细胞增多。

2. 消化系统　偶见恶心、呕吐、腹泻、AST、ALT 上升。

3. 注射部位　偶见血管痛、发红、瘙痒感、皮疹等。

4. 过敏反应　出现过敏症状应立即停药，并适当处理。

【用药宣教】

1. 本品用于急性循环衰竭时，应注意不能代替一般的休克疗法（输液法、吸氧、外科处理、抗菌药物等），休克症状改善后即终止给药。

2. 使用时须注意，本品溶解后应迅速使用。

第八章　泌尿系统用药

利尿药是一类促进体内水分和电解质排出，从而增加尿量以达到体液平衡的药物。利尿主要通过影响肾小球的滤过、肾小管的再吸收和分泌而完成其增加排出的任务。

正常人每天排出终尿约 1～2L，而每天通过肾小球滤过的原尿可达 180L。由此可见，原尿通过肾小管全程形成终尿时，99%的水分则被肾小管再吸收而回到血液中，这是基于肾小管对 Na^+ 的重吸收所带来的结果。由于肾小球形成的原尿容量很大，利尿不必考虑肾小球的滤过功能，关键在于如何在肾小管内减少水分的重吸收。

使用利尿药应采用间歇方式，避免长期续用。对必须继续用药者，应采取联合方式，合用排钾的和保钾的利尿药，合用排氯的和保氯的利尿药，合用排钠药和脱水药。

第一节　利尿药

呋塞米
Furosemide

【适应证】

1. 用于治疗心源性水肿，肾性水肿、肝硬化腹水、功能障碍或血管障碍所引起的周围性水肿，并可促使上部尿道结石的排出。

2. 尤用于急需消除水肿的紧急情况，如急性肺水肿、脑水肿和高血压危象等。

3. 当药物中毒时，使用本品可以加速毒物的排泄。

【用法用量】

1. 口服　每次 20～40mg，每天 3 次，以后可根据需要增至每天60～120mg。

2. 肌内注射或静脉注射　每次 20～40mg，隔日 1 次，必要时可每天 1～2 次。

【操作要点】本品利尿作用迅速、强大，因此要注意掌握开始剂量，防止过度利尿，引起脱水和电解质不平衡。使用过程中监测出入量。

【不良反应】

1. 主要不良反应有电解质失调，常见低血钾、低血钠和低血氯性碱中毒。

2. 可能出现轻微恶心、腹泻、药疹、瘙痒、视物模糊等不良反应。

3. 有时可发生直立性头晕、乏力、疲倦、肌肉痉挛、口渴，少数病例有白细胞减少，偶见肝损害、血小板减少、粒细胞减少，肝炎患者易产生肝昏迷、多形性红斑。

4. 长期服用可引起高尿酸血症、胃肠道障碍、过敏反应、血糖升高、胃及十二指肠溃疡。

5. 药物过量可引起心脏骤停。

【应急措施】一旦发生心脏骤停，必须就地抢救，给予心肺复苏等治疗措施。

【用药宣教】

1. 快速注射大剂量本品，可引起暂时性耳聋。

2. 本品静脉注射必须缓慢，不宜与其他药物混合注射。

3. 本品由于能减少尿酸排出，多次使用后可产生尿酸过多症，个别患者长期应用可产生急性痛风。

4. 糖尿病患者应用后可使血糖升高，糖尿病患者慎用。

5. 由于本品利尿作用迅速、强大，因此，要注意掌握开始剂量，防止过度利尿，引起脱水和电解质不平衡。

6. 长期大量用药时应注意检查血中电解质浓度，顽固性水肿患者特别易出现低血钾症状，在同时使用洋地黄或排钾的皮质激素时，更应注意补钾。

托拉塞米
Torasemide

【适应证】治疗水肿性疾病及高血压。

【用法用量】

1. 治疗水肿　一般口服 20mg，每天 1 次；有些患者日剂量可达 40mg，也可静脉给药，常用 10～20mg，一般不超过每天 40mg；有时静脉给药的量更高，尤其是肾源性水肿，开始可给予 20mg/d，必要时逐渐加量到每天 200mg。

2. 治疗高血压　口服每天 2.5～5mg，美国的资料表明，剂量可增加到 10mg。

【操作要点】【不良反应】【应急措施】同"呋塞米"。

【用药宣教】

1. 口服给药后 1 小时内出现利尿，1～2 小时内达到最大效应，药效持续 8 小时。

2. 静脉注射后 10 分钟内可见明显利尿，药效持续时间也为 8 小时。

布美他尼
Bumetanide

【适应证】

1. 用于各种难治性持久的水肿及急性肺水肿，特别用于急慢性肾功能衰竭者。

2. 在某些肾脏病患者用大剂量呋塞米无效时，本品可能有效。

3. 还可用于肝硬化腹水、高血压。

【用法用量】口服，每次 0.5～1mg，每天 1～3 次；静脉注射，每次 0.5～1mg。

【操作要点】使用过程中要监测出入量。

【不良反应】

1. 常见的不良反应为大剂量或长时间用药后引起的水和电解

质失调。

2. 强大的利尿作用增加近曲小管对钙的重吸收，可使血钙升高。

3. 其他还有恶心、眩晕、呕吐、腹部不适、皮疹、肌肉痉挛、男子乳腺发育、白细胞减少、血小板减少、血糖和尿酸浓度升高。

4. 本品可能引起肌痛，尤其在使用大剂量时。

【应急措施】一旦发生过敏性休克，必须就地抢救，予以保持气道畅通、吸氧及用肾上腺素、糖皮质激素等治疗措施。

【用药宣教】本品与磺胺类药交叉过敏，余参见"呋塞米"。

氢氯噻嗪

Hydrochlorothiazide

【适应证】

1. 用于各类型水肿，对心性水肿如充血性心力衰竭引起的水肿也很有效。

2. 用于降低血压。

3. 用于缓解尿崩症。

【用法用量】口服，每次 12.5~50mg，每天 1~2 次。

【操作要点】用药期间监测水电解质平衡，特别是血钾水平，防止低钾血症。

【不良反应】

1. 长期服用可引起电解质紊乱，如低钾血症、低钠血症和低氯血症。有时出现低镁血症。

2. 本品可诱发或加重痛风发作。因本品竞争性地干扰尿酸排出，升高血中尿酸浓度，引起高尿酸血症。

3. 少数病例服药后可能产生胃肠道症状，如口干、恶心、呕吐、便秘、腹泻、气胀。

4. 偶有血小板减少性紫癜、黄疸、结晶尿、急性胰腺炎及粒细胞缺乏。

5. 还可能出现乏力、昏睡、嗜睡、不安、肌痛和痛性痉挛、癫痫发作、少尿、低血压。

6. 其他还会引起头痛、头晕、直立性低血压、感觉异常、阳痿和黄视。

7. 过敏反应包括皮疹、发热、肺炎、肺水肿和光敏反应。

8. 胆汁淤积性黄疸、胰腺炎、血小板减少或其他血液病也会发生，如粒细胞减少、白细胞减少、再生障碍性或溶血性贫血。

【应急措施】

1. 过敏性休克，一旦发生，必须就地抢救，予以保持气道畅通、吸氧及用肾上腺素、糖皮质激素等治疗措施。

2. 应尽早洗胃，给予支持、对症处理，并密切随访血压、电解质和肾功能。

【用药宣教】

1. 服用本品应注意适当补钾。

2. 停药时应逐渐减量，以免发生 Na^+、Cl^- 及水潴留。

3. 服用本品时，如同时饮酒或使用巴比妥酸盐类、类阿片药可加重体位性低血压。

螺内酯

Spironolactone

【适应证】

1. 主要用于治疗与醛固酮升高有关的难治性水肿，如肝硬化腹水、难治的心性水肿和肾性水肿。

2. 近几年国内外临床用药资料显示，由于具有抗醛固酮受体作用，故可发挥治疗充血性心衰的作用。

3. 用于原发性醛固酮增多症。

【用法用量】

1. 治疗水肿　每次口服 20mg，每天 3～4 次，小儿每天 2mg/kg，每天 3～4 次。用药 5 天后如疗效满意，维持原剂量，否则，可加用其他利尿药。

2. 治疗充血性心衰　在使用 ACEIs 的同时，口服本品每天 12.5～25mg。应注意，日剂量 >50mg，可能导致高血钾。

3. 原发性醛固酮增多症　手术前患者每天用量 100～400mg，分 2～4 次服用。不宜手术的患者，则选用较小剂量维持。

【操作要点】用药期间监测水电解质平衡，特别是血钾水平。

【不良反应】

1. 可引起头痛、嗜睡、精神错乱、月经失调、运动失调、皮疹、乳汁分泌过多、低钠血症、高钾血症、胃肠道功能紊乱等。

2. 长期大量应用后，可出现男子乳腺发育、性欲减退和阳痿；女子可出现月经不调、更年期后子宫出血、乳房触痛、黄褐斑、声音变粗及多毛症等。停药后均可消失。

【应急措施】一旦发生过敏性休克，必须就地抢救，予以保持气道畅通、吸氧及用肾上腺素、糖皮质激素等治疗措施。

【用药宣教】

1. 本品有保钾作用，在应用过程中切不可盲目补钾，以免引起钾中毒。

2. 尽量避免长期大剂量使用。

氨苯蝶啶

Triamterene

【适应证】临床用于治疗心、肝及肾性水肿、腹水，轻、中度高血压，遗传性假性或原发性醛固酮增多症。本品尤用于噻嗪类或螺内酯治疗无效的患者。本品有排除尿酸的作用，故可用于治疗痛风。

【用法用量】每次口服 50～100mg，每天 3 次，饭后服，3～5 天为一疗程。

【操作要点】用药期间监测水电解质平衡，特别是血钾水平。

【不良反应】

1. 一般有恶心、呕吐、腹泻、低血压、头痛、口干、皮疹、BUN 水平升高、电解质紊乱、高钾血症及酸中毒。

2. 偶可发生光敏和过敏反应。罕见巨细胞性贫血及血小板减少。

【应急措施】一旦发生过敏性休克，必须就地抢救，予以保持气道畅通、吸氧及用肾上腺素、糖皮质激素等治疗措施。

【药物宣教】

1. 服用本品后，尿常显淡蓝色荧光。

2. 应用本品后宜逐渐停药，防止反跳性钾丢失。

3. 用药期间，禁止补钾，以防血钾过高。

第二节　脱水药

甘露醇
Mannitol

【适应证】临床用于治疗脑水肿，大面积烧伤引起的水肿，伴有低钠血症的难治性水肿及青光眼。可预防和治疗急性肾功能衰竭和脱水。可作为青光眼的术前准备，增加毒素和药物的排泄。

【用法用量】

1. 利尿　20% 本品 250～500ml，调整剂量使尿量维持在 30～50ml/h。

2. 治疗脑水肿、颅内高压和青光眼　1.5～2g/kg，以15%～20%的甘露醇注射液，在30～60分钟内静脉滴注。

【操作要点】

1. 必须完全溶解后方可使用。

2. 尽量在30分钟内滴注完毕。

【不良反应】

1. 常见的不良反应为水和电解质失调。

2. 尚可出现过敏反应如喷嚏、咽喉水肿、呼吸困难、荨麻疹、紫癜及意识丧失。

3. 静脉滴注可出现恶心、呕吐、头痛、眩晕、寒战、发热、心动过速、胸痛、低钠血症、尿潴留、脱水、视物模糊、惊厥、肺水肿、低血压或高血压等。

4. 大剂量久用可引起肾小管损害及血尿。

【应急措施】

1. 药物过量时，应尽早洗胃，给予支持，对症处理，并密切监测血压、电解质和肾功能。

2. 药物发生外渗时，按相关应急程序处理。

【药物宣教】

1. 本品不能与血液配伍，否则会引起血液凝集及红细胞不可逆皱缩。

2. 不宜与无机盐类药物配伍，以免甘露醇结晶析出。

3. 本品注射速度过快，可产生一过性头痛、视物模糊、眩晕、畏寒及注射部位轻度疼痛等。应调整好输注速度。

4. 气温较低时常析出结晶，可用热水加温振摇溶解后使用。

5. 注射时不可漏出血管，否则可发生局部组织肿胀，严重时可引起组织坏死。

甘油果糖
Glycerol Fructose

【适应证】主要用于脑梗死、脑外伤、脑出血、蛛网膜下隙出血、颅内肿瘤、脑外伤术后颅内降压，也用于各种情况的降眼压。

【用法用量】静脉滴注，每次 250～500ml，每天 1～2 次，500ml 在 2～3 小时滴完；剂量可根据年龄、症状适当调整。

【操作要点】注射时不要漏出血管。

【不良反应】偶有瘙痒、皮疹、头痛、恶心、口渴，罕见疲劳感、溶血及肾脏损害。

【应急措施】过敏反应主要表现为皮疹甚至呼吸困难。若出现过敏性休克，必须就地抢救，予以保持气道畅通、吸氧及用肾上腺素、糖皮质激素等治疗措施。

【药物宣教】

1. 长期使用，要注意防止水、电解质紊乱。

2. 本品含氯化钠 0.9%，用时须注意患者食盐摄入量。

3. 在眼科手术中，因会引起尿意，故应先排尿。

第三节　尿崩症治疗药

去氨加压素
Desmopressin

【适应证】

1. 中枢性尿崩症及颅外伤或手术所致的暂时性尿崩症，用本品后可减少尿排出，增加尿渗透性，减低血浆渗透压，减少尿频和夜尿。本品一般对肾原性尿崩症无效。

2. 治疗 5 岁以上患有夜间遗尿症的患者。

3. 肾尿液浓缩功能试验：有助于对肾功能的鉴别，对于诊断不同部位的尿道感染尤其有效。

4. 对于轻度血友病及Ⅰ型血友病患者，在进行小型外科手术时可控制出血或预防出血。

5. 对于因尿毒症，肝硬化以及先天的或药物诱发的血小板功能障碍而引起的出血时间过长和不明原因的出血，用本品可使出血时间缩短或恢复正常。

【用法用量】

1. 控制出血或手术前预防出血　　按体重 0.3μg/kg 的剂量，用 0.9% 氯化钠注射液稀释到 50～100ml，在 15～30 分钟内静脉滴注；若效果显著，可间隔时间为6～12 小时重复给药1～2 次；若再次重复给药可能会降低疗效。

2. 中枢性尿崩症　　当鼻腔给药不适合时，可使用本品注射液，根据患者的尿量和尿渗透压而调整剂量。静脉注射的常用剂量为每天 1～2 次，每次 1～4μg。本品注射液通常采用静脉给药，但如果需要，也可进行肌内或皮下给药。

3. 肾尿液浓缩功能试验　　成人肌内注射或皮下注射的常用剂量为 4μg。使用本品后 1 小时排出的尿液不应计入，此后的 8 小时内收集尿液两次以测量尿渗透压。应注意限制饮水量，

【操作要点】

1. 用药期间需要监测患者的尿量、渗透压和体重，对有些病例还需测试血浆渗透压。

2. 鼻腔用药后，鼻黏膜若出现瘢、水肿或其他病变时，应停用鼻腔给药法。

【不良反应】

1. 少部分患者出现头痛、恶心、胃痛、变态反应、水潴留及低钠血症。

2. 高剂量时可引起短暂的血压降低、反射性心跳快速及面部潮红、眩晕、疲乏等。

3. 注射给药时，可致注射部位疼痛、肿胀。

【应急措施】药物过量会引起头痛、恶心、水潴留、低钠血症、少尿、惊厥及肺水肿。一旦用药过量，可洗胃或口服活性炭，限制液体，检查电解质状况，如需要可服用呋塞米或补充钠制剂。可根据症状采取对症治疗。

【药物宣教】

1. 对婴幼儿及老年人、体液或电解质平衡紊乱、易产生颅内压增高的患者以及孕妇应谨慎使用本品，防止体液蓄积。

2. 1 岁以下婴儿必须在医院监护下实行肾浓缩功能试验。

3. 用于止血，对需要服用利尿剂的患者，必须采取适当的措施，防止体液积蓄过多。

4. 在治疗遗尿症时，用药前 1 小时至用药后 8 小时内需限制饮水量。当用于诊断检查时，用药前 1 小时至用药后 8 小时内饮水量不得超过 500ml。

5. 超量给药会增加水潴留和低钠血症的危险，治疗低钠血症时的用药应视具体病情而定。对无症状的低钠血症患者，除停用本品外，还应限制饮水量。对有症状的患者，可根据症状输入等渗或高渗氯化钠液，当体液潴留症状严重时（抽搐或神志不清），需加服呋塞米。

垂体后叶粉

Pituitary Powder

【药物特点】本品系用猪脑垂体后叶经提取、精制干燥而成，主要成分为抗利尿素，具有加压和抗利尿的作用。

【适应证】用于治疗尿崩症。

【用法用量】鼻吸入的方法是用特制小匙（每匙装量约为 30～40mg）取出本品一小匙，倒在干净的纸上，卷成筒状，用左手压住一侧鼻孔，用右手将纸卷插在另一鼻孔内，抬头轻轻将药粉吸入鼻腔。其作用时间为 6～8 小时，作用消失后再继续吸入。

【操作要点】吸入时应注意避免打喷嚏，不要吸入过猛、过多、过深。

【不良反应】本品为吸入剂，吸入过深，可引起咽喉发紧、气短、气闷、胸痛等。吸入过多，可致腹胀痛。尚可引起变应性鼻炎、气喘、肺泡炎、喷嚏、鼻痒、流涕及咳嗽等。

【应急措施】参见"去氨加压素"。

【药物宣教】参见"去氨加压素"。

第四节　遗尿症治疗药

奥昔布宁

Oxybutynin

【适应证】用于缓解膀胱功能障碍（无抑制性和反流性神经源性）所致的尿急、尿频、尿失禁、夜尿和遗尿等症状。

【用法用量】普通制剂，每次 5mg，每天 2～3 次，口服。最大剂量为每次 5mg，每天 4 次。缓释片，建议初始剂量为每次 5mg，每天 1 次，口服，再根据疗效和耐受性逐渐增加剂量，每次增加 5mg，一般每隔 1 周增量 1 次。最大剂量为每天 30mg。

【操作要点】

1. 伴有感染的患者，应合并使用相应的抗菌药物。

2. 溃疡性结肠炎患者，大剂量使用可能抑制肠蠕动而产生麻痹性肠梗阻。

3. 甲状腺功能亢进、冠心病、充血性心力衰竭、心律失常、高血压及前列腺肥大等患者使用本品后，可加重症状。

4. 本品缓释片需随液体吞服，不能嚼碎或压碎，但可沿中分线掰开半片服用。

【不良反应】可见嗜睡、眩晕、倦怠、失眠、幻觉、烦躁、神经质和精神错乱、口干、恶心、呕吐、便秘、腹泻、消化不良和食管炎、高血压、心悸、心动过速和血管扩张、抑制泌乳、阳痿、尿路感染、排尿不畅、残余尿量增加、尿潴留、膀胱炎、视物模糊、瞳孔散大、眼睛干燥、睫状肌麻痹、皮肤瘙痒、红斑、皮肤潮红、荨麻疹、鼻炎、上呼吸道感染、咳嗽、鼻窦炎、支气管炎和咽炎、关节炎等。

【应急措施】过量服用可导致中毒，主要为抗毒蕈碱样作用，表现为嗜睡、幻觉、瞳孔散大、尿潴留及异位性室性心律。本品缓释片超剂量使用期间，应考虑其持续释放的药理特征，需监测患者至少 24 小时。如出现中毒表现，应立即停药，并进行对症和支持治疗，可能需服用活性炭和泻药。

【用药宣教】

1. 本品慎与不易变形的固体食物同服。

2. 高温环境下服用本品易引起中暑。

3. 伴感染的患者应合并使用相应的抗菌药物。

4. 本品可引起视物模糊、嗜睡等，司机、机器操作者、高空作业人员及从事危险工作的人员使用本品时应注意。

第五节　血液净化透析液与置换液

血液透析液
Hemodialysis Solution

【适应证】

1. 用于急、慢性肾功能衰竭。

2. 用于药物逾量或毒物中毒（指某些可透析性药物或毒物，量大、达到或超过致死量，严重的中毒症状，威胁生命）。

3. 用于严重水钠潴留，容量过多（如心力衰竭、肾病综合征伴高度水肿、脑积水、肺水肿等）。

【用法用量】血透所用透析液流量由各透析机控制，一般血透机均有自动配比功能，通常为 1:34 之比例，即 1 份浓缩透析液与 34 份透析用水，混合成 35 份标准透析液，以普通透析流量为 500ml/min，高流量透析为 700~1000ml/min，进入透析器，故依次血透以 5 小时计，共用稀释的透析液约为 150000（500×60×5）ml（150L），共用浓缩液为每次 4000~5000ml。慢性肾功能衰竭患者一般 1 周 2~3 次，每次 4~6 小时。

【操作要点】

1 气泡易在透析液腔内形成，会影响透析器的效率，需及时排除透析液腔内的气泡。

2. 在透析期间应根据需要，及时观察患者电解质变化，定期检测。

3. 透析液中一般不能加入其他药物。

4. 透析液只限于透析使用。必须进入特定的透析器通过半透膜与血液侧进行弥散交换，达到治疗目的；不能口服，更不能直接静脉输入。

【不良反应】

1. 电解质紊乱，如高血钾、低血钾、高血钠、低血钠、高血钙、低血钙等。

2. 硬水综合征，如恶心、呕吐、高血压、出汗和进行性昏睡、无力等。

【应急措施】透析过程中如出现任何不适，立即停止透析，遵医嘱进行对症治疗。

【药物宣教】

1. 嘱患者卧床休息，患者患侧肢体平放，不要乱动，避免针头滑出血管，局部有疼痛、出血、肿胀或其他不适及时汇报。

2. 临时置管患者避免患侧受压，股静脉双腔插管避免患侧肢体屈曲，保持局部皮肤清洁干燥。

3. 注意有无头痛、恶心、呕吐，呕吐时头偏向一侧，防止窒息，注意有无出血。

4. 透析中如出现出汗、头晕、乏力、腹痛、胸部不适、心悸、胸闷、发热、寒战、肌肉痉挛等不适及时向医护人员汇报。

5. 合理饮食，进食易消化、足够蛋白质和热量的食物，禁食含钾高的食物、水果等，控制水分的摄入，限制钠盐，透析中进食量及时向医护人员汇报，以供超滤量的设置，配合治疗。

血液滤过置换液
Hemofiltration Replacement Fluid

【适应证】用于血液滤过疗法时置换体内的水分和电解质，替代肾脏部分功能。

【用法用量】仅作为血液滤过治疗时静脉补液用，使用前加热至37℃左右。

1. 治疗慢性肾功能衰竭 每周 1~3 次，每次 4~5 小时，每次超滤量为 18~25L，每次补充置换液量 18~25L。主要视体内有无体液潴留和尿量决定补充置换液量。

2. 治疗急性肾功能衰竭 根据每天超滤量决定每天输入置换液量。

【操作要点】

1. 气泡易在透析液腔内形成，会影响透析器的效率，需及时排除透析液腔内的气泡。

2. 在透析期间应根据需要，及时观察患者血液电解质变化，定期检测。

3. 透析液中一般不能加入其他药物。

4. 透析液只限于透析使用。必须进入特定的透析器通过半透膜与血液侧进行弥散交换，达到治疗目的；不能口服，更不能直接静脉输入。

【不良反应】 与血液滤过置换液直接有关的包括输液反应、发热和寒战；由于补液过快或过慢、因超滤量与输液量置换不平衡引起容量过多和容量不足低血压等；其他包括蛋白质、氨基酸丢失；体内生物活性物质如生长激素、胰岛素丢失引起激素丢失综合征；微量元素丢失。

【应急措施】 透析过程中如出现任何不适，立即停止透析，遵医嘱进行对症治疗。

第六节　调节膀胱收缩功能的用药

托特罗定
Tolterodine

【适应证】 用于治疗由膀胱刺激而引起的小便失禁、尿频和尿急等症状。

【用法用量】 口服 2mg，每天 2 次。对肝功能不全者口服剂量为 1mg，每天 2 次。服药 6 月后，视治疗需要而调整剂量。本品在与 CYP3A4 强效抑制剂（如红霉素、克拉霉素、酮康唑、伊曲康唑和咪康唑）合用时，本品的剂量不应超过1mg，每2次。

【操作要点】肝功能明显低下的患者，每次剂量不得超过半片（1mg）。

【不良反应】本品的不良反应一般可以耐受，停药后即可消失。本品可引起轻、中度抗胆碱能作用，如口干、消化不良和泪液减少。

【应急措施】一旦过量，对症状的治疗如下：严重的中枢抗胆碱能作用（如幻觉，严重的兴奋）用毒扁豆碱治疗；抽搐或显著的兴奋用苯二氮䓬类药物治疗；呼吸功能不全，进行人工呼吸治疗；心动过速，用β受体拮抗剂进行治疗；尿闭，尿管导尿；散瞳，毛果芸香碱滴眼或将患者置于暗室。

【用药宣教】服用本品可能引起视物模糊，用药期间驾驶车辆、开动机器和进行危险作业者应当注意。

第九章　血液系统用药

血液在体内主要起运输物质的作用，不仅运输氧气、营养物质及组织代谢产物，为机体进行新陈代谢所必需，而且还要运输各种内分泌激素，为机体提供各种功能的调节物质。全身药物也要通过血液运输才能发挥预期的作用。血液中各种成分的质与量发生变化时可引起很多疾病，而可用于治疗各种血液病的药物更是种类繁多。本章将主要讨论抗贫血药、升白细胞药、促凝血和止血药、抗血小板药、抗凝药、溶血栓药和血容量扩充剂。

第一节　抗贫血药

维生素 B_{12}

Vitamin B_{12}

【适应证】用于巨幼细胞性贫血，也可用于神经炎的辅助治疗。

【用法用量】肌内注射，每天 $0.025 \sim 0.1mg$ 或隔日 $0.05 \sim 0.2mg$。用于神经炎时，用量可酌增。

【操作要点】有条件时，用药过程中应监测血中维生素 B_{12} 浓度；治疗巨细胞性贫血，在起始 48 小时，宜查血钾，以防低钾血症。

【不良反应】偶可引起皮疹、瘙痒、腹泻及过敏性哮喘，但发生率低，极个别有过敏性休克。

【应急措施】一旦发生过敏性休克，必须就地抢救，予以保持气道畅通、吸氧及用肾上腺素、糖皮质激素等治疗措施。

【用药宣教】

1. 肌内注射偶可引起瘙痒、皮疹、腹泻、哮喘，甚至发生过敏反应。

2. 可诱发有痛风病史者的痛风急性发作。

叶酸

Folic Acid

【适应证】

1. 用于各种原因引起的叶酸缺乏及叶酸缺乏所致的巨幼红细胞贫血。

2. 用于妊娠期、哺乳期妇女预防给药。

3. 用于慢性溶血性贫血所致的叶酸缺乏。

【用法用量】 每次 5～10mg，每天 15～30mg，直至血常规恢复正常。

【操作要点】

1. 口服片剂出现恶心、呕吐症状，或手术后禁食的患者可肌内注射本品。

2. 静脉注射较易致不良反应，故不宜采用；肌内注射时，不宜与维生素 B_1、维生素 B_2、维生素 C 同管注射。

3. 恶性贫血及疑有维生素 B_{12} 缺乏的患者，不宜单独用叶酸，因这样会加重维生素 B_{12} 的负担和神经系统症状。

【不良反应】 不良反应较少，罕见过敏反应。长期用药可出现畏食、恶心、腹胀等胃肠道症状。大量服用本品时，可使尿液呈黄色。

【应急措施】

1. 患者一旦发生严重不良反应，应立即停药，通知医生及时救治。

2. 一旦发生过敏性休克，必须就地抢救，予以保持气道畅通、吸氧及用肾上腺素、糖皮质激素等治疗措施。

【用药宣教】

1. 如果大剂量服用本品，可使神经损害向不可逆转方面发展。

2. 抗生素类药物可致血清或红细胞中叶酸浓度，出现浓度偏低的假象，用药前应加注意。

3. 营养性巨幼红细胞性贫血常合并缺铁，应同时补充铁，并补充蛋白质及其他 B 族维生素。

亚叶酸钙
Calcium Folinate

【适应证】

1. 用作叶酸拮抗剂（如甲氨蝶呤、乙胺嘧啶或甲氧苄啶等）的解毒剂。

2. 用于预防甲氨蝶呤过量或大剂量治疗后所引起的严重毒性作用。

3. 用于叶酸缺乏所引起的巨幼细胞性贫血的治疗。

4. 与氟尿嘧啶合用，用于治疗晚期结肠癌、直肠癌。

【用法用量】

1. 叶酸拮抗剂治疗后"解救"疗法。根据甲氨蝶呤的血药浓度决定亚叶酸钙的剂量。一般静脉注射甲氨蝶呤 24 小时后采用本品剂量按体表面积 $9 \sim 15 mg/m^2$，每 $6 \sim 8$ 小时 1 次，持续 2 天，直至血中甲氨蝶呤浓度在 $5 \times 10^{-8} mol/L$ 以下。作为乙胺嘧啶或甲氧苄啶等的解毒剂，每次肌内注射 $9 \sim 15 mg$，视中毒情况而定。

2. 甲氨蝶呤的过量补救。当不慎超剂量使用甲氨蝶呤时，应尽可能及时使用本品进行急救。排泄延迟时，也应在甲氨蝶呤使用 24 小时内应用亚叶酸钙。一般每 6 小时肌内注射或静脉注射本品 10mg 直到血中甲氨蝶呤水平低于 $10^{-8} mol/L$（$0.01\mu mol$）。出现消化系统反应（如恶心、呕吐）时，本品可胃肠外给药，但不可鞘内注射。

3. 治疗前后每 24 小时监测血清肌酐和甲氨蝶呤水平。用药后 24 小时血肌酐超过治疗前 50% 或甲氨蝶呤量大于治疗前 $5 \times 10^{-6} mol/L$，或用药后 48 小时甲氨蝶呤量大于治疗前 $9 \times 10^{-7} mol/L$，本品的用量增加到 $100mg/m^2$，每 3 小时 1 次静脉注射，直到甲氨蝶呤水平低于 $10^{-8} mol/L$。

4. 叶酸缺乏引起的巨幼红细胞性贫血，一般每天肌内注射1mg，尚无证据证明剂量增加疗效会增加。

5. 与氟尿嘧啶联用，用于晚期结肠癌、直肠癌（推荐两种联合用药方案）。

（1）缓慢静脉注射 $200mg/m^2$ 本品（不少于3分钟）后，接着用 $370mg/m^2$ 氟尿嘧啶静脉注射。

（2）静脉注射 $20mg/m^2$ 本品后，接着用 $425\ mg/m^2$ 氟尿嘧啶静脉注射。每天1次，连续5天为一疗程，间隔4周，用第二疗程；根据毒性反应的恢复情况，每隔 $4\sim5$ 周可重复一次，并根据患者的耐受性调整氟尿嘧啶的剂量，以延长生存期。

【操作要点】

1. 本品应现用现配，避免光线直接照射及热接触。

2. 在使用本品期间应定期检查血常规。

3. 本品不可同时合用叶酸拮抗剂。

【不良反应】很少见，偶见皮疹、荨麻疹或哮喘等过敏反应。

【应急措施】一旦发生过敏性休克，必须就地抢救，予以保持气道畅通、吸氧及用肾上腺素、糖皮质激素等治疗措施。

【用药宣教】

1. 严格遵守规定的剂量和给药时间，补加剂量或停用药物时进行血药浓度监测的情况下必须经负责医师同意。

2. 本品可通过乳汁分泌，故哺乳期妇女使用本品时应权衡利弊，选择停药或停止哺乳。

琥珀酸亚铁

Ferrous Succinate

【适应证】用于缺铁性贫血的治疗和预防。

【用法用量】

1. 预防 每天0.1g，孕妇每天0.2g，儿童每天0.05g。

2. 治疗 每天 $0.2\sim0.4g$，儿童每天 $0.1\sim0.3g$，分次口服。

【操作要点】

1. 用于日常补铁时，应采用预防量。

2. 治疗剂量不得长期使用，且治疗期间应定期检查血常规和血清铁水平。

【不良反应】

1. 可见胃肠道不良反应，如恶心、呕吐、上腹疼痛、便秘。

2. 本品可减少肠蠕动，引起便秘，并排黑便。

【应急措施】患者一旦发生严重不良反应，应立即停药，通知医生及时救治。

【用药宣教】

1. 本品不应与浓茶同服。

2. 本品宜在饭后或饭时服用，以减轻胃部刺激。

蔗糖铁

Iron Sucrose

【适应证】用于口服铁剂效果不好而需要静脉铁剂治疗的患者。

【用法用量】

1. 本品应以滴注或缓慢注射的方式静脉给药，或直接注射到透析器的静脉端，该药不适合肌内注射或按照患者需要铁的总量一次全剂量给药。

2. 静脉滴注，本品首选给药方式是滴注。1ml本品最多只能稀释到20ml 0.9%氯化钠注射液中，5ml本品最多稀释到100ml 0.9%氯化钠注射液中，而25ml本品最多稀释到500ml 0.9%氯化钠注射液中。

3. 静脉注射，本品可不经稀释缓慢静脉注射，推荐速度为1ml/min（5ml本品至少注射5分钟），每次的最大注射剂量是10ml本品（200mg铁）。

【操作要点】

1. 本品只能与0.9%氯化钠注射液混合使用，不能与其他的治疗药品混合使用。

2. 本品打开后应立即使用，如果在日光中在4～25℃的温度下贮存，0.9%氯化钠注射液稀释后的本品应在12小时内使用。

3. 静脉注射后，应伸展患者的胳膊。

4. 药液的滴注速度应为100mg本品至少滴注15分钟；

200mg 至少滴注 30 分钟；300mg 至少滴注 1.5 小时；400mg 至少滴注 2.5 小时；500mg 至少滴注 3.5 小时。

【不良反应】

1. 可见恶心、呕吐、胃部或腹部不适或疼痛。

2. 可减少肠蠕动引起便秘并排黑便。

【应急措施】 患者一旦发生严重不良反应，应立即停药，通知医生及时救治。

【用药宣教】

1. 本品注射速度太快，会引发低血压。

2. 如正在使用其他药品，使用本品前请咨询医生。

3. 使用本品过程中会排黑便，属正常现象，嘱患者不必紧张。

重组人促红细胞生成素

Recombinant Human Erythropoietin

【适应证】

1. 肾功能不全所致贫血，包括透析及非透析患者。

2. 外科围手术期的红细胞动员。

3. 治疗非骨髓恶性肿瘤应用化疗引起的贫血。不用于治疗肿瘤患者由其他因素（如铁或叶酸缺乏、溶血或胃肠道出血）引起的贫血。

【用法用量】

1. 治疗期 每周分次给药，开始推荐剂量为血液透析患者每周 100～150IU/kg，非透析患者每周 75～100IU/kg；每周单次给药，推荐剂量为成年血液透析或腹透患者每周 10000IU。

2. 维持期 每周分次给药后如果红细胞压积达到 30%～33% 或血红蛋白达到 100～110g/L，则进入维持治疗阶段。推荐将剂量调整至治疗期剂量的 2/3，然后每 2～4 周检查红细胞压积以调整剂量，避免红细胞生成过速，维持红细胞压积和血红蛋白在适当水平。

【操作要点】

1. 叶酸或维生素 B_{12} 不足会降低本品疗效。严重铝过多也会影响疗效。

2. 初次使用本品或重新使用本品时，建议先使用少量，确定无异常反应后，再注射全量，如发现异常，应立即停药并妥善处理。

3. 慢性肾功能不全铅中毒应增加本品的用量。

【不良反应】

1. 一般反应　少数患者用药初期可出现头痛、低热、乏力等，个别患者可出现肌痛、关节痛等，绝大多数不良反应经对症处理后可以好转，不影响继续用药。

2. 过敏反应　极少数患者用药后可能出现皮疹或荨麻疹等过敏反应，包括过敏性休克。

3. 心脑血管系统　血压升高、原有的高血压恶化和因高血压脑病而有头痛、意识障碍、痉挛发生，甚至可引起脑出血。

4. 血液系统　随着红细胞压积增高，血液黏度可明显增高，因此应注意防止血栓形成。

5. 肝脏反应　偶有 ALT 及 AST 升高。

6. 胃肠反应　有时会有恶心、呕吐、食欲不振、腹泻的情况发生。

【应急措施】

1. 本品用药期间应定期检查红细胞压积（用药初期每周 1 次，维持期每 2 周 1 次），注意避免过度的红细胞生成，如发现过度的红细胞生长，应采取暂停用药等适当处理。

2. 应用本品有时会引起血清钾轻度升高，应适当调整饮食，若发生血钾升高，应遵医嘱调整剂量。

3. 治疗期间因出现有效造血，铁需求量增加。通常会出现血清铁浓度下降，如果患者血清铁蛋白低于 100mg/ml，或转铁蛋白饱和度低于 20%，应每天补充铁剂。

【用药宣教】

1. 告知患者在本品治疗期间应注意并定期观察血压变化，必要时应减量或停药，并调整降压药的剂量。

2. 高龄患者应用本品时，要注意监测红细胞压积，并适当调整用药剂量与次数。

3. 告知患者慢性肾功能不全贫血使用本品矫正后，患者食欲及自觉症状改善，此时仍要严格饮食控制，否则常导致需要透析或透析次数增加。

第二节　升白细胞药

利可君

Leucogen

【适应证】用于防治各种原因引起的白细胞减少、再生障碍性贫血等。

【用法用量】每次 10~20mg，每天 3 次，疗程 1 个月。

【操作要点】本品性状发生改变后，禁止使用。

1. 对本品过敏者禁用。

2. 骨髓恶性肿瘤患者禁用。

3. 急、慢性骨髓细胞白血病患者慎用。

【不良反应】无不良反应报道。

【应急措施】患者一旦发生严重不良反应，应立即停药，通知医生及时救治。

【用药宣教】剂量要适当，避免过高过低。

重组人粒细胞集落刺激因子

Recombinant Human Granulocyte Colony – stimulating Factor

【适应证】

1. 用于骨髓移植时促进中性粒细胞数的增加。

2. 用于预防抗肿瘤化疗药物引起的中性粒细胞减少症及缩短中性粒细胞减少症的持续期间。

3. 用于骨髓增生异常综合征的中性粒细胞减少症。

4. 用于再生障碍性贫血的中性粒细胞减少症。

5. 用于先天性及原发性中性粒细胞减少症。

6. 用于免疫抑制治疗（肾移植）继发的中性粒细胞减少症。

【用法用量】

1. 骨髓移植时促进中性粒细胞数的增加。成年患者及小儿患者通常在骨髓移植后次日至第 5 天后开始。静脉滴注，5μg/kg，每天 1 次。

2. 预防抗肿瘤化疗药物引起的中性粒细胞减少症及缩短中性粒细胞减少症的持续期间。实体瘤（成年患者及小儿患者）通常在抗肿瘤化疗药物给药结束后次日开始。皮下注射 2μg/kg，每天 1 次。由于潜血等原因导致皮下注射困难时，可静脉注射（含静脉滴注）5μg/kg，每天 1 次。急性淋巴细胞白血病（成年患者及小儿患者）通常在抗肿瘤化疗药物给药结束后次日开始。静脉注射（含静脉点滴）5μg/kg，每天 1 次。如没有潜血等问题，可皮下注射，2μg/kg，每天 1 次。

3. 骨髓增生异常综合征的中性粒细胞减少症，成年患者通常从中性粒细胞数低于 1000/mm^3 时开始。静脉注射，5μg/kg，每天 1 次。

4. 再生障碍性贫血的中性粒细胞减少症，通常从中性粒细胞数低于 1000/mm^3 时开始。静脉注射，5μg/kg，每天 1 次。

5. 先天性及原发性中性粒细胞减少症，成年患者及小儿患者通常从中性粒细胞数低于 1000/mm^3 时开始。静脉或皮下注射，2μg/kg，每天 1 次。

6. 免疫抑制治疗（肾移植）继发的中性粒细胞减少症，通常，从中性粒细胞数低于 1500/mm^3 时开始。皮下注射，2μg/kg，每天 1 次。

【操作要点】

1. 本品的使用对象限于中性粒细胞减少症患者。

2. 本品若与化疗药同时应用，由于迅速分化的造血祖细胞对化疗药敏感从而影响本品的效果，故本品不应在化疗前后 24 小时或放疗前后 12 小时内使用。

3. 使用前应避免振荡，宜将起泡溶液静置数分钟后再抽取。

4. 本品供静脉注射须用 5% 葡萄糖注射液稀释至 ≥15μg/ml。若本品的终浓度在 2~15μg/ml，须在加本品前于 5% 葡萄糖注射液中先加入终浓度为 0.2% 的人血白蛋白，以避免输液系统对本品的吸附。

5. 使用本制剂时，将本品溶解于每瓶制剂所附带的溶解液

（1ml 注射用水）后使用。

6. 静脉滴注时，与 5% 的葡萄糖注射液或 0.9% 氯化钠注射液等混合使用。

7. 本制剂不得和其他药剂混合注射。使用后瓶中残留的药剂应予废弃。

8. 本品静脉滴注速度不宜过快，每次至少持续 1 小时以上，并于 6 小时输完。

【不良反应】

1. 主要为发热、腰痛、头痛、骨痛、幼稚细胞增加、皮疹、肝功能异常、血小板减少、倦怠感、胸痛等。

2. 严重不良反应为休克、间质性肺炎、幼稚细胞增加、成人呼吸窘迫综合征。

3. 其他不良反应为中性粒细胞浸润、瘙痒感、荨麻疹、恶心、呕吐感、呕吐、食欲不振、腹泻、腹痛、腰痛、肺水肿、呼吸困难、低氧血症、胸水。

【应急措施】

1. 本品用药时应注意过敏反应，一旦发生应立即终止给药并采取适当的处理措施。

2. 为预防过敏反应的发生，在使用本制剂前，应对患者进行充分的问诊，并事先做皮试。

3. 本品给药后可能会引起骨痛、腰痛等，此时可给予非麻醉性镇痛剂等适当处理。

4. 周围血白细胞升至 $(2\sim5)\times10^9$/L 时刻停药；$\geqslant10\times10^9$/L 或周围出现幼稚细胞时立即停药。

【用药宣教】

1. 告知患者使用本制剂期间，应定期检查血常规，充分注意避免使中性粒细胞数（白细胞数）增加到必要值以上。

2. 告知患者本品应在化疗药物给药结束后 24～48 小时开始使用。

3. 告知患者本品使用过程中应每周检测 2 次血常规，特别是中性粒细胞计数的变化情况。

第三节 止血药及促凝血药

重组人血小板生成素
Recombinant Human Thrombopoietin

【适应证】用于治疗实体瘤化疗后所致的血小板减少症，适用对象为血小板低于 50×10^9/L 且医生认为有必要升高血小板治疗的患者。

【用法用量】本品应在临床医师指导下使用。具体用法、剂量和疗程因病而异，推荐剂量和方法如下：恶性实体肿瘤化疗时，预计药物剂量可能引起血小板减少及诱发出血且需要升高血小板时，可于给药结束后 6～24 小时皮下注射本品，剂量为每天 300U/kg，每天 1 次，连续应用 14 天；用药过程中待血小板计数恢复至 100×10^9/L 以上，或血小板计数绝对值升高 50×10^9/L 时即应停用。当化疗中伴发白细胞严重减少或出现贫血时，本品可分别与重组人粒细胞集落刺激因子（rhG－CSF）或重组人红细胞生成素（rhEPO）合并使用。

【操作要点】
1. 使用本品过程中应定期检查血常规，观察血小板计数的变化，血小板计数达到所需指标时，应及时停药。
2. 本品应在化疗结束后 6～24 小时开始使用。

【不良反应】较少发生不良反应，偶有发热、肌肉酸痛、头晕等，一般不需处理，多可自行恢复。

【应急措施】如出现头晕，让患者平卧，以缓解脑部供血不足。通知医生，给予氧气吸入，保持呼吸道通畅等等。

【用药宣教】
1. 患者出现发热、肌肉酸痛、头晕等通知医护人员，以免不良后果发生。
2. 本品过量应用或常规应用于特异体质者可造成血小板过度升高，必须在三甲医院并在有经验的临床医师指导下使用。

维生素 K_1
Vitamin K_1

【适应证】用于维生素 K 缺乏引起的出血，如梗阻性黄疸、胆瘘、慢性腹泻等所致出血，香豆素类、水杨酸钠等所致的低凝血酶原血症，新生儿出血以及长期应用广谱抗生素所致的体内维生素 k 缺乏。

【用法用量】

1. 低凝血酶原血症　肌内或深部皮下注射，每次 10mg，每天 1～2 次，24 小时内总量不超过 40mg。

2. 预防新生儿出血　可于分娩前 12～24 小时给母亲肌内注射或缓慢静脉注射 2～5mg。也可在新生儿出生后肌内或皮下注射 0.5～1mg，8 小时后可重复。

【操作要点】

1. 本品用于重症患者静脉注射时，给药速度不应超过 1mg/min。

2. 本品应避免冻结，如有油滴析出或分层则不宜使用，但可在避光条件下加热至 70～80℃，振摇使其自然冷却，如澄明度正常则仍可继续使用。

3. 本品与苯妥英钠混合 2 小时后可出现颗粒沉淀，与维生素 C、维生素 B_{12}、右旋糖酐混合易出现浑浊。

【不良反应】偶见过敏反应。静脉注射过快，超过 5mg/min，可引起面部潮红、出汗、支气管痉挛、心动过速、低血压等，曾有快速静脉注射致死的报道。肌内注射可引起局部红肿和疼痛。新生儿应用本品后可能出现高胆红素血症，黄疸和溶血性贫血。

【应急措施】如出现休克，立即通知医生，吸氧，保持呼吸道通畅，建立静脉通路，皮下注射肾上腺素，遵医嘱给药等等。

【用药宣教】

1. 本品用于静脉注射宜缓慢。

2. 与双香豆素类口服抗凝剂合用，作用相互抵消。水杨酸类、磺胺、奎宁、奎尼丁等也影响本品的效果。

鱼精蛋白

Protamine

【适应证】用于因注射肝素过量所引起的出血。

【用法用量】静脉注射，抗肝素过量，用量与最后 1 次肝素使用量相当（1mg 硫酸鱼精蛋白可中和 100 单位肝素）。每次不超过 5ml（50mg）。由于本品自身具有抗凝作用，因此 2 小时内（即本品作用有效持续时间内）不宜超过 100mg。除非另有确凿依据，不得加大剂量。

【操作要点】

1. 注射器具不能带有碱性。

2. 缓慢静脉注射。一般以每分钟 0.5ml 的速度静脉注射，在 10 分钟内注入量以不超过 50mg 为宜。

【不良反应】

1. 本品可引起心动过缓、胸闷、呼吸困难及血压降低，大多因静脉注射过快所致，系药物直接作用于心肌或周围血管扩张引起；也有肺动脉高压或高血压的报道。

2. 注射后有恶心呕吐、面红潮热及倦怠，如作用短暂，无须治疗。

3. 偶有过敏反应。

【应急措施】

1. 呼吸困难 患者取坐位，保持呼吸道通畅，必要是人工或机器辅助呼吸，遵医嘱用药等等。

2. 过敏性休克 立即停止输入，更换 0.9% 氯化钠注射液，通知医生；去枕平卧，给及氧气吸入，保持呼吸道通畅，皮下注射肾上腺素等。

【用药宣教】

1. 本品易破坏，口服无效。禁与碱性物质接触。

2. 患者出现心动过缓、胸闷、呼吸困难及血压降低、恶心呕吐、面红潮热及倦怠、过敏。通知医护人员，以免不良后果发生。

3. 静脉注射速度过快可致热感、皮肤发红、低血压心动过缓等。

氨甲环酸

Tranexamic Acid

【适应证】

1. 用于前列腺、尿道、肺、脑、子宫、肾上腺、甲状腺、肝等富有纤溶酶原激活物脏器的外伤或手术出血。

2. 用作溶栓药，如组织型纤溶酶原激活物（t－PA）、链激酶及尿激酶的拮抗物。

3. 用于人工流产、胎盘早期剥落、死胎和羊水栓塞引起的纤溶性出血。

4. 用于局部纤溶性增高的月经过多、眼前房出血及严重鼻出血。

5. 用于防止或减轻因子Ⅷ或因子Ⅸ缺乏的血友病患者拔牙或口腔手术后的出血。

6. 中枢动脉瘤破裂所致的轻度出血，如蛛网膜下隙出血和颅内动脉瘤出血，应用本品止血优于其他抗纤溶药，但必须注意并发脑水肿或脑梗死的危险性。至于重症有手术指征患者，本品仅可作辅助用药。

7. 用于治疗遗传性血管神经性水肿，可减少其发作次数和严重程度。

8. 用于血友病患者发生活动性出血。

9. 对黄褐斑有确切疗效。

【用法用量】

1. 静脉滴注　一般每次 0.25～0.5g，必要时可每天 1～2g，分 1～2 次给药。根据年龄和症状可适当增减剂量，或遵医嘱。为防止手术前后出血，可参考上述剂量。治疗原发性纤维蛋白溶解所致出血。剂量可酌情加大。

2. 口服　每次 1～1.5g，每天 2～6g。

【操作要点】

1. 如与其他凝血因子（如因子Ⅸ）等合用，应在凝血因子使用后 8 小时再用本品较为妥善。

2. 应用本品要监护患者以降低血栓形成并发症的可能性。

3. 与青霉素或尿激酶等溶栓药有配伍禁忌。

4. 应用本品时间较长者，应做眼科检查监护。

【不良反应】偶有药物过量所致颅内血栓形成和出血。尚有腹泻、恶心及呕吐。较少见的有经期不适（经期血液凝固所致）。由于本品可进入脑脊液，注射后可有视物模糊、头痛、头晕、疲乏等中枢神经系统症状，特别与注射速度有关。

【应急措施】如出现休克，应立即停止输入，更换 0.9% 氯化钠注射液，通知医生；去枕平卧，给及氧气吸入，保持呼吸道通畅，皮下注射肾上腺素等。

【用药宣教】本品与口服避孕药、雌激素或凝血酶原复合物浓缩剂合用，有增加血栓形成的危险。

酚磺乙胺

Etamsylate

【适应证】用于防治手术前后以及血液、血管因素引起的出血，如血小板减少性紫癜、脑出血、胃肠道出血、泌尿道出血、眼底出血、齿龈出血、鼻出血等。

【用法用量】

1. 肌内注射

（1）治疗出血，每次 0.25～0.5g，每天总量 0.5～1.5g。

（2）预防手术出血，术前 15～30 分钟给药 0.25～0.5g，必要时 2 小时后再注射 0.25g，每天总量 0.5～1.5g。

2. 静脉注射　治疗出血，每次 0.25～0.5g，每天总量 0.5～1.5g。

3. 静脉滴注：

（1）治疗出血，每次 0.25～0.75g，每天 2～3 次，稀释后滴注。

（2）预防手术出血，同肌内注射。

4. 口服给药　治疗出血，每次 0.5～1g，每天 3 次。

【操作要点】

1. 本品最好单独注射，不宜与其他药物（如碱性药液）配伍，以免药物氧化、变色而失效。

2. 氨基己酸含有右旋糖酐，可抑制血小板聚集而拮抗本品的作用，故不宜合用。

3. 高分子血容量扩张剂应在本品之后使用。

【不良反应】

1. 可出现恶心、头痛和皮疹。

2. 有报道静脉注射后可出现暂时性低血压，偶有过敏性休克发生。

【应急措施】

1. 过敏性休克　立即停止输入，更换 0.9% 氯化钠注射液，通知医生；去枕平卧，给予氧气吸入，保持呼吸道通畅，皮下注射肾上腺素等。

2. 低血压　患者平卧，下肢抬高，头部放低等。

【用药宣教】

1. 对本品有过敏史者慎用、孕妇禁用。

2. 患者出现恶心、头痛、皮疹和低血压时应及时通知医护人员。

凝血酶

Thrombin

【适应证】

1. 用于结扎止血困难的小血管、毛细血管以及实质性脏器出血的止血。

2. 用于外伤、手术、口腔、耳鼻喉、泌尿、烧伤、骨科等出血的止血。

【用法与用量】

1. 局部止血　用 0.9% 氯化钠注射液溶解成 50～200U/ml 的溶液喷雾或用本品干粉喷洒于创面。

2. 消化道止血　用 0.9% 氯化钠注射液或温开水（不超过 37℃）溶解成 10～100U/ml 的溶液，口服或局部灌注。

【操作要点】

1. 本品严禁作血管内、肌内或皮下注射，以防引起局部坏死甚至形成血栓而危及生命。

2. 本品必须直接与创面接触，才能起止血作用。

3. 本品应新鲜配制使用。

【不良反应】

1. 偶可致过敏反应。

2. 外科止血中应用本品曾有致低热反应的报道。

【应急措施】 如出现过敏反应症状时应立即停药，并通知医生。

【用药宣教】

1. 本品遇酸、碱、重金属可发生反应而降效。

2. 为提高上消化道出血的止血效果，宜先服一定量制酸剂中和胃酸后口服本品，或同时静脉给予抑酸剂。

第四节　溶栓药及抗凝血药

肝素

Heparin

【适应证】 用于防治血栓形成或栓塞性疾病（如心肌梗死、血栓性静脉炎、肺栓塞等）；各种原因引起的弥漫性血管内凝血（DIC）；也用于血液透析、体外循环、导管术、微血管手术等操作中及某些血液标本或器械的抗凝处理。

【用法与用量】

1. 静脉注射　每次 0.5 万～1 万 U，每 3～4 小时 1 次；每天 2.5 万 U。

2. 静脉滴注　每天 1 万～2 万 U，用 5% 葡萄糖注射液或 0.9% 氯化钠注射液稀释（0.5 万 U 用输液 100ml）后，以 20～30 滴/分钟的速度滴注。

3. 皮下注射　每次 5000U，每 8～12 小时 1 次，手术前 1～2 小时开始给药或于心肌梗死发生后给药。

【操作要点】

1. 慎用于乙醇中毒、过敏体质、月经期中、有占位性病变者，孕妇及产妇等。

2. 用药期间应每周 2 次做血小板计数，并定期测定凝血时间。

3. 本品皮下注射的一种特殊方法——深皮下脂肪层注射法：注射部位为腹壁或髂嵴上的脂肪层。

4. 本品与下列药物有拮抗作用：抗组胺药、羟嗪类、洋地黄、吩噻嗪类、维生素 C。

【不良反应】

1. 用药过多可致自发性出血，如因用药过量引起严重出血，可静脉注射鱼精蛋白进行急救（1~1.5mg 鱼精蛋白可中和 1mg 肝素）。

2. 肝素诱导的血小板减少症。

3. 偶见过敏反应如哮喘、鼻炎、荨麻疹、结膜炎、发热等。

4. 长期应用偶可产生暂时性脱发、骨质疏松和自发性骨折等。

5. 肌内注射可引起局部血肿。

【应急措施】

1. 如发生过敏性休克，立即停止输入通知医生；去枕平卧，氧气吸入，保持呼吸道通畅，皮下注射肾上腺素等。

2. 本品过量可致自发性出血倾向。过量时可用 1% 的硫酸鱼精蛋白溶液缓慢滴注，每 1mg 鱼精蛋白可中和 100U 的本品。

【用药宣教】

1. 患者出现脱发、骨质疏松和自发性骨折、局部血肿通知医护人员。

2. 一旦出现过敏性反应，应立即通知医护人员，以免造成严重后果。

3. 服药期间禁烟、禁酒及含酒精的饮料。

那屈肝素钙

Nadroparin Calcium

【适应证】

1. 主要用于预防整形外科和一般外科手术后静脉血栓的形成和血液透析时体外循环发生的凝血。

2. 预防深静脉血栓形成及肺栓塞，治疗已经形成的深静脉血栓。

【用法用量】

1. 重症监护病房（ICU）患者预防血栓性疾病　体重≤70kg者，0.4ml，每天1次；体重大于70kg者，0.6ml，每天1次。

2. 治疗血栓栓塞性疾病　0.1ml/10kg，每天2次，间隔12小时给予，通常疗程为10天。

3. 血液透析时抗凝　根据体重决定使用的剂量，并在血液透析开始时通过动脉端单次给予。体重<50kg，0.3ml；51~69kg，0.4ml；大于70kg，0.6ml。如有出血危险，可将剂量减半。如透析时间超过4小时，透析时可再给予小剂量本品，随后血透所用剂量应根据初次血透观察到的效果进行调整。

5. 肾功能不全时应减少本品的剂量。

【操作要点】

1. 不能用于肌内注射。皮下注射时通常的注射部位是腹壁前外侧，左右交替。针头应垂直进入捏起的皮肤皱褶。应用拇指和示指捏住皮肤皱褶直到注射完成。注射前不可推或拉注射活塞，以免剂量不准或注射部位出现血肿。

2. 治疗期间应定期监测血小板计数，出现血小板减少症时应停药。

3. 本品不可与其他注射剂或静脉滴注液混合。

【不良反应】

1. 常见出血和偶有过敏反应，罕见注射部位血肿、坏死。

2. 其他不良反应可参见肝素。

【应急措施】

1. 给药治疗期间一旦出现出血和可疑出血时，应终止给药，并采取输血或其他措施。

2. 过量注射会引起出血，可用鱼精蛋白中和。

【用药宣教】不同的低分子肝素并不等效，在同一疗程中不使用不同的产品。

依诺肝素钠
Enoxaparin Sodium

【适应证】

1. 预防静脉栓塞性疾病，尤其是与某些手术有关的栓塞。

2. 用于血液透析、体外循环，防止血栓形成。

3. 治疗深静脉血栓形成。

4. 治疗急性不稳定性心绞痛及无 Q 波心肌梗死。

【用法用量】

1. 静脉注射，每次 1mg/kg，每天 2 次。必要时可予负荷剂量 30mg 静脉注射。

2. 动脉注射，按体重 1mg/kg 给药，于动脉导管中注入，可防止体外循环凝血。如患者有严重出血危险（特别是在手术前后透析）或有进行性出血症状时，每次透析可按 0.5mg/kg 或 0.75mg/kg 给药。

【操作要点】

1. 本品不可与其他注射剂或静脉滴注液混合。

2. 注射的理想部位是患者卧床时前侧或背侧腹壁中央的皮下组织，注射应左右两侧交替进行。注射前不可推或拉注射活塞，以免剂量不准或注射部位出现血肿。

3. 本品不宜肌内注射。鞘内/硬膜外麻醉时使用依诺肝素钠，可引起长时间或永久性麻痹的脊柱内出血，发生的危险会因术后置留硬膜外导管而增加。仔细监护患者以防发生脊柱和硬膜外出血，发现有神经系统功能障碍，应立即停药。

【不良反应】

1. 参见肝素。

2. 注射部位出现淤斑，甚至出现严重皮疹。

3. 可有局部或全身过敏反应。

4. 可见血小板减少症。

5. 使用本品治疗几月后可能出现骨质疏松倾向。

6. 增加血中某些酶的水平如转氨酶。

7. 在蛛网膜下隙/硬膜外麻醉时使用本品，极少发生椎管内血肿。

【应急措施】给药治疗期间一旦出现出血和可疑出血时，应终止给药，并采取输血或其他措施。过量注射可引起出血。可用鱼精蛋白中和。

【用药宣教】不同的低分子肝素并不等效，在同一疗程中不使用不同的产品。

华法林

Warfarin

【适应证】用于需长期持续抗凝的患者

1. 能防止血栓的形成及发展，治疗血栓栓塞性疾病。

2. 治疗手术后或创伤后的静脉血栓形成，心肌梗死的辅助用药。

3. 对曾有血栓栓塞病患者及有术后血栓并发症危险者，可予预防性用药。

【用法用量】口服，为避免冲击治疗通常第 1～3 天 3～4mg（年老体弱及糖尿病患者半量即可），3 天后可给维持量每天 2.5～5mg（可参考凝血时间调整剂量使 INR 值达 2～3）。因本品起效缓慢，治疗初 3 天由于血浆抗凝蛋白细胞被抑制可以存在短暂高凝状态，如需立即产生抗凝作用，可在开始同时应用肝素，待本品充分发挥抗凝效果后再停用肝素。

【操作要点】

1. 个体差异较大，治疗期间应严密观察病情，并依据凝血酶原时间 INR 值调整用量。治疗期间还应严密观察口腔黏膜、鼻腔、皮下出血及大便隐血、血尿等，用药期间应避免不必要的手术操作，急诊手术者需纠正 INR 值≤1.6。

2. 严重出血可静脉注射维生素 K_1 10～20mg，用以控制出血，必要时可输全血、血浆或凝血酶原复合物。

【不良反应】

1. 过量易致各种出血。早期表现有瘀斑、紫癜、牙龈出血、鼻衄、伤口出血经久不愈，月经量过多等。出血可发生在任何部位，特别是泌尿和消化道。肠壁血肿可致亚急性肠梗阻，也可见硬膜下颅内血肿和穿刺部位血肿。

2. 偶见不良反应有恶心、呕吐、腹泻、瘙痒性皮疹，过敏反应及皮肤坏死。大量口服甚至出现双侧乳房坏死，微血管病或溶血性贫血以及大范围皮肤坏疽；一次量过大尤其危险。

【应急措施】给药治疗期间一旦出现出血和可疑出血时，应终止给药，并采取注射维生素 K_1、输血或其他措施。

【用药宣教】

1. 严格掌握适应证，用药期间监测凝血功能。

2. 择期手术者应停药 7 天，避免过度劳累和易致损伤的活动。

3. 若发生轻度出血，或凝血酶原时间已显著延长至正常的 2.5 倍以上，应即减量或停药。

尿激酶

Urokinase

【适应证】主要用于血栓栓塞性疾病的溶栓治疗。

【用法用量】

1. 静脉滴注　负荷量 4000U/kg，10 分钟内滴完。维持量每小时 4000U/kg，连续输注 12～24 小时。

2. 静脉插管输注　5000U/ml 的溶液通过静脉插管输注至血栓旁，5～10 分钟后抽吸血块及溶液，重复操作直至通畅。

【操作要点】

1. 本品可溶于 5% 葡萄糖 0.9% 氯化钠注射液或低分子右旋糖酐 250ml 中滴注。一般 7～10 天为一疗程，或酌情增减。

2. 本品输注时需现用现配。

3. 动脉穿刺给药后，应在穿刺局部加压至少 30 分钟，并用无菌绷带和敷料加压包扎，以免出血。

4. 只供静脉注射和心内注射，不可作肌内注射或局部注射。

【不良反应】

1. 主要不良反应为出血，常见于手术后伤口。

2. 其他不良反应有发热、头痛、肌肉痛和恶心等。

【应急措施】

1. 一旦发生支气管痉挛，立即停药，保持气道畅通、吸氧，必要时给予气管插管或气管切开。

2. 轻度出血或渗血时局部压迫即可；较严重的出血应停药；十分严重的出血则需输入血浆或全血，并给予抗纤溶药。

【用药宣教】

1. 用药期间应密切观察患者的出血倾向。

2. 肺栓塞的溶解常伴随血液动力学变化，要注意采取维持血压措施。

阿替普酶
Alteplase

【适应证】

1. 用于急性心肌梗死和肺栓塞。

2. 用于急性缺血性脑卒中、深静脉血栓及其他血管疾病、动静脉瘘血栓形成。

【用法用量】

1. 静脉注射　将 50mg 的本品溶解为 1mg/ml 的浓度，静脉注射。

2. 静脉滴注　将本品 100mg 溶于注射用 0.9% 氯化钠注射液 500ml 中，在 3 小时内滴完。

【操作要点】静脉滴注，将本品 100mg 溶于注射用 0.9% 氯化钠注射液 500ml 中，在 3 小时内按以下方式滴完，即前 2 分钟先注入本品 10mg，以后 60 分钟内滴入 50mg，最后 120 分钟内滴完剩余的 40mg。

1. 负荷给药法（front loading）　总剂量为 100mg，先弹丸（bolus）注射 15mg，然后 30 分钟内再静脉滴注 50mg，接着 1 小时内静脉滴注剩余 35mg。

2. 按体重给药法　先静脉弹丸注射 15mg，接着 30 分钟静脉滴注 0.75mg/kg，然后 1 小时内静脉滴注 0.5mg/kg。

3. 二次弹丸法（two bolus）　总量 100mg，分 2 次静脉弹丸注射，间隔 30 分钟，此方法可有 88% 的再通率。

【不良反应】

1. 血液系统　出血最常见。与溶栓治疗相关的出血类型有胃肠道、泌尿生殖道、腹膜后或颅内的出血，浅层的或表面的出血主要出现在侵入性操作的部位（例如静脉切口，动脉穿刺，近期做了外科手术的部位）。

2. 心血管系统

（1）心律失常　使用本品治疗急性心肌梗死时，血管再通期间可出现再灌注心律失常，如加速性室性自主心律、心动过缓或室性早搏等。

（2）血管再闭塞　血管开通后，需继续用肝素抗凝，否则可能再次形成血栓，造成血管再闭塞。

3. 中枢神经系统　可出现颅内出血、癫痫发作。

4. 泌尿生殖系统　有报道用药后立即出现肾血管肌脂瘤引起的腹膜后出血。

5. 骨骼/肌系统　可出现膝部出血性滑膜囊炎。

6. 其他　如过敏反应。

【应急措施】有严重出血时，建议输注新鲜血浆或鲜血，必要时可使用抗纤溶药物。

【用药宣教】

1. 用药前给予口服抗凝剂会增加出血的危险，与其他纤溶药物合用时，酌情减量。

2. 可能出现注射部位出血，用药期间加强观察。

3. 本品一般不能与其他药物配伍静脉滴注，也不能与其他药物共用一条静脉血管来滴注。

4. 患者的凝血酶原时间超过 15 秒时，禁止本品和口服抗凝药同时使用。

5. 使用本品时可见注射部位出血，但不影响继续用药，发现出血迹象则应停药。

瑞替普酶
Reteplase

【适应证】用于由冠状动脉梗死引起的急性心肌梗死的溶栓疗法，能够改善心肌梗死后的心室功能。本品应在症状发生后 12 小时内，尽可能早期使用。发病后 6 小时内比发病后 7～12 小时之间使用，治疗效果更好。

【用法用量】本品应该10MU＋10MU分两次静脉注射，每次取本品10MU溶于10ml注射用水中，缓慢推注2分钟以上，两次间隔为30分钟。

【操作要点】肝素和本品有配伍禁忌，不能在同一静脉通路给药，如需共用一条静脉通路先后注射时，使用两种药之间，应该用0.9%氯化钠注射液或5%葡萄糖溶液冲洗管道。注射时应该使用单独的静脉通路，不能与其他药物混合后给药，也不能与其他药物使用共同的静脉通路。

【不良反应】

1. 最常见的不良反应是出血，包括颅内、腹膜后或消化道、泌尿道、呼吸道出血。浅表或体表出血，主要有穿刺或破损部位（如静脉切开插管部位、动脉穿刺部位、新近外科手术部位）出血。

2. 有个例出现严重过敏反应的报道。

3. 心肌梗死患者在使用本品治疗时也会出现许多心肌梗死本身也具有的其他症状。无法分清是否由本品引起。这些事件包括：心源性休克、心律失常（窦性心动过缓、室上性心动过速、加速性室性心律、早期复极综合征、期前收缩、室性心动过速、心室纤颤、房室传导阻滞）、肺水肿、心力衰竭、心脏停搏、再发性心绞痛、再梗死、心脏穿孔、二尖瓣反流、心包渗出、心包炎、急性心脏压塞、静脉血栓形成及栓塞和电机械分离。有些并发症十分凶险，可以导致死亡。

4. 其他不良反应如恶心、呕吐、发热及低血压。

【应急措施】一旦发生严重出血（局部无法加压止血），必须立即停用肝素、抗凝药及溶栓治疗，并采取相应的治疗措施；如果出血发生在第一次静脉注射后，第二次静脉注射应该停用。

【用药宣教】

1. 注射时应该使用单独的静脉通路，不能与其他药物混合后给药，也不能与其他药物使用共同的静脉通路。

2. 溶栓治疗期间，必须仔细观察所有潜在出血部位（包括穿刺点、动脉穿刺、导管插入等）。

3. 用药期间，如果必须进行动脉穿刺，穿刺后至少压迫 30 分钟，并反复观察有无渗血。

4. 用药期间，应尽量避免肌内注射和非必需的搬动。

氯吡格雷
Clopidogrel

【适应证】用于防治心肌梗死，缺血性脑血栓，闭塞性脉管炎和动脉粥样硬化及血栓栓塞引起的并发症。

【用法用量】

1. 非 ST 段抬高性心肌梗死　首先给予负荷剂量 300mg，之后 75mg，每天 1 次。与阿司匹林（75～325mg）同服。

2. ST 段抬高性心肌梗死　75mg，每天 1 次。与阿司匹林（75～325mg）同服。

3. 近期发生的中风、心肌梗死或确诊外周动脉疾病的患者推荐剂量为每天 75mg。就餐结束前与食物同服可减少对胃的刺激程度。

【操作要点】

1. 患有急性心肌梗死的患者，在急性心肌梗死最初几天不推荐使用本品治疗。

2. 由于缺少相关数据，不推荐使用本品治疗不稳定型心绞痛、PTCA（有支架）、CABG 和急性缺血性卒中（短于 7 天）。

【不良反应】

1. 常见的不良反应有皮疹、腹泻、腹痛、消化不良、颅内出血、消化道出血。

2. 出血性疾病，可见胃肠道出血、紫癜、淤血、血肿、鼻衄、血尿、眼出血（主要是结膜出血）和颅内出血。严重出血发生率为 1.4%。

3. 严重中性粒细胞减少，再生障碍性贫血和严重血小板减少，均比较罕见。

【应急措施】如果在使用过程中出现异常出血，立即通知医生。

【用药宣教】

1. 应用本品止血时间可能比往常长，同时患者应向医生报告异常出血的情况，手术前和服用其他新药前患者告知医生他们在服用本品。

2. 对于患有易出血病（如溃疡）的患者应慎用。正在服用本品的患者应慎用可能引起这种损害的药物（如阿司匹林和其他非甾体消炎药）。

3. 肝功能不全者的患者可能有出血倾向，使用时应慎用本品。

4. 使用本品前，建议测定 CYP2C19 基因。

替格瑞洛

Ticagrelor

【适应证】用于急性冠脉综合征（不稳定性心绞痛、非 ST 段抬高心肌梗死或 ST 段抬高心肌梗死）患者，包括接受药物治疗和经皮冠状动脉介入（PCI）治疗的患者，降低血栓性心血管事件的发生率。

【用法用量】本品起始剂量为单次负荷量 180mg，此后每次 90mg，每天 2 次。除非有明确禁忌，本品应与阿司匹林联合用药。在服用首剂负荷阿司匹林后，阿司匹林的维持剂量为每天 1 次，每次 75～100mg。

【操作要点】

1. 治疗中应尽量避免漏服。如果患者漏服了一剂，应在预定的下次服药时间服用一片 90mg。

2. 急性冠脉综合征患者过早中止任何抗血小板药物（包括本品）治疗，可能会使基础病引起的心血管死亡或心肌梗死的风险增加，因此，应避免过早中止治疗。

【不良反应】

1. 主要不良反应为出血。

2. 常见不良反应包括呼吸困难、头痛、头晕、恶心、房颤、高血压、胸痛、腹痛、腰痛、低血压、疲乏、肌酐升高。

3. 心动过缓、男子乳房女性化比较罕见。

4. 上市后有发生过敏反应，包括血管神经性水肿的报道。

【应急措施】如出现出血，根据患者的临床情况适当中断治疗或调整滴注剂量。

【用药宣教】

1. 用药期间监测血小板计数及凝血功能。

2. 用药期间观察患者出血倾向及生命体征。

3. 急性冠脉综合征患者过早中止任何抗血小板药物（包括本品）治疗，可能会使基础疾病引起的心血管死亡或心肌梗死的风险增加，因此，应避免过早中止治疗。

第五节　血容量扩充药

人血白蛋白
Human Albumin

【适应证】

1. 用于失血创伤、烧伤引起的休克。

2. 用于脑水肿及损伤引起的颅压升高。

3. 用于肝硬化及肾病引起的水肿或腹水。

4. 用于低蛋白血症的防治。

5. 用于新生儿高胆红素血症。

6. 用于心肺分流术、烧伤的辅助治疗、血液透析的辅助治疗和成人呼吸窘迫综合征。

【用法用量】一般采用静脉滴注或静脉推注。一般因严重烧伤或失血等所致休克，可直接注射本品 5 ~ 10g，隔 4 ~ 6 小时重复注射 1 次。在治疗肾病及肝硬化等慢性白蛋白缺乏症时，可每天注射本品 5 ~ 10g，直至水肿消失，人血白蛋白含量恢复正常为止。

【操作要点】

1. 为防止大量注射时机体组织脱水，可采用 5% 葡萄糖注射液或 0.9% 氯化钠注射液适当稀释作静脉滴注（宜用备有滤网装置的输血器）。

2. 滴注速度应以每分钟不超过 2ml 为宜，但在开始 15 分钟内，应特别注意速度缓慢，逐渐加速至上述速度。

【不良反应】 使用本品一般不会产生不良反应，偶可出现寒战、发热、颜面潮红、皮疹、恶心、呕吐等症状，快速输注可引起血管超负荷导致肺水肿，偶有过敏反应。

【应急措施】 如出现过敏性休克。立即停止输入，更换0.9%氯化钠注射液，通知医生；去枕平卧，给及氧气吸入，保持呼吸道通畅，皮下注射肾上腺素等等。

【用药宣教】

1. 本品开启后，应一次输注完毕，不得分次或给第二人输用。

2. 输注过程中如发现患者有不适反应，应立即停止输用。

3. 有明显脱水者应同时补液。

右旋糖酐

Dextran 40

【适应证】

1. 用于失血、创伤、烧伤等各种原因引起的休克和中毒性休克。

2. 用于肢体再植和血管外科手术等预防术后血栓形成。

3. 用于心绞痛、脑血栓形成、脑供血不足、血栓闭塞性脉管炎等。

4. 体外循环时，代替部分血液，预充人工心肺机，既节省血液又可改善循环。

【用法用量】 静脉滴注，用量视病情而定，常用量每次250～500ml，24 小时内不超过 1000～1500ml。

【操作要点】

1. 首次输用本品，开始几毫升应缓慢静脉滴注，并在注射开始后严密观察 5～10 分钟，出现所有不正常征象（寒战、皮疹）都应马上停药。

2. 本品不应与维生素 C、维生素 B_{12}、维生素 K、双嘧达莫及促皮质素、氢化可的松琥珀酸钠在同一溶液中混合给药。

【不良反应】

1. 少数患者可出现过敏反应，表现为皮肤瘙痒、荨麻疹、恶心、呕吐、哮喘，重者口唇发绀、虚脱、血压剧降、支气管痉挛，个别患者甚至出现过敏性休克，直至死亡。过敏反应的发生率约 0.03% ~4.7%。过敏体质者用前应做皮试。

2. 偶见发热、寒战、淋巴结肿大、关节炎等。

3. 可引起凝血障碍，使出血时间延长，该反应常与剂量有关。

【应急措施】一旦发生严重过敏反应，立即停止输入本品，根据反应严重程度进一步处理。

【用药宣教】每天用量不宜超过 1500ml，否则易引起出血倾向和低蛋白血症。

琥珀酰明胶

Succinylated Gelatin

【适应证】

1. 用于各种原因引起的低血容量性休克（如失血、急性创伤或手术、烧伤、败血症）的早期治疗。

2. 用于手术前后及手术期间稳定血液循环及稀释体外循环液。

3. 用于预防脊髓和硬膜外麻醉中的低血压。

4. 作为输注胰岛素的载体（防止胰岛素被容器及管壁吸附而丢失）。

【用法用量】经静脉滴注，输注时间和剂量根据患者脉搏、血压、外周灌注及尿量而定。如果血液或血浆丢失不严重，或术前及术中预防性治疗，一般 1 ~3 小时输注 500 ~1000 ml。休克时容量补充和维持时，可在 24 小时内输注 10 ~15L（红细胞压积不应低于 25%，年龄大者不低于 30%，同时避免血液稀释引起的凝血异常）。

【操作要点】

1. 本品一旦封口开启，应在 4 小时内使用，任何未用完的药液均不可再用。

2. 脂肪乳不可经相同输液器与本品同时输入。

【不良反应】输注本品后出现严重过敏反应也曾有发生，发生率在1/6000至1/3000之间。由血管活性物质释放引起，患者通常表现为变态反应。如出现过敏反应则须立即停止输入本品，进一步处理根据反应严重程度而定。

【应急措施】一旦发生过敏反应，立即停止输入本品，根据反应严重程度进一步处理。

更换容量替代液，抬高双腿，供给氧气，立即肠道外给予肾上腺素（如1:1000肾上腺素0.5~1ml肌内注射，必要时每15分钟重复1次或1:10000肾上腺素5~10 ml缓慢静脉滴注），大剂量皮质激素（如泼尼松龙250~1000 mg），抗组织胺药（如氯苯那敏10~20 mg缓慢静脉滴注），钙剂（确定患者未服用强心苷类药物），观察和治疗代谢性酸中毒。

【用药宣教】

1. 输注时间和剂量根据患者脉搏、血压、外周灌注及尿量而定。

2. 心力衰竭时可能伴有循环超负荷，输液应缓慢进行。

羟乙基淀粉

Hydroxyethyl Starch 40

【适应证】血容量补充药。有抑制血管内红细胞聚集作用，用于改善微循环障碍，临床用于低血容量性休克，如失血性、烧伤性及手术中休克等；血栓闭塞性疾患。

【用法用量】静脉滴注，每天250~500ml。

【操作要点】

1. 初始的10~20ml，应缓慢输入，并密切观察患者有无过敏反应。

2. 每天剂量及输注速度应根据患者失血量、血液动力学参数的维持或恢复及稀释效果确定。

3. 避免与其他药物混合，密封盖开启后，应立即使用。

【不良反应】偶可发生输液反应。少数患者出现荨麻疹、瘙痒。

【应急措施】输液反应一旦发生，立即减慢滴速或停药。

【用药宣教】

1. 一次用量不能过大，以免发生自发性出血。

2. 大量输入者应适当补钾。

第十章 激素类药物

激素是维持人体正常生理功能和内环境稳定的活性物质。在化学上，激素可分为两大类，即含氮（胺类、肽类和蛋白质）激素和甾体激素。多数含氮激素在到达靶细胞时与细胞膜的特异受体结合，并导致腺苷酸环化酶的活性增加。在该酶和 Mg^{2+} 的作用下，ATP 转变为 cAMP，cAMP 通过或者不通过蛋白激酶活化影响许多种酶和功能蛋白质的活性而表现其生理效应。甾体激素作用能通过靶细胞的细胞膜，与胞浆内受体蛋白相结合形成激素（即受体复合物）。此复合物进入细胞核，与核内基因 DNA 相作用，提高 mRNA 的转录能力，从而产生激素的生理效应。人体的内分泌腺体是产生激素的器官，如脑垂体、甲状腺、肾上腺、性腺和胰岛等。这些腺体能产生多种激素，组成了人体复杂的体液调节系统，对人的生长发育、新陈代谢、生殖繁衍发挥着重大的作用。

皮质激素是临床最常用的激素，分盐皮质激素和糖皮质激素，临床常用糖皮质，糖皮质激素有抗炎、抗风湿、抗变态反应、抗休克等方面的作用，为临床上应用范围很广的一类重要药物，但其滥用也可导致严重的不良反应，应警惕。

雌激素、孕激素在妇产科分册中介绍，本书略过。

甲状腺激素是由甲状腺合成并分泌的，属于内分泌范畴，为维持人体正常发育和新陈代谢所必需的物质。甲状腺激素的不足或过多都会导致疾病。

糖尿病分 2 型，1 型糖尿病是因为体内缺乏胰岛素所致。所以需要以注射胰岛素的方式来治疗；2 型糖尿病是由于胰岛素分泌缺失（β 细胞功能受损）和胰岛素利用障碍（肝脏和肌肉组织胰岛素抵抗）而引起的以高血糖为主要特征的疾病。2 型糖尿病可通过：①使胰脏增加胰岛素的分泌量；②增加细胞对胰岛素的敏感性；③减少肠胃道吸收葡萄糖的速率；④增加肾脏对葡萄糖的排泄；⑤注射胰岛素。

第一节　下丘脑垂体激素类

奥曲肽
Octreotide

【适应证】

1. 肝硬化所致食道 – 胃静脉曲张出血的紧急治疗，与特殊治疗（如内窥镜硬化剂治疗）合用。

2. 缓解与胃肠胰内分泌肿瘤有关的症状和体征。奥曲肽对具类癌综合征的类癌瘤、VIP 瘤等有效，对部分肿瘤的有效率约为 50%，包括卓 – 艾综合征（通常与选择性 H_2 受体拮抗剂合用，并可酌情加用抗酸剂）、胰岛瘤（用于胰岛瘤术前预防低血糖症，维持正常血糖）、生长激素释放因子瘤（奥曲肽治疗仅可减轻症状和体征，而不能治愈。）

3. 预防胰腺术后并发症。

4. 经手术、放射治疗或多巴胺受体激动剂治疗失败的肢端肥大症患者，可控制症状、降低生长激素及生长素介质 C 的浓度；亦用于不能或不愿手术的肢端肥大症患者，以及放射治疗无效的间歇期患者。

【用法用量】

1. 食管 – 胃底静脉曲张出血　持续静脉滴注 0.025mg/h，最多治疗 5 天。

2. 胃肠胰内分泌肿瘤　皮下注射，初始剂量 0.05mg，每天 1 ~ 2 次。根据耐受性和疗效（临床反应、肿瘤分泌的激素浓度）可逐渐增加剂量至 0.2mg，每天 3 次。仅在特殊情况下采用更大剂量。维持量则应根据个体差异而定。用药后临床症状和实验室检查结果显示未改善时，本品用药不能超过 1 周。

3. 预防胰腺术后并发症　0.1mg 皮下注射，每天 3 次，维持治疗 7 天，首次注射应在手术前至少 1 小时进行。

4. 肢端肥大症　初始量为 0.05～0.1mg 皮下注射，每 8 小时 1 次，根据对循环生长激素浓度、临床反应及耐受性的每月评估而调整剂量（目标：生长激素 <2.5ng/ml，胰岛素样生长因子正常范围），多数患者的最适剂量为每天 0.2～0.3mg，每天极量为 1.5mg，在监测血浆生长激素水平的指导下治疗数月后可酌情减量，本品治疗一个月后，若生长激素浓度无下降、临床症状无改善，则应考虑停药。

5. 肝功能不全　肝硬化患者的药物半衰期延长，应调整维持剂量。

【操作要点】

1. 药液应在达到室温后使用，同时避免同一部位短期注射多次，以减少局部不适感。

2. 在两餐之间或卧床休息时给药，可减少胃肠道不良反应。

3. 对胰岛素瘤患者，用药期间应严密监测。频繁的小剂量给药，可减少血糖的明显波动。

4. 由于分泌生长激素的垂体肿瘤有时可扩散而引起严重并发症（如视野缺损），治疗中如发现肿瘤扩散应立即更换其他治疗措施。

5. 本品药液配制后应立即使用，如不立即使用，可保存于 2～8℃环境下。本品重新配制药液、用溶媒稀释、冰箱保存直至用药结束时间不应超过 24 小时。

【不良反应】

1. 常见腹泻、腹痛、恶心、便秘、头痛及注射部位疼痛或针刺感，伴红肿（一般可于 15 分钟内缓解）等。

2. 偶见高血糖、糖耐量异常、低血糖、急性肠梗阻伴进行性严重上腹痛、心动过缓、肝功能失调、急性胰腺炎、呼吸困难及脱发等。

3. 长期应用可引起胆石症和胃炎。

【应急措施】观察患者不良反应，如有异常及时给予对症处理。

【用药宣教】

1. 告知患者，本品可影响食物中脂肪的吸收。

2. 告知患者，本品可改变糖尿病患者对胰岛素的需求，应注意胰岛素的剂量调整。

3. 妊娠期及哺乳期妇女用药的安全性尚不明确，故应权衡利弊，谨慎用药。

4. 老年人更易引发不良反应，故用药期间应密切观察，避免出现严重不良反应。

5. 患者治疗前后每 6~12 个月行胆囊超声检查，对糖尿病患者应密切监测其血糖水平。

重组人生长激素

Recombinant Human Somatropin

【适应证】用于内源性生长激素分泌不足所导致的生长激素缺乏的治疗。

【用法用量】初始剂量每天 0.15~0.3mg（0.45~0.9IU），之后以月为间隔逐渐加量，直至达到患者个体化治疗剂量。血清胰岛素样生长因子（IGF-1）可作为进行剂量调整的指标；维持剂量的个体差异大，但很少超过每天 1.0mg（3IU）。

【操作要点】

1. 本品注射液冻结后不得再用，粉针剂应现用现配，沿瓶壁缓慢加入注射用水溶解后轻轻摇动，切勿剧烈振荡，以免变性。

2. 应经常更换注射部位，以防脂肪萎缩等局部反应。

3. 治疗期间如血糖高于 10mmol/L，给予胰岛素治疗，如胰岛素用量超过每天 150U 仍不能使血糖得到有效控制，则停用本品。

【不良反应】

1. 较常见发热、头痛、咳嗽或其他感染性病变，常见注射部位局部反应（包括疼痛、红肿等）及液体潴留（关节痛、肌痛及外周水肿），少见皮疹、瘙痒、一过性高血糖及甲状腺功能减退，偶见呕吐、皮下脂肪萎缩及腹痛等，罕见惊厥。

2. 内分泌疾病患者（包括生长激素缺乏症）易发生股骨头

髌板滑脱，出现跛行。

3. 长期用药，少数患者可出现抗体，抗体结合力超过2mg/L，可能影响本品疗效。同时长期用药还可导致肢端肥大症。

【应急措施】一旦发生严重不良反应，应立即停药，及时给予对症治疗。

【用药宣教】用药期间应定期检查甲状腺功能，糖尿病患者还应监测血糖及糖化血红蛋白。

第二节　肾上腺皮质激素

氢化可的松

Hydrocortisone

【适应证】用于肾上腺皮质功能减退症的替代治疗及先天性肾上腺皮质功能增生症的治疗，也可用于类风湿性关节炎、风湿性发热、痛风、支气管哮喘、过敏性疾病、严重感染及抗休克的治疗等。

【用法用量】

1. 口服　①肾上腺皮质功能减退，每天 20～30mg，清晨服用2/3，午餐后服用1/3，应激情况时可增至每天 30mg，分次服用；②类风湿性关节炎、支气管哮喘等，每天 20～40mg，清晨顿服。

2. 静脉注射　用于肾上腺皮质功能减退、严重过敏、哮喘持续状态、腺垂体功能减退危象及休克，每次 0.1g（氢化可的松琥珀酸钠 0.135g），每天极量 0.3g，疗程不超过 3～5 天；

3. 静脉滴注　用于危重患者抢救，每次 0.1～0.2g（特殊患者可用至1～2g），稀释于规定溶媒 500ml 中，混匀后静脉滴注，可同时给予维生素 C 0.5～1g。

4. 肌内注射　每天 20～40mg。

5. 关节腔内注射　每次 12.5～50mg，加入适量盐酸普鲁卡因注射液，摇匀后注射于关节腔中肌腱处，用于关节炎、腱鞘炎、肌腱劳损及急慢性扭伤等的治疗。

【操作要点】

1. 本品直接静脉注射常用于危重患者的抢救。

2. 某些感染时应用激素可减轻组织的破坏、减少渗出、减轻感染中毒症状,但必须同时用有效的抗生素治疗、密切观察病情变化,在短期用本品后,即应迅速减量、停药。

3. 由于本品注射剂(醇型)中含有 50% 的乙醇,故必须充分稀释至 0.2mg/ml 后供静脉滴注用,需大剂量用药时应改用氢化可的松琥珀酸钠。

4. 为避免肾上腺皮质功能减退的发生及原来疾病证状的复燃,在长程激素治疗后应缓慢地逐渐减量,并由原来的每天服用数次,改为每天上午服药 1 次,或隔日上午服药 1 次。

【不良反应】

1. 全身性的过敏反应　静脉迅速给予大剂量时出现,包括面部、鼻黏膜、眼睑肿胀,荨麻疹,气短、胸闷,喘鸣。长程用药可引起医源性库欣综合征面容和体态、体重增加、下肢浮肿、紫纹、易出血倾向、创口愈合不良、痤疮、月经紊乱、肱或股骨头缺血性坏死、骨质疏松或骨折(包括脊椎压缩性骨折、长骨病理性骨折)、肌无力、肌萎缩、低血钾、胃肠道刺激(恶心、呕吐)、胰腺炎、消化性溃疡或肠穿孔、儿童生长抑制、青光眼、白内障、良性颅内压升高综合征、糖耐量减退和糖尿病加重等。

2. 精神症状　欣快感、激动、不安、谵妄及定向力障碍等,尤易发生于患慢性消耗性疾病的人及以往有过精神不正常者。

3. 并发感染　包括真菌、结核菌、葡萄球菌、变形杆菌、铜绿假单胞菌及各种疱疹病毒感染。

4. 神经系统　下丘脑 – 垂体 – 肾上腺轴受到抑制,为激素治疗的重要并发症。每天用泼尼松 20mg 以上,历时 3 周以上,以及出现医源性库欣综合征时,应考虑肾上腺功能已受到抑制。

5. 糖皮质激素停药后综合征

(1) 下丘脑 – 垂体 – 肾上腺功能减退:乏力、软弱、食欲减退、恶心、呕吐、血压偏低。

(2) 停药后原来疾病已被控制的症状重新出现。

(3) 头晕、头疼、昏厥倾向、腹痛或背痛、低热、食欲减退、恶心、呕吐、肌肉或关节疼痛、乏力、软弱，经仔细检查如能排除肾上腺皮质功能减退和原来疾病的复燃，则可考虑。

6. 其他　大剂量长期使用可有肥胖、多毛症、痤疮、血糖、血压及眼压升高、水钠潴留、水肿、低血钾、肌肉麻痹、兴奋、胃肠溃疡、胃肠出血、胃肠穿孔、骨质疏松、病理性骨折、伤口不易愈合、白内障及失明等。

【应急措施】观察患者不良反应，如有异常及时给予对症处理。

【用药宣教】

1. 长期使用糖皮质激素应补充钾、钙，同时给予高蛋白饮食，必要时配合蛋白同化激素等，限制糖的摄入，同时采取保护肾上腺皮质功能的措施。

2. 糖皮质激素可透过胎盘，造成胎儿畸形，故妊娠期妇女不宜使用本品。

3. 本品可经乳汁分泌，故哺乳期妇女如接受大剂量的糖皮质激素治疗，应选择停止哺乳。

4. 老年人用药后发生高血压及骨质疏松的风险增加，故应谨慎用药。

5. 长期用药应定期检查以下项目。

（1）血糖、尿糖或糖耐量试验，尤其是糖尿病或糖尿病倾向者。

（2）小儿应定期检测生长和发育情况。

（3）眼科检查，注意白内障、青光眼或眼部感染的发生。

（4）血清电解质和大便隐血。

（5）高血压和骨质疏松的检查，尤其注意老年人。

（6）用药过程中减量宜缓慢，不可突然停药。

6. 对诊断的干扰，使血糖、血胆固醇和血脂肪酸、血钠水平升高，使血钙、血钾下降；对外周血常规的影响为淋巴细胞、真核细胞及嗜酸、嗜碱细胞数下降，多核白细胞和血小板增加，后者也可下降；长期大剂量用药可使皮肤试验结果呈假阴性，如结核菌素试验、组织胞浆菌素试验和过敏反应皮试等；使甲状腺^{131}I摄取率下降，减弱促甲状腺激素（TSH）对 TSH 释放激素

（TRH）刺激的反应，使 TRH 兴奋实验结果呈假阳性，干扰促黄体生成素释放激素（LHRH）兴奋试验的结果；使同位素脑和骨显像减弱或稀疏。

甲泼尼龙

Methylprednisolone

【适应证】用于类风湿关节炎、风湿性发热、痛风、支气管哮喘、过敏性疾病、严重感染及抗休克的治疗等。

【用法用量】

1. 口服　①根据不同疾病的治疗需要，初始剂量可为每天 4～48mg，症状较轻者通常给予较低剂量，某些患者则可能需要较高的初始剂量，包括多发性硬化症（每天 0.2g）、脑水肿（每天 0.2～1g）及器官移植（每天 7mg/kg），维持剂量为每天 4～8mg；②隔日疗法（ADT），指在隔日早晨一次性给予两天的总量。采用这种治疗方法旨在为需要长期服药的患者提供皮质激素的治疗作用，同时减少某些不良反应，例如对垂体 - 肾上腺皮质轴的抑制、类库欣氏综合征、皮质激素撤药症状及对儿童生长的抑制等。

2. 静脉注射

（1）危重症的辅助用药　推荐剂量 30mg/kg，静脉注射至少 30 分钟，根据临床需要，可于 48 小时内每隔 4～6 小时重复 1 次。

（2）类风湿关节炎　每天 1g，连用 1～4 天，或每月 1g，使用 6 个月；因大剂量给药能引起心律失常，因此仅限在医院内使用本方法，以便及时做心电图及除颤。

（3）预防肿瘤化疗引起的恶心及呕吐　①轻至中度呕吐，在化疗前 1 小时给药 250mg（至少注射 5 分钟）；②重度呕吐，化疗前 1 小时、化疗开始及结束后，给药 250mg（至少注射 5 分钟）。

（4）急性脊髓损伤　①在损伤 3 小时内接受治疗者，初始剂量为 30mg/kg（静脉注射 15 分钟），大剂量注射后应暂停 45 分钟，随后以 5.4mg/(kg·h) 的速度持续静脉滴注 23 小时，应选择与大剂量注射不同的注射部位安置输液泵；②损伤 3～8 小时内接受治疗者，初始剂量 30mg/kg（静脉注射 15 分钟），大剂量注射后应暂停 45 分钟，随后以 5.4mg/(kg·h) 的速度持续静脉滴注 47 小时。

（5）短期内控制急性重症疾病症状　支气管哮喘、血清病、荨麻疹样输血反应及多发性硬化急性恶化期等，初始剂量 10～500mg，小于 250mg 时至少注射 5 分钟，大于 250mg 至少注射 30 分钟，根据患者情况，间隔一段时间后可静脉注射或肌内注射下一剂量。

【操作要点】

1. 甲泼尼龙琥珀酸钠避免于三角肌处注射。

2. 建议本品注射剂与其他药物分别给药。

3. 本品仅用于急性脊髓损伤时能快速进行大剂量注射，并且应在心电图监护并能提供除颤器的情况下进行。以免出现心律失常、循环性虚脱甚至心脏停搏。

4. 本品注射液在紫外线和荧光下易分解破坏，故使用及贮藏时应避光。

5. 本品可静脉注射、静脉滴注或肌内注射，紧急情况的治疗应选择静脉注射。

6. 溶解的药品与 5% 葡萄糖注射液 0.9% 氯化钠注射液、或 5% 葡萄糖与 0.45% 氯化钠混合液混合，配制后的溶液在 48 小时可保持稳定。

【不良反应】　水钠潴留较氢化可的松弱，大剂量给药致心律失常，余参见"氢化可的松"。

【应急措施】　观察患者不良反应，如有异常及时给予对症处理。

【用药宣教】

1. 长期治疗者应定期检查尿常规、饭后 2 小时血糖、血压、体重及胸部 X 线等，有溃疡史或明显消化不良者应作上消化道 X 线检查，中断长期治疗者也需要作医疗监护。

2. 其余参见"氢化可的松"。

地塞米松
Dexamethasone

【适应证】用于类风湿关节炎、风湿性发热、痛风、支气管哮喘、过敏性疾病、严重感染及抗休克的治疗等。

【用法用量】

1. 口服 初始剂量为每次 0.75～3mg，每天 2～4 次，维持量每天 0.75mg，视患者病情而定。

2. 静脉注射 一般剂量每次 2～20mg，可每隔 2～6 小时重复给药至病情稳定，大剂量连续给药一般不超过 72 小时。

3. 鞘内注射 每次 5mg，间隔 1～3 周注射 1 次。

4. 关节腔内注射 每次 0.8～4mg，按关节腔大小而定。

【不良反应】较少引起水钠潴留，大量服药可导致糖尿、类库欣综合征及精神症状，对下丘脑－垂体－肾上腺轴功能抑制较强，静脉注射本品可引起肛门生殖区感觉异常及激惹，偶见水痘泛发或加重，余参见"氢化可的松"。

【应急措施】一旦发生严重不良反应，应立即停药，通知医生及时救治。

【用药宣教】

1. 本品为长效药物，一般不用于儿童需要长期使用激素者。

2. 用药前应鉴别水痘与过敏性皮疹，确诊为水痘则禁用本品。

3. 余参见"氢化可的松"。

第三节 雄激素类

丙酸睾酮
Testosterone Propionate

【适应证】用于原发性或继发性男性性功能减低、男性青春期发育迟缓及绝经期后女性晚期乳腺癌的姑息性治疗。

【用法用量】肌内注射。

1. 男性性腺功能低下激素替代治疗　每次 25～50mg，每周 2～3 次。

2. 绝经后女性晚期乳腺癌　每次 50～100mg，每周 3 次。

3. 功能性子宫出血　每次 25～50mg，每天 1 次，共 3～4 次。

4. 再生障碍性贫血　每次 100mg，每天或隔日 1 次，疗程应在 3～6 个月以上。

5. 月经过多或子宫肌瘤　每次 25～50mg，每周 2 次。

6. 老年性骨质疏松症　每次 25mg，每周 2～3 次，连用 3～6 个月。

7. 雄激素缺乏症　每次 10～50mg，每周 2～3 次。

【操作要点】

1. 注射液如有结晶析出，可加温溶解后再用。

2. 本品应作深部肌内注射，不能用于静脉滴注。注射时将皮肤横向撑开，否则药物不易被吸收，或会溢出皮肤。

3. 本品与其他睾酮制剂作用时间存在差异，故一般不可换用。

【不良反应】可见肝功能损害、胆汁淤积性黄疸、水钠潴留、肾炎、肾病综合征、高血压及心力衰竭等；妇女长期应用后常会出现男性化表现，成年男性久用会出现性功能减退、无精子产生；注射部位可出现疼痛、硬结、感染及荨麻疹，偶见转氨酶升高，停药后可恢复。

【应急措施】用药后出现过敏反应及肝功能损害，应立即停药，通知医生及时救治。

【用药宣教】

1. 用于乳腺癌治疗时，治疗 3 个月内应有效，若病情仍进展，应立即停药。

2. 妊娠期及哺乳期妇女禁用。

3. 用药期间应定期监测血清睾酮水平、肝功能，青春期前儿童应用时，应每隔 6 个月测一次骨年龄。

第四节　甲状腺激素

左甲状腺素钠

Levothyroxine Sodium

【适应证】用于治疗非毒性的甲状腺肿（甲状腺功能正常）、甲状腺肿切除术后预防甲状腺肿复发、甲状腺功能减退的替代治疗、抗甲状腺药物治疗甲状腺功能亢进症的辅助治疗及抑制试验的诊断，也用于甲状腺癌术后的抑制治疗。

【用法用量】

1. 甲状腺肿（甲状腺功能正常者）／预防甲状腺切除术后甲状腺复发　口服，每次 75～200μg，每天 1 次。

2. 甲状腺功能减退　初始剂量每次 25～50μg，每天 1 次，初始剂量后每 2～4 周增加 25～50μg，直至达到维持剂量，维持剂量为每次 100～200μg，每天 1 次。

3. 甲状腺功能亢进的辅助治疗　每次 50～100μg，每天 1 次。

4. 甲状腺癌症术后　每次 150～300μg，每天 1 次，为了精确调整患者的服药剂量，本品 50μg 可以和其他高剂量片一同应用。

5. 甲状腺抑制试验　每次 200μg，每天 1 次。

【操作要点】

1. 继发的甲状腺功能减退症患者在用药前必须确定其原因，必要时进行糖皮质激素的补充治疗。

2. 如怀疑患者存在甲状腺自律，治疗开始前应进行甲状腺释放激素（TRH）检查或得到其抑制闪烁图。

【不良反应】

1. 少数患者由于给药剂量超过耐受量，特别是由于治疗开始时剂量增加过快，可能出现甲状腺功能亢进的临床症状，包括：心动过速、心悸、心律不齐、心绞痛、头痛、肌肉无力和痉挛、面部潮红、发热、呕吐、月经紊乱、假脑瘤、震颤、坐立不安、失眠、多汗、体重下降和腹泻等。

2. 药物过量时，可出现强烈的 β 拟交感神经效应，如心动过速、焦虑、激动和运动过度等。

【应急措施】

1. 患者出现不良反应时，应该减少患者的每天剂量或停药几天。一旦上述症状消失后，患者应谨慎重新开始药物治疗。

2. 药物过量时，使用 β 受体阻滞剂能够缓解这些症状，极度药物过量的情况可以使用血浆除去法。

【用药宣教】

1. 大豆油可能会降低本品药效，故告知患者应于早餐前半小时空腹给药。

2. 婴幼儿应在每天首餐前至少 30 分钟服用全剂量的本品，可将捣碎的片剂溶于适量水中制成混悬液，但谨记该混悬液应现用现配，得到的药物混悬液可再用适当的液体送服。

3. 对于良性的甲状腺肿，0.5～2 年的疗程是必需的。为了避免甲状腺肿的复发，推荐在甲状腺肿缩小后使用低剂量的碘（100～200μg）进行预防，如果这些药物治疗不足以缓解甲状腺肿，应该考虑使用手术和放射性碘治疗。

4. 告知患者，甲状腺功能减退、甲状腺部分或全部切除术后及甲状腺肿切除术后为预防甲状腺肿复发者应终生用药。

5. 联用本品治疗甲状腺功能亢进时，本品给药周期应与抗甲状腺药物相同，否则在甲状腺功能亢进情况下，禁止单独使用本品。

6. 骨质疏松风险增加且患有甲状腺功能减退的绝经后妇女在用药期间应密切监测甲状腺功能。

7. 用药期间应定期检测血清 T_3、T_4 或血清游离三碘甲状腺原氨酸（FT_3）、血清游离甲状腺素（FT_4）、超敏血清促甲状腺素（老年人应每 3 个月检测 1 次）。

8. 合并冠心病、心动过速或心功能不全者用药期间应监测甲状腺激素水平。

9. 本品不易透过胎盘，甲状腺功能减退者妊娠期间不必停药，但妊娠期间患有甲状腺功能亢进者，必须单独使用抗甲状腺药物治疗，而不宜将本品与抗甲状腺药物联用，此举会造成胎儿损伤。

10. 即使大剂量服用本品也不至对乳儿造成损害，故哺乳期妇女可放心服用。

11. 告知患者应遵医嘱用药，不可长期滥用本品，否则会出现心源性猝死。

甲巯咪唑
Thiamazole

【适应证】

1. 甲状腺功能亢进的内科治疗　用于轻症和不适宜手术或放射性碘治疗者（如儿童、青少年及手术后复发而不适于放射性碘治疗者），也可作为放射性碘治疗时的辅助治疗。

2. 甲状腺危象的治疗　大剂量本品可作为辅助治疗以阻断甲状腺素的合成。

3. 术前准备　为减少麻醉和术后并发症，防止术后发生甲状腺危象，术前应先服用本品使甲状腺功能恢复到正常或接近正常，并于术前 2 周左右加服碘剂。

【用法用量】

1. 甲状腺功能亢进的药物治疗（保守治疗）　口服，开始时每天 30mg，分 3 次口服，可根据病情调整为每天 15 ~ 40mg，每天极量 60mg。病情控制后，逐渐于 4 ~ 8 周内减量，每 4 周约减少 1/3 ~ 1/2，维持量每天 5 ~ 15mg，疗程一般 18 ~ 24 个月。

2. 甲状腺功能亢进术前准备　按"一般用量"连续用药，直至甲状腺功能正常，并于术前 7 ~ 10 天加用碘剂。

3. 甲状腺危象　口服，每天 60 ~ 120mg，分次服，并于初始剂量服用 1 小时后加用碘剂；鼻饲给药，同口服剂量，将片剂碾碎后从鼻胃管分次给予。

【操作要点】本品为治疗甲状腺危象的非首选药物，但必要时，本品与较大剂量普萘洛尔联用，也可用于甲状腺危象。

【不良反应】较多见皮疹、白细胞减少及皮肤瘙痒；较少见再生障碍性贫血及严重的粒细胞缺乏；少见血小板减少；可见味觉减退、恶心、呕吐、头晕、头痛、关节痛、红斑狼疮样综合征。

【应急措施】

1. 用药过程中如患者出现甲状腺功能减退及血清 TSH 水平升高，应减量或暂时停药，同时辅以甲状腺激素类药物治疗。

2. 出现轻度白细胞减少不必停药，但应密切监测，复查血常规。

3. 出现粒细胞缺乏或肝功能损害时应停药并予以支持治疗。

4. 出现皮疹或皮肤瘙痒时需根据情况停药或减量，同时加用抗过敏药物，待反应消失后换用其他制剂或再次由小剂量服用本品。

5. 出现严重皮疹或颈淋巴结肿大等严重不良反应时应停药观察，改用其他药物治疗。

【用药宣教】

1. 本品每天剂量应分次口服（量小时可顿服），间隔时间应尽量平均。

2. 放射性碘治疗前 2~4 天应停药以减少干扰，治疗后 3~8 天可恢复用药。

3. 服药期间避免摄入高碘食物或含碘的药物，以免病情加重。

4. 服药期间宜定期检查血常规、肝功能及甲状腺功能。

5. 本品可透过胎盘，妊娠期妇女应权衡利弊，谨慎用药。必须用药时宜采用最小有效剂量，同时必须严格遵医嘱用药。

6. 本品可经乳汁分泌，故哺乳期妇女应权衡利弊，谨慎用药。

7. 对诊断有干扰，本品可使凝血酶原时间延长，并使血清碱性磷酸酶、ASF 和 ALT 增高。还可能引起血胆红素及血乳酸脱氢酶升高。

第五节　抗糖尿病药

一、胰岛素和胰岛素类似物

胰岛素

Insulin

【适应证】

1. 用于 1 型糖尿病或继发于严重胰腺疾病的糖尿病。

2. 用于下列情况的糖尿病。

（1）合并严重感染、外伤、大手术等严重应激情况或合并心脑血管并发症、肾脏或视网膜病变者。

（2）糖尿病急性并发症（如酮症酸中毒、高血糖非酮症性高渗性昏迷等）或慢性并发症（如心脑血管并发症、肾脏或视网膜病变等）进展迅速、病情恶化。

（3）病程长的 2 型糖尿病，经合理饮食、体力活动和口服降糖药治疗效果不满意或失效者，以及具有口服降糖药禁忌者（如妊娠、哺乳等）。

（4）成年或老年糖尿病患者发病急、体重显著减轻伴明显消瘦者。

（5）肝、肾功能不全的糖尿病患者。

【用法用量】

1. 皮下注射　一般每天 3 次，必要时睡前可少量给药。①1 型糖尿病，每天 0.5～1U/kg，根据血糖测定结果调整用量；②2 型糖尿病，敏感者每天 5～10U，一般约为 20U，肥胖或对胰岛素敏感性较差者需要量可明显增加；③糖尿病（1 型、2 型）伴急性并发症，每 4～6 小时注射 1 次，根据血糖值及病情变化调整剂量。

2. 静脉滴注　用于治疗糖尿病酮症酸中毒/糖尿病高渗性昏迷，持续静脉滴注 4～6U/h，根据病情变化调整剂量。

3. 肾功能不全者　建议肾小球滤过率为 10～50ml/min 时，减为常规剂量的 75%～95%，低于 10ml/min 时，减为 50%，尿毒症时可出现胰岛素耐药，因此应根据血糖水平调整用量。

【操作要点】

1. 首次用药应从小剂量开始，并注意患者的状态，然后根据空腹及餐后血糖、尿糖、酮体、糖化血红蛋白等情况逐步调整用量，同时也应根据患者运动、饮食状态的改变而调整剂量。

2. 用药同时注意纠正电解质紊乱、酸中毒，同时注意集体对热量的需求。对于不能进食的患者，在静脉滴注含葡萄糖的溶液时应同时滴注胰岛素。

3. 有全身过敏反应但必须使用胰岛素治疗者，应进行脱敏治疗。

4. 高热、甲状腺功能亢进、肢端肥大症、严重感染或外伤、重大手术及糖尿病酮酸症中毒者需增加胰岛素用量。

5. 肝功能不全、恶心、呕吐、腹泻及甲状腺功能减退者应减少胰岛素用量。

【不良反应】剂量过大、未能及时进食或进行较剧烈的体力活动时容易引发低血糖（出汗、心悸、乏力、饥饿、头痛、颤抖及皮肤苍白等）甚至低血糖性昏迷，少见过敏反应、眼屈光失调（多为一过性）、注射部位脂肪萎缩/增生，偶见过敏性休克（可用肾上腺素抢救），罕见胰岛素耐药。

【应急措施】患者出现低血糖甚至低血糖性昏迷的先兆症状时应口服葡萄糖、进食糕点或糖水，如患者失去知觉，应肌内、皮下或静脉注射胰高血糖素（对胰高血糖素无反应者，给予静脉注射葡萄糖注射液），神志清醒后给予含糖物质口服。

【用药宣教】

1. 中等量以上的乙醇可增强本品的降血糖作用，导致严重、持续的低血糖反应，在空腹或肝糖原储备较少时更易发生，故患者用药期间不宜大量饮酒或含乙醇的饮料。

2. 吸烟可降低胰岛素药效，正在使用本品的吸烟者，突然戒烟时应告知医师，适当调整胰岛素的用量。

3. 告知患者，为降低血糖波动，防止低血糖的发生，除正常的早、中、晚三餐外，可在上午、下午及睡前酌情加餐，但注意不能增加每天总热量。

4. 告知患者，由于注射部位可出现红肿、皮下结节和皮下脂肪萎缩等反应，故需经常更换注射部位（上臂、大腿、臀部、腹部），以免影响吸收。

5. 告知患者，胰岛素皮下注射过程中应注意以下内容。

（1）患者可根据自身情况选择每天 2 次（早、晚餐前）、3 次（三餐前）或 4 次（三餐前及睡前）皮下注射。

（2）注射剂量的大小顺序为：早餐前 > 晚餐前 > 中餐前 > 睡前。

（3）注射时间：中、晚餐前 15 ~ 30 分钟注射，早晨视病情而定，病情越重、空腹血糖越高者注射时间需提前，可在早餐前 45 ~ 60 分钟注射。

6. 用药期间应定期检查血糖、尿糖、肾功能、尿常规、视力、眼底、血压及心电图等，以了解糖尿病病情及并发症情况。

7. 本品不透过胎盘屏障，对胎儿无影响，但妊娠期妇女用药与否仍需遵医嘱。

8. 哺乳期妇女用药对婴儿无危险，但可能需要减量使用。

9. 青春期前的儿童用药较易发生低血糖，故应适当减少胰岛素用量，青春期儿童可适当增加剂量（20% ~ 50%），青春期后再逐渐减量。

10. 老年人更易出现低血糖，应谨慎用药，同时配合饮食治疗及适当活动。

11. 告知患者，使用过程中的本品可在室温（最高不超过 25℃）、避免光照和受热的条件下最长保存 4 周，超过 4 周不得再用。

12. 告知患者，本品超过有效期后严禁使用。

门冬胰岛素

Insulin Aspart

【适应证】用于治疗糖尿病。

【用法用量】

1. 皮下注射　剂量应根据患者具体情况进行调整，一般每天

0.5～1.0IU/kg。其中2/3用量是餐时胰岛素，另1/3用量是基础胰岛素。

2. 肝/肾功能不全者　酌情减量并严密监测血糖。

【操作要点】【不良反应】【应急措施】参见"胰岛素"。

【用药宣教】

1. 告知患者，由于本品起效快，故应于餐前5～10分钟给药，注射本品10分钟内需进食含碳水化合物的食物，必要时也可在餐后立即给药。

2. 经胰岛素泵给药者，不能与其他胰岛素混合使用，应严格遵照医师的全面的相关指导进行注射，应选择腹部作为注射部位并注意轮换输液点。

3. 患者使用前必须检查药液，包括橡皮塞，如给药装置已经损坏则不得使用。

4. 注射药液后针头应在皮下停留至少6秒，以确保药液全部注射入体内。

5. 每次注射完毕后必须卸下针头，否则温度变化时药液就会从针头漏出。

6. 告知患者，本品笔芯制剂与其他胰岛素笔芯制剂同时使用时，应分别使用不同的注射器。

7. 本品与人低精蛋白锌胰岛素混合使用时应先抽取本品，再抽取其他药品，抽取后必须立即使用。

8. 由于本品起效快速，故如儿童能从中获益，则可以优先使用本品。

9. 余参见"胰岛素"部分。

重组人胰岛素
Recombinant Human Insulin

【适应证】用于1型糖尿病、2型糖尿病（合并感染、创伤、手术或妊娠，以及口服降糖药失效者）及糖尿病急性并发症（酮症酸中毒、高渗性昏迷等）。

【用法用量】

1. 皮下注射　每天3次，餐前15～30分钟注射，必要时睡前可少量给药，给药剂量需个体化，具体如下：①1 型糖尿病，每天 0.5 ~ 1U/kg，根据血糖结果调整剂量；②2 型糖尿病，每天总量个体差异大，一般为 20U，敏感者每天 5 ~ 10U，肥胖或对胰岛素不敏感者需要量可明显增加；③糖尿病伴急性并发症，每 4 ~ 6 小时注射 1 次，根据病情变化调整剂量。

2. 静脉滴注　用于糖尿病酮症酸中毒或高渗性昏迷，剂量个体化，一般 4 ~ 6U/h 持续静脉滴注并根据血糖变化调整剂量。

3. 静脉注射　用于糖尿病酮症酸中毒或高渗性昏迷，剂量需个体化，一般首次静脉注射 10U，同时肌内注射 4 ~ 6U，之后肌内注射 4 ~ 6U/h 并根据血糖变化调整剂量，病情较重者可先静脉注射 10U，再改为静脉滴注给药，当血糖低于 13.9mmol/L 时，应减少用量及注射频率。

4. 肌内注射　参见"静脉注射"。

【操作要点】

1. 本品不能用于持续皮下胰岛素输注。

2. 当使用其他胰岛素后出现变态反应、脂肪萎缩及胰岛素抵抗等不良反应时可换用本品。

3. 由使用动物胰岛素换用本品时，开始阶段宜减低本品常用剂量，之后根据血糖监测结果逐渐调整用量。

【应急措施】参见"胰岛素"。

【不良反应】与动物源性胰岛素相比，本品为人胰岛素，免疫原性较低，较少导致注射部位脂肪萎缩、局部过敏及胰岛素抵抗等。另外，本品引起的低血糖反应常发生于皮下注射后 8 ~ 12 小时，初次用药尤需注意，余参见"胰岛素"。

【用药宣教】

1. 注射时应将皮肤捏起，以免胰岛素误入肌肉，注射后 30 分钟必须进餐。

2. 告知患者胰岛素笔芯卡式瓶仅供个人单独使用；患者使用前必须检查笔芯是否完整，包括橡皮塞，如给药装置已经损坏则不得使用；插入针头注射前应上下轻轻倒动笔芯卡式瓶，直至胰岛素呈白色均匀混悬液；注射药液后针头应在皮下停留至少 6 秒，并压住笔芯按钮直至针头从皮肤拔出为止；使用笔芯完毕后必须除去针头，因温度改变可使溶液自瓶中流出，导致胰岛素浓度改变；使用该卡式笔芯药量不应超过色条码带，药液用完后不得自行填装后重新使用。

3. 开封后或携带备用时不可冷藏，不可在超过 25℃ 的环境中存放，同时本品应放于包装盒内，避光保存，避免过热和阳光照射。

4. 余参见"胰岛素"。

精蛋白锌胰岛素
Insulin Zinc Protamine

【适应证】用于治疗中、轻度糖尿病，重症需与胰岛素合用，有利于减少胰岛素注射次数，控制夜间高血糖。

【用法用量】皮下注射，初始剂量每次 4~8U，每天 1 次，于早餐前 30~60 分钟注射，之后根据患者具体情况调整剂量，一般每天极量为 10~20U。

【操作要点】

1. 本品作用缓慢，不能用于抢救糖尿病酮症酸中毒、高糖高渗性昏迷患者。

2. 本品不能用于静脉注射，注射器消毒时不宜用碱性物质。

【不良反应】参见"胰岛素"，低血糖反应常发生于皮下注射后 8~12 小时。

【应急措施】参见"胰岛素"。

【用药宣教】

1. 告知患者本品需严格遵医嘱用药。

2. 告知患者本品静置后分为两层，需摇匀后使用，但注意不能用力摇动以免出现气泡，只有在溶液澄清、无色、无可见的固体颗粒（看起来像水）时，方可使用。

3. 针头严禁重复使用，使用过的针头应该进行处理，针头和笔式注射器严禁与他人合用，药液瓶可连续使用直至用尽，之后再进行处理。

4. 注射时应谨慎，以确保不致刺穿血管，注射完毕后不能揉搓注射部位。

5. 告知患者，本品超过有效期后严禁使用。

6. 其他内容参见"胰岛素"

甘精胰岛素

Insulin Glargine

【适应证】用于需用胰岛素治疗的糖尿病。

【用法用量】

1. 皮下注射　每天 1 次，采用预装式注射装置调整剂量的幅度为 2IU，单次注射的极量为 40IU；本品给药剂量应因人而异，2 型糖尿病患者也可将甘精胰岛素和口服降糖药物一起使用。

2. 肝、肾功能不全　酌情减量使用。

3. 从其他胰岛素治疗改为本品治疗者

（1）从其他中效或长效胰岛素的治疗方案改为甘精胰岛素的治疗方案时，可能需改变基础胰岛素的剂量并调整其他同时使用的治疗糖尿病的药物剂量。

（2）为了减少夜间和清晨发生低血糖的危险性，将原来采用每天 2 次注射 NPH 胰岛素的患者，改为每天 1 次注射本品的治疗方案时，在变更治疗的第 1 周，其每天基础胰岛素的用量应减少 20% ~30%。在第 1 周减少基础胰岛素用量期间，有些患者可能需在进食时代偿性地加用胰岛素，此后的治疗方案应因人而异。

（3）因有抗人胰岛素抗体而用大剂量胰岛素的患者，和其他胰岛素类似物一样，改用甘精胰岛素后可能对胰岛素反应会增加，换用及开始使用本品的最初几周，应密切监测代谢变化，随着代谢控制的改善以及胰岛素敏感性的增加，可能需进一步调整剂量方案。如果患者的体重或生活方式有改变，或出现容易发生低血糖或高血糖的情况，也需调整剂量及时间。

【操作要点】

1. 本品与其他胰岛素或稀释液禁止混合，混合或稀释会改变其时间/作用特性，造成沉淀。

2. 糖尿病酮症酸中毒者不能使用本品治疗。

【不良反应】【应急措施】参见"胰岛素"。

【用药宣教】

1. 告知患者，本品属长效胰岛素类似物，每天应于固定时间皮下注射给药。

2. 告知患者本品严禁静脉注射，否则可导致严重低血糖。

3. 患者不得擅自换用胰岛素，更改胰岛素治疗必须在医师指导下进行。

4. 预装式注射装置仅供个人单用，首次使用前须将其置于室温中1~2小时，注射前应排出药筒中的小气泡，并安装新针头，须确保针头固定，否则可引起针头折断或注射液外溢而导致剂量不准。

5. 使用本品后可能出现高血糖或低血糖，造成视力障碍，降低注意力及反应能力，故驾驶、操作机械及高空作业患者用药需谨慎。

6. 本品正在使用的注射装置不能于冰箱内储存。

7. 余参见"胰岛素"。

二、胰高血糖素样肽-1（GLP-1）类似物

利拉鲁肽

Liraglutide

【适应证】用于成人2型糖尿病患者控制血糖，对于单用二甲双胍或磺酰脲类药物最大可耐受剂量治疗后血糖仍控制不佳者，本品可与之联用。

【用法用量】

1. 单药治疗　皮下注射，起始剂量为每次0.6mg，每天1次，至少1周后，剂量应增至每次1.2mg，部分患者可根据病情将剂量增至一次极量1.8mg。

2. 联合治疗　皮下注射，与二甲双胍联合治疗，二甲双胍不必改变剂量；与磺脲类药物联用，应考虑减少磺脲类药物的剂量以降低低血糖风险，同时需要进行自我血糖监测。

【操作要点】

1. 本品可在任意时间注射，不必根据进餐时间给药，但推荐本品于每天同一时间注射，故注射时间应选择患者每天最为方便

的时间。

2. 皮下注射部位可选择腹部、大腿或者上臂，在改变注射部位和时间时不必进行剂量调整，本品严禁静脉或肌内注射。

【不良反应】常见胃肠道不适、头痛、上呼吸道感染、低血糖及轻度注射部位反应（不至停药）等，罕见胰腺炎。

【应急措施】一旦发生严重不良反应，应立即停药，通知医生并采取适当的支持治疗。

【用药宣教】

1. 患者如出现持续、严重的腹痛（疑似胰腺炎），应停用本品和其他潜在的可疑药物。

2. 告知患者本品使用后，剩余药液的有效期为 1 个月，超过有效期不得再用。

3. 告知患者，首次使用后剩余药液需盖上笔帽，避光保存，可在 30℃以下贮藏或冷藏于 2～8℃冰箱中。

4. 告知患者，每次注射后应按照当地的要求丢弃注射针头，以避免污染、感染和渗漏，同时能确保给药准确。

5. 动物研究表明本品具生殖毒性，故妊娠期妇女不推荐使用本品。

6. 本品是否经乳汁分泌尚不清楚，故哺乳期妇女应权衡利弊，谨慎用药。

7. 75 岁以上老年患者用药经验有限，故应慎用。

三、口服降糖药

格列美脲

Glimepiride

【适应证】经饮食控制、体育锻炼未能满意地控制的 2 型糖尿病。

【用法用量】

1. 根据定期监测到的空腹血糖水平和糖化血红蛋白值以确定最小有效剂量，通常成人起始剂量为每天 1～2mg，早餐或首次主餐时给药。

2. 起始最大剂量不宜超过每天 2mg，维持剂量为每天 1 ~ 4mg，根据患者的血糖变化调整剂量，每 1 ~ 2 周内增加剂量不应超过每天 2mg。最大的推荐维持剂量为每天 6mg，极个别可达到每天 8mg。

3. 老年患者应从小剂量（1mg/d）开始，以策安全。

【操作要点】

1. 本品只需每天 1 次给药，进餐时服药，当血糖水平已达到满意程度时，可试着减量，找准最低有效量。

2. 由其他降糖药换用本品时，亦应从小剂量开始，逐渐调整。

3. 本品的片剂应整片吞服，不应嚼碎，并以半杯水送服。

【不良反应】

1. 可能引起低血糖症，尤其是老年患者，或者在治疗初期、不规则进食、饮酒以及肝、肾功能不全患者。

2. 在使用本品初期，由于血糖水平改变、可能对视力产生暂时性影响。

3. 少见恶心、呕吐、腹痛、腹泻，偶有上腹压迫感或胀满感。

4. 个别报道转氨酶升高，并可能导致肝功能衰竭。

5. 罕见血小板减少，极个别发生白细胞减少、溶血性贫血、粒细胞缺乏和全血细胞减少。

6. 少见瘙痒、红斑、荨麻疹等过敏反应，严重时可导致呼吸困难、血压下降，甚至发生休克。

【应急措施】如出现严重低血糖，应立即快速静脉注射 50% 葡萄糖注射液，然后持续静脉输注 10% 葡萄糖注射液，以维持血糖水平 > 100mg/dl。

【用药宣教】

1. 给药期间，应定期监测血常规、血糖和糖化血红蛋白（一般 3 ~ 6 个月一次）、尿糖、尿酮体、肝功能、肾功能以及进行眼科检查。

2. 由其他降糖药换用本品时，亦应从小剂量开始，逐渐调整。

3. 本品的片剂应整片吞服，不应嚼碎，并以半杯水送服。

4. 若有漏服，不必补量。

5. 服用本品时，仍应配合饮食疗法和体育锻炼。

二甲双胍

Metformin

【适应证】 用于单纯饮食控制不满意的 2 型糖尿病患者（尤其是肥胖和伴高胰岛素血症者），也可与磺酰脲类合用，用于对某些磺酰脲类疗效差的患者，亦可用于胰岛素治疗的患者，以减少胰岛素用量。

【用法用量】 口服，开始每次 0.25g，每天 2～3 次，之后根据病情调整剂量，每天常用量 1～1.5g，极量 2g；缓释片口服，初始剂量为每次 0.5g，每天 1 次，晚饭时与食物同服，之后可根据病情以 1 周 0.5g 的方式逐渐加量，每天极量 2.0g，如每次 2.0g，每天 1 次仍不能很好地控制血糖，可考虑采用每次 1.0g，每天 2 次给药。

【操作要点】

1. 本品的蓄积可引起罕见但严重的乳酸性酸中毒，致死率高（约 50%），其风险的增加与肾功能及患者年龄有关，故必须定期监测患者肾功能，同时采用最低有效剂量给药。

2. 治疗过程中（尤其是治疗初期）应密切观察，防止出现低血糖、昏迷等。

【不良反应】 常见恶心、呕吐、腹泻、口中金属味，偶有乏力、疲倦、体重减轻、头晕、皮疹等；乳酸性酸中毒虽然发生率很低，但应予注意，其主要临床表现为呕吐、腹痛、过度换气、神志障碍等；本品还可减少肠道对维生素 B_{12} 的吸收，使血红蛋白减少，产生巨幼红细胞性贫血。

【应急措施】

1. 低血糖　参见"格列美脲"。

2. 乳酸性酸中毒　立即停药并予以支持治疗，透析可有效清除本品。

【用药宣教】

1. 乙醇与本品同服，易致乳酸性酸中毒，故用药期间避免饮酒或含乙醇饮料。

2. 餐中或餐后服用本品，以减轻胃肠道反应。

3. 本品缓释制剂应整片吞服，不得嚼碎或掰开服用。

4. 本品应避免与碱性溶液或饮料同服。

5. 患者从使用其他药物改为本品时，通常不必过渡期，但如果原来使用的药物半衰期较长，则需在初始用药的 1~2 周内严密监测，谨防低血糖的发生。

6. 患者用药过程中如呕吐、腹泻明显，或出现皮疹等应立即停药并告知医师。

7. 患者如需要静脉注射碘化造影剂时应暂停用药。

8. 告知患者本品不可单用于 1 型糖尿病的治疗。

9. 告知患者用药期间应定期监测肝功能、肾功能、空腹血糖、尿糖、尿酮体，对存在维生素 B_{12} 摄入或吸收不足倾向者应每年监测血常规，每 2~3 年监测 1 次血清维生素 B_{12} 水平。

10. 国内资料建议妊娠期妇女禁用本品。

11. 本品可经乳汁分泌，故哺乳期妇女应权衡利弊，谨慎用药。

12. 老年患者肾功能减退，更易出现乳酸性酸中毒，故 65 岁以上患者应慎用，80 岁以上者只有 Ccr 正常时方可用药。

阿卡波糖

Acarbose

【适应证】用于 1 型糖尿病（与胰岛素合用，减少胰岛素用量，降低全天血糖波动）及经饮食控制、体育锻炼疗效不满意的 2 型糖尿病，还可降低糖耐量减低者的餐后血糖。

【用法用量】口服，剂量需个体化，起始剂量每次 50mg，每天 3 次，之后逐渐加量至每次 0.1g，每天 3 次，个别情况可加量至每次 0.2g，每天 3 次。

【操作要点】

1. 本品应由小剂量开始，酌情逐渐加量以减少不良反应。

2. 如患者坚持严格的糖尿病饮食仍有不适时，就不能再增加剂量，有时还需适当减少剂量。

【不良反应】常见胃胀、腹胀、腹泻等，少见乏力、头晕、头痛、低血糖及皮肤过敏反应，极个别患者有氨基转移酶升高的报道。

【应急措施】出现低血糖时应给予葡萄糖纠正，进食或口服糖水效果较差。

【用药宣教】

1. 告知患者，本品应于用餐前整片吞服或与前几口食物一起咀嚼服用，如服药时间与进餐时间间隔过长，则药效较差，甚至无效。

2. 告知患者如服药过量，在之后的 4~6 小时内不应进食碳水化合物，以免导致严重的胃肠胀气及腹泻。

3. 用药过程中如出现较严重的腹胀，应先减量服药并联系医师。

4. 用药期间应定期检查肝功能（前 6~12 个月注意氨基转移酶的变化）。

瑞格列奈

Repaglinide

【适应证】用于饮食控制、降低体重与运动锻炼均不能有效控制高血糖的 2 型糖尿病。

【用法用量】

1. 单药治疗　口服，每天 3 次分别于三餐前给药，推荐起始剂量为每次 0.5mg，之后如需要可每周或每 2 周调整剂量，接受其他口服降血糖药治疗者改用本品治疗的起始剂量为 1mg，每次极量为 4mg，最大日剂量为 16mg。

2. 联合用药　口服，与二甲双胍合用，此时二甲双胍剂量与单独服用时相同，本品伴随服用，起始剂量为每次 0.5mg，两药同样需根据血糖调整剂量。

【操作要点】根据血糖水平，调整用量。

【不良反应】可引起低血糖、视觉异常、胃肠道反应、过敏反应等。

【应急措施】本品导致的低血糖可用碳水化合物纠正，严重时可输注葡萄糖。

【用药宣教】

1. 乙醇可加重本品所致的低血糖症状，或延长低血糖持续时间，故用药期间不宜饮酒或含乙醇的饮料。

2. 本品应于三餐前 30 分钟内服药，剂量因人而异。

3. 妊娠期及哺乳期妇女用药的安全性尚不明确，故应权衡利弊，谨慎用药。

4.75 岁以上的老年患者不推荐使用本品。

5. 告知患者应注意在驾驶、操作机械及高空作业前确认无低血糖情况的发生，同时在驾驶、操作机械及高空作业过程中应谨慎。

西格列汀

Sitagliptin

【适应证】用于改善 2 型糖尿病患者的血糖控制。

【用法用量】

1. 口服　本品单药或与二甲双胍联合治疗的推荐剂量为 100mg，每天 1 次，可与或不与食物同服。

2. 肾功能不全

（1）轻度肾功能不全者（Ccr≥50ml/min）　　不必调整剂量。

（2）中度肾功能不全者（30≤Ccr＜50ml/min）　　剂量调整为每次 50mg，每天 1 次；

（3）重度肾功能不全者（Ccr＜30ml/min）　　剂量调整为每次 25mg，每天 1 次。

3. 透析患者　用法用量参见"重度肾功能不全"，服用本品不需考虑透析的时间。

【操作要点】由于需要根据患者肾功能调整剂量，故开始使用本品治疗之前建议对患者肾功能进行评估，之后也应进行定期评估。

【不良反应】可见低血糖、鼻咽炎、上呼吸道感染、头痛、恶心、腹痛及腹泻等，罕见胰腺炎、过敏反应、血管神经性水肿及剥脱性皮炎等。

【应急措施】一旦发生严重不良反应，应立即停药，通知医生及时救治。

【用药宣教】

1. 患者如出现持续、严重的腹痛（疑似胰腺炎），应停用本品和其他潜在的可疑药物。

2. 告知患者用药期间应定期监测肾功能。

四、糖尿病并发症用药

胰激肽原酶

Pancreatic Kininogenase

【适应证】主要用于微循环障碍性疾病，如糖尿病引起的肾病、周围神经病、视网膜病、眼底病及缺血性脑血管病。

【用法用量】

1. 口服　每次 120~240IU，每天 3 次，空腹服用。

2. 肌内注射　每天 10~40IU，每天 1 次或隔日 1 次，临用前加 1.5ml 规定溶媒溶解。

【不良反应】偶有面部潮红、头晕、乏力、皮疹、皮肤瘙痒及胃部不适和倦怠等感觉，停药后消失。

【应急措施】一旦发生严重不良反应，应立即停药，通知医生及时救治。

【用药宣教】本品片剂为肠溶衣片，故应整片吞服以防止药物在胃中被破坏。

依帕司他

Epalrestat

【适应证】用于糖尿病性神经病变。

【用法用量】口服，每次 50mg，每天 3 次，于餐前服用。

【操作要点】

1. 本品对伴有不可逆的器质性变化的糖尿病性末梢神经障碍者疗效不确定。

2. 用药期间应密切观察患者临床症状，包括上下肢疼痛、感觉异常、过敏反应、便秘或腹泻、吞咽困难及直立性低血压等。

【不良反应】偶见腹泻、恶心、呕吐、腹痛、食欲不振、红斑、水疱、皮疹、瘙痒、肝功能异常及肌酐升高等，罕见眩晕、乏力、嗜睡、肿痛、麻木及脱毛等。

【应急措施】一旦发生严重不良反应，应立即停药，通知医生及时救治。

【用药宣教】

1. 告知患者，服药后尿液可能出现褐红色，此为正常现象，但可能影响胆红素及酮体尿定性等试验。

2. 连续服用本品 12 周无效者应联系医师，考虑改换其他治疗方法。

3. 妊娠期及哺乳期妇女用药的安全性及有效性尚不明确，应权衡利弊，谨慎用药。

4. 用药期间，糖尿病神经病变者应定期（每 2 个月 1 次）进行神经评估，糖尿病视网膜病变者应定期进行眼科检查，长期用药者应进行肝功能检查。

硫辛酸

Thioctic Acid

【适应证】用于糖尿病周围神经病变引起的感觉异常。

【用法用量】

1. 肌内注射　每个注射部位的本品极量为 50ml，如需大剂量给药，可分数个不同部位给药。

2. 静脉滴注　0.25～0.5g 本品加入 100～250ml 0.9% 氯化钠注射液中缓慢滴注，滴注时间约为 30 分钟，病情较重者可每天 0.3～0.6g，2～4 周为一疗程。

【操作要点】

1. 本品不能与葡萄糖注射液、林格注射液及所有可能与硫基或二硫键起反应的溶液配伍使用。

2. 由于活性成分对光敏感，应在使用前将安瓿从盒内取出，配好的溶液应用铝箔纸包裹避光，6 小时内可保持稳定，静脉滴注时也应用铝箔包裹容器。

3. 本品静脉滴注速度应慢，注射过快（50mg/min 以上）可出现不良反应。

4. 本品需长期给药，严重患者初始治疗建议采用静脉给药。

5. 对自发性胃肠道神经病变者，初始治疗应采用胃肠道外给药，以确保吸收、维持稳定的血药浓度，如胃肠道外给药 2 周后病情未见改善，应在治疗方案中加入维生素 B_1，每天 0.1 ~ 0.3g 口服，持续 2 周。

【不良反应】罕见抽搐、复视、紫癜以及由于血小板功能异常引起的出血倾向，静脉滴注过快偶可出现头胀和呼吸困难，但可自行缓解。

【应急措施】一旦发生严重不良反应，应立即停药，通知医生及时救治。

【用药宣教】

1. 患者用药期间如出现皮肤过敏，应立即停药并联系医师。

2. 妊娠期及哺乳期妇女用药的安全性及有效性尚不明确，应慎用。

3. 本品注射液中含有苯甲醇，新生儿（尤其是早产儿）禁用。

第六节　抗痛风药

别嘌醇
Allopurinol

【适应证】用于反复发作或慢性痛风、痛风石、尿酸性肾结石和（或）尿酸性肾病，也用于原发性、继发性高尿酸血症，尿酸生成过多引起的高尿酸血症及伴肾功能不全的高尿酸血症。

【用法用量】口服，初始剂量每次 50mg，每天 1 ~ 2 次，每周可递增 50 ~ 100mg，直至每天 0.2 ~ 0.3g，分 2 ~ 3 次服，每 2 周测尿酸水平，如已正常则不再增量，反之可继续增加剂量，每天极量为 0.6g。

【操作要点】治疗最初，痛风的急性发作可能更频繁，因此应同服预防量的秋水仙碱，如本品用药期间出现痛风急性发作，应及时给予足量的秋水仙碱。

【不良反应】可见皮疹、胃肠道反应、血常规异常、脱发、发热、淋巴结肿大、肝毒性、间质性肾炎及过敏性血管炎等。

【应急措施】用药期间出现血液系统不良反应或持久不能消退的皮疹时应立即停药。

【用药宣教】

1. 乙醇会降低药效，故用药期间不宜饮酒及含乙醇的饮料。

2. 患者用药期间不宜过度限制蛋白质的摄入，以免不良反应增加。

3. 告知患者，服药期间应多饮水，并使尿液呈中性或碱性以利尿酸排泄。

4. 告知患者，本品不能控制痛风性关节炎的急性炎症症状，不能作为抗炎药使用，必须在急性炎症症状消失后（一般在发作后2周左右）方可开始用药。

5. 本品必须由小剂量开始，逐渐递增至有效量以维持正常血尿酸和尿尿酸水平，之后逐渐减量，用最小有效量维持较长时间，故患者必须遵医嘱服药。

6. 用药前及用药期间要定期检查血常规、肝功能、肾功能、血尿酸及24小时尿尿酸水平。

7. 妊娠期妇女禁用。

8. 本品可经乳汁分泌，故哺乳期妇女应权衡利弊，谨慎用药。

9. 本品可致眩晕，故用药期间不宜驾驶、操作机械或高空作业。

秋水仙碱
Colchicine

【适应证】预防及治疗痛风性关节炎的急性发作。

【用法用量】

1. 急性发作　口服，常用量为每1~2小时服用0.5~1mg，直至关节症状缓解或出现腹泻或呕吐，一般约需 3~5mg，24 小时内不宜超过 6mg，症状缓解后可停服 72 小时，之后每天剂量 0.5~1.5mg，分次服用，共 8 天。

2. 预防急性发作　口服，每天 0.5~1mg，分次服用，疗程酌定，如出现不良反应应随时停药。

3. 肾功能不全　口服，每次 0.5~0.6mg，每天 1~2 次。

【不良反应】

1. 早期常见腹痛、腹泻、呕吐及食欲不振等，严重者可造成脱水及电解质紊乱；其他可见血小板减少、中性粒细胞下降、再生障碍性贫血、脱发、皮疹、发热及肝损害等；老年人多见少尿、血尿、抽搐、意识障碍；长期服用者可出现严重的出血性胃肠炎、吸收不良综合征、肌神经病变等。

2. 药物过量时，可出现口腔、咽喉及胃部烧灼感、腹泻或血性腹泻、发热、皮疹、电解质紊乱、代谢性酸中毒、脱水、休克、抽出、癫痫、上行性麻痹、广泛血管损伤及肝、肾功能衰竭等。

【应急措施】

1. 出现胃肠道症状时，可适当给予对症治疗，补充体液，纠正电解质紊乱。

2. 药物过量时，及时洗胃、导泻。严重痉挛性腹痛用阿托品或吗啡止痛；呼吸衰竭给予辅助呼吸；肾功能衰竭进行血液透析或腹膜透析，注意水、电解质平衡。

【用药宣教】

1. 告知患者，本品不良反应较重，故不宜作为长期预防痛风性关节炎发作的药物。

2. 用药期间出现呕吐、腹泻等不良反应，应减量服药，严重者应立即停药。

3. 男女患者必须在停药数月后，女性方可妊娠。

4. 本品可抑制细胞正常分裂，存在胎儿致畸作用，故妊娠期妇女禁用。

5. 本品是否经乳汁分泌尚不明确，故哺乳期妇女禁用。

6. 老年人易引发不良反应，故推荐减量服药，且用药期间应密切监测。

7. 用药期间应定期监测血常规及肝、肾功能。

8. 对检验值有影响，可干扰 17 - 羟皮质酮含量的测定，可使尿血红蛋白试验呈假阳性。

苯溴马隆

Benzbromarone

【适应证】用于原发性高尿酸血症，痛风性关节炎间歇期及痛风结节肿等的治疗。

【用法用量】口服，每天 1 次，每次 50mg，早餐后服药。

【操作要点】治疗 1 周后检查血尿酸浓度，之后可根据病情逐渐增加剂量，可选择早餐后与碳酸氢钠 3g 同服，以碱化尿液，利于尿酸结晶溶解。

【不良反应】本品不良反应较轻，可见恶心、腹泻、腹部不适、肾结石、肾绞痛、氨基转移酶及碱性磷酸酶升高、皮肤过敏、引起或诱发尿酸性肾病等，罕见急性痛风发作、发热。

【应急措施】服药期间如果痛风发作，建议将所用药量减半，必要时可服秋水仙碱或非甾体抗炎药以减轻疼痛。

【用药宣教】

1. 用药期间不宜饮酒或含乙醇的饮料，以免加重不良反应。

2. 告知患者，本品不用于急性痛风发作，必须在痛风性关节炎的急性症状得到控制后方可使用本品。

3. 告知患者，用药期间应大量饮水（治疗初期，每天饮水量不得少于 1.5 ~2L）、碱化尿液（酌情给予碳酸氢钠），以维持尿液 pH 呈中性或微碱性。

4. 本品对血肌酐高于 130μmol/L 的肾功能下降者仍有效，但尿量必须保持于每天 2000ml 以上。

5. 计划怀孕、妊娠期及哺乳期妇女禁用。

6. 用药期间定期监测肾功能及血液、尿液中的尿酸变化；长期用药应定期监测肝功能。

第七节　钙调节药

骨化三醇
Calcitriol

【适应证】用于甲状旁腺功能低下症及血液透析患者的肾性骨营养不良、绝经后及老年性骨质疏松、维生素 D 依赖型佝偻病及低血磷性抗维生素 D 型佝偻病等。青年人使用本品仅限于特发性骨质疏松及糖皮质激素过多引起的骨质疏松。

【用法用量】

1. 常规剂量　每天 0.3 ~ 0.5μg，分 2 次口服。

2. 绝经后及老年骨质疏松　每次 0.25μg，每天 2 次。

3. 肾性骨营养不良（包括透析者）　初始剂量每天 0.25μg，血钙正常或略低者，隔日 0.25μg，如 2 ~ 4 周后病情仍无明显改善，则每隔 2 ~ 4 周，每天 0.5μg，多数患者最佳给药剂量为每天 0.5 ~ 1μg。

4. 甲状旁腺功能低下、佝偻病　每天 0.25μg，晨服，如症状无改善，则每隔 2 ~ 4 周应加量，甲状旁腺功能低下者，如吸收不佳，应给予较大剂量。

【操作要点】根据患者血钙水平给予每天最佳剂量，患者每天摄入钙量平均为 0.8g（从食物及药物中摄入），不超过 1g。

【不良反应】本品不良反应发生率低，小剂量单独给药尚未观察到不良反应，用药过量可引起高钙血症，晚期可出现畏光、高热、烦渴、多尿、体质量减轻、胰腺炎、高血压及心律失常等，罕见严重精神失常。

【应急措施】

1. 一旦发生高钙血症，应立即停药，通知医生及时救治，待血钙恢复正常后，按末次剂量减半给药。

2. 急性药物过量，应立即停药，洗胃或催吐，口服液体石蜡促进药物排泄，密切监测血钙浓度，如高于正常值，可使用磷酸盐及皮质激素治疗，同时做适当利尿处理。

【用药宣教】

1. 肾功能正常者用药期间应适量饮水，以免发生脱水。

2. 妊娠期及哺乳期妇女用药的安全性尚不明确，应权衡利弊，谨慎用药。

3. 用药过程中应监测血钙、血磷、尿素氮、肌酐，同时监测尿钙、尿肌酐，用药初期应每周监测血钙及 24 小时尿钙。

阿法骨化醇
Alfacalcidol

【适应证】参见"骨化三醇"。

【用法用量】为了防止高血钙的发生，应根据生化指标调节给药剂量，剂量可按每天 $0.25 \sim 0.5\mu g$ 增量逐步增加，大多数成人剂量可达每天 $1 \sim 3\mu g$。

【操作要点】【应急措施】【用药宣教】参见"骨化三醇"。

【不良反应】小剂量单药治疗一般无不良反应，长期、大量服药可出现高钙血症、骨质疏松、胃肠道反应、肝功能异常、精神和神经系统症状等。

鲑鱼降钙素
Salmon Calcitonin

【适应证】用于骨质疏松症，Paget 氏骨病（变形性骨炎），由恶性肿瘤骨转移所致的大量骨溶解、甲状旁腺功能亢进、缺乏活动或维生素 D 中毒引起的高钙血症和高钙血症危象，由创伤后痛性骨质疏松症、神经反射不良症、肩 – 臂综合征、灼性神经痛及药源性神经营养不良症候群引发的神经营养不良性症候群。

【用法用量】

1. 骨质疏松症　皮下或肌内注射，推荐剂量每天 50IU 或隔日 100IU。

2. Paget 氏骨病　皮下或肌内注射，每天 100IU，必要时可增至 200IU，症状改善后可改为每天 50IU，治疗时间应至少持续 3 个月或更长时间。

3. 高钙血症

（1）危象的紧急处理　静脉滴注，每天 5～10IU/kg，溶于 500ml0.9%氯化钠注射液中，静脉滴注 6 小时以上，或将每天剂量分 2～4 次缓慢静脉注射。

（2）慢性高钙血症状态的长期给药　每天 5～10IU/kg，分 1～2 次，皮下或肌内注射给药，如注射剂量超过 2ml，应于不同部位肌内注射。

4. 神经营养不良性症候群　每天 100IU，皮下或肌内注射，持续 2～4 周，之后每周 3 次，每次 100IU，根据患者具体情况，维持 6 周以上。

【操作要点】

1. 治疗使血清碱性磷酸酶和尿羟脯氨酸排泌显著下降，通常可降至正常值，而且疼痛可部分或完全缓解。然而，偶有降低后再升高现象。此时，医师应根据临床表现，决定是否应继续治疗。

2. 停药后，异常的骨代谢在一到几个月后可能复发，需要重新使用本品治疗。

3. 尽管长期使用本品治疗的某些患者可能出现抗体，但通常并不影响药物的临床疗效，治疗中断后，降钙素的治疗反应又可恢复。

4. 本品为一种多肽，故可能发生系统性过敏反应，一般情况下本品治疗前不需要做皮试，但怀疑对本品素过敏者应考虑在治疗前进行皮试。

5. 本品安瓿一旦开启，应立即使用，剩余药液应弃去，不得再用。

6. 皮试液的配制，用结核菌素注射器，抽取 0.2ml 本品（50IU/ml），用 5% 葡萄糖注射液或 0.9% 氯化钠注射液稀释至 1.0ml，充分混匀后，在前臂内侧给予 0.1ml 皮内注射，注射后观察 15 分钟，出现中度红斑或水疱则视为阳性反应，不适合本品治疗。

【不良反应】常见头晕、头痛、味觉障碍、乏力、恶心、腹痛、腹泻、面部潮红及关节痛等；偶见高血压、水肿及视觉障碍等，罕见皮肤过敏、瘙痒及注射部位反应。

【应急措施】一旦发生严重不良反应，应立即停药，通知医生及时救治。

【用药宣教】

1. 告知患者，本品可能导致疲劳、头晕及视觉障碍，此种情况下不得驾驶、操作机械或高空作业。

2. 妊娠期及哺乳期妇女用药的安全性尚不明确，故应权衡利弊，谨慎用药。

第十一章　免疫系统用药

在正常生理状况下，机体的免疫系统将许多致病微生物、异体细胞和发生某种变化后的自身细胞视作"非己"物质，并通过一系列免疫反应清除这些"非己"物质。当机体免疫功能降低时，机体抵抗力就会下降，导致各种感染性疾病的发生；当机体对突变细胞的识别能力下降时，就会导致肿瘤的发生；当机体对"自身"的识别无能为力之时，就会出现多种自身免疫性疾病，如系统性红斑狼疮、类风湿关节炎、干燥综合征等。免疫调节剂可增强或抑制机体的免疫功能。因此，对感染性疾病（病毒、细菌、真菌、寄生虫）、自身免疫性疾病、肿瘤、器官移植和老年医学都有着很大的应用价值。但是，应当指出的是，免疫系统是一种非常复杂和精密的平衡系统，而使用药物对其调节和控制则是一个更为复杂的过程，临床用药必须准确适度地选用药物。

第一节　免疫增强药

甘露聚糖肽
Mannatide

【适应证】用于治疗免疫机能低下导致的各种疾病。

【用法用量】肌内注射，每次 2~20mg，每周 2~3 次，或每次 10~20mg，隔日 1 次，一个月为一疗程。口服，每次 5~10mg，每天 2~3 次。

【操作要点】本品应在医生严密监护并有抢救措施条件下使用，一旦出现过敏反应有关症状，应立即停药，并给予对症及抗过敏治疗。

【不良反应】少数患者有一过性发热，偶见皮疹。

【应急措施】出现过敏反应通知医生，遵医嘱用药。

【用药宣教】

1. 指导患者过敏性体质者慎用。

2. 与抗肿瘤药合用有协同效应，并可降低后者的毒副作用。

胸腺肽

Thymopeptide

【适应证】

1. 用于胸腺发育不全综合征、运动失调性毛细血管扩张症、慢性皮肤黏膜真菌病等免疫缺陷病。

2. 对胸腺发育不全症患儿可长期应用作替代性治疗。

3. 用于肿瘤患者，可见大部分患者 T 淋巴细胞数增多，也见有临床症状改善。

4. 对全身性红斑狼疮、类风湿关节炎等自身免疫性疾病有一定疗效。

5. 国内猪胸腺素试用于治疗复发性口疮、麻风、重症感染、慢性肾炎等伴有细胞免疫功能低下的患者时，发现对麻风和重症感染的效果最为满意，对病毒性肝炎、恶性肿瘤、某些眼病也有一定疗效。

【用法用量】

1. 肌内注射　每次 2～10mg，每天或隔日 1 次，用于胸腺发育不良症幼儿，每天 1mg/kg，症状改善后，改维持量为每周 1mg/kg，作长期替代治疗。

2. 静脉滴注　每次 20～80mg，每天 1 次或遵医嘱。

【操作要点】

1. 皮肤试验方法

（1）配制方法　用 0.9% 氯化钠注射液稀释至 25μg/ml，取 0.1ml 皮试。

（2）方法和判断　皮内注射 0.1ml，30 分钟后观察结果。局部皮丘扩大或红晕明显，直径大于 1cm 及有伪足者，为阳性。

2. 皮下或肌内注射 可溶于 2ml 灭菌注射用水或 0.9% 氯化钠注射液注射液。

3. 静脉滴注 可溶于 500ml 0.9% 氯化钠注射液注射液或 5% 葡萄糖注射液。

【不良反应】

1. 常见的不良反应为发热。

2. 少数患者有荨麻疹等皮疹,个别患者可出现头昏等。

3. 偶见胸闷、注射部位红肿,一般可自行消失。

4. 本品注射剂可能导致过敏性休克。

【应急措施】一旦出现过敏性休克,立即停止用药,采取平卧位,遵医嘱用药,建立静脉通路,氧气吸入,严密观察病情变化。

【用药宣教】

1. 告知患者尚不清楚本品对胚胎及生育能力是否有害,孕妇用药应权衡利弊。

2. 告知患者尚未证实本品可分泌入乳汁,但哺乳妇女用药应权衡利弊。

重组人白介素 – 2
Recombinant Human Interleukin – 2

【适应证】

1. 用于肾细胞癌、黑色素瘤、乳腺癌、膀胱癌、肝癌、直肠癌、淋巴癌、肺癌等恶性肿瘤的治疗,用于癌性胸腹水的控制,也可以用于淋巴因子激活的杀伤细胞的培养。

2. 用于手术,放疗及化疗后的肿瘤患者的治疗,可增强机体免疫功能。

3. 用于先天或后天免疫缺陷症的治疗,提高患者细胞免疫功能和抗感染能力。

4. 各种自身免疫病的治疗,如类风湿性关节炎,系统性红斑狼疮,干燥综合征等。

5. 对某些病毒性,杆菌性疾病,胞内寄生菌感染性疾病,如乙型肝炎,麻风病,肺结核,白色念珠菌感染等具有一定的治疗作用。

【用法用量】本品可用灭菌注射用水或 0.9% 氯化钠注射液溶解。

1. 皮下注射　60 万 ~ 150 万 IU/m^2，用 2ml 注射用水溶解，每周 3 次，6 周为一疗程。

2. 静脉注射　40 万 ~ 80 万 IU/m^2，溶于 500ml 0.9% 氯化钠注射液，滴注时间不少于 4 小时，每周 3 次，6 周为一疗程。

3. 介入动脉灌注　每次 50 万 ~ 100 万 IU，2 ~ 4 周 1 次，2 ~ 4 次为一疗程。

4. 胸腔注入　用于癌性胸腔积液，100 万 ~ 200 万 IU/m^2，尽量抽去腔内积液后注入，1 ~ 2 次/周，2 ~ 4 周（或积液消失）为一疗程。

5. 肿瘤病灶局部给药：根据瘤灶大小决定剂量，每次用量不少于 10 万 IU，隔日 1 次，4 ~ 6 次为一疗程。

【操作要点】使用本品从小剂量开始，逐渐增大剂量。应严格掌握安全剂量。

【不良反应】

1. 可降低血管阻力和增加毛细血管通透性，引起低血容量、低血压和水钠潴留。

2. 肾功能不全者可致尿过少和氮质血症。

3. 胃肠功能紊乱表现为恶心、呕吐、腹泻、高胆红素血症。

4. 其他反应有皮疹、贫血、发热、寒战、头痛、定向障碍、意识模糊和呼吸困难，甚至出现支气管痉挛、肺水肿和心律失常。

【应急措施】当患者出现定向障碍、意识模糊和呼吸困难、支气管痉挛、肺水肿时立即通知医生，建立静脉通路，吸氧，遵医嘱用药。

【用药宣教】为减轻寒战和发热，可于应用本品前 1 小时肌内注射异丙嗪 25mg 或口服对乙酰氨基酚 0.5g、吲哚美辛 25mg，最多每天可服用 3 次。

静脉注射用免疫球蛋白
Immune Globulin Intravenous

【适应证】

1. 用于原发性免疫球蛋白缺乏症，如 X 连锁低免疫球蛋白血症，常见变异性免疫缺陷病，免疫球蛋白 G 亚型缺陷病等。

2. 用于继发性免疫球蛋白缺陷病，如重症感染、新生儿败血症等。

3. 用于自身免疫性疾病，如原发性血小板减少性紫癜，川崎病。

【用法用量】

1. 原发性免疫球蛋白缺乏或低下症　首次剂量为 400mg/kg；维持剂量 200～400mg/kg，给药间隔时间视患者血清 IgG 水平和病情而定，一般每月 1 次。

2. 原发性血小板减少性紫癜　每天 400mg/kg，连续 5 天，维持剂量每次 400mg/kg，间隔时间视血小板计数和病情而定，一般每周 1 次。

3. 重症感染　每天 200～300mg/kg，连用 2～3 天。

4. 川崎病　发病 10 天内应用，儿童治疗剂量 2.0g/kg，一次滴注。

【操作要点】

1. 用灭菌注射用水将本品溶解至 IgG 含量为 5%。静脉滴注或以 5% 葡萄糖溶液稀释 1～2 倍作静脉滴注，开始滴注速度为 1.0ml/min（约 20 滴/分）持续 15 分钟后若无不良反应，可逐渐加快速度，最快滴注速度不得超过 3.0ml/min（约 60 滴/分）。

2. 治疗的头 1 小时内不良反应多见，故治疗开始时滴速宜慢。

【不良反应】

1. 过敏反应极其罕见，但有时极其严重，典型表现为滴注后数秒至几分钟出现面部潮红、水肿、呼吸急促、胸闷、低血压甚至休克或死亡。

2. 非过敏反应较为常见，如出现于滴注 30 分钟内的轻度腰背痛、肌痛、皮肤潮红、轻度畏寒、头晕、周身不适等。少数人可出现支气管痉挛或哮喘，极少数发生溶血性贫血、高渗性肾损害、无菌性脑膜炎、继发性感染乙、丙型病毒性肝炎等。

【应急措施】　如发生过敏反应，应就地抢救。

【用药宣教】

1. 告诉患者本品滴注过程中会有轻度腰背痛、肌痛、皮肤潮红、轻度畏寒、头晕、周身不适等。

2. 如出现支气管哮喘，应及时报告医护人员。

第二节　　免疫抑制药

羟氯喹

Hydroxychloroquine

【适应证】　本品用于对潜在严重副作用小的药物应答不满意的以下疾病的治疗，如类风湿关节炎、青少年慢性关节炎、盘状红斑狼疮和系统性红斑狼疮，以及由阳光引发或加剧的皮肤病变。

【用法用量】　口服，成人（包括老年人）每天 0.4g，分 1~2 次服用。当疗效不再进一步改善时，剂量可减至 0.2g 维持。维持时，若治疗反应有所减弱，维持剂量应增加至每天 0.4g。应使用最小有效剂量维持，不应超过每天 6.5mg/kg（自理想体重而非实际体重算得）或每天 0.4g，甚至更小量。

【操作要点】

1. 服用本品期间应进行初次以及定期（每 3~6 个月 1 次）眼科检查（包括视觉灵敏度、裂隙灯检查、检眼镜以及视野检查），以下情况者，检查频次应增加：每天剂量超过 6.5mg/kg 理想体重、肾功能不全、累积用药量超过 200g、老年人以及视觉灵敏度受损。

2. 服药期间应定期进行膝和踝关节的反射及肌力检查。长期用药时，应定期监测血细胞计数。

3. 如果风湿性疾病治疗 6 个月没有改善，应终止治疗。

【不良反应】

1. 神经系统　长期用药可出现易怒、神经质、神经过敏、梦魇、精神障碍、头痛、头昏、眩晕、耳鸣、眼球震颤、神经性耳聋、惊厥、共济失调等。

2. 肌肉骨骼　长期用药导致眼外肌麻痹、骨骼肌软弱、深肌腱反射消失或减退等。

3. 眼　长期大剂量用药导致睫状体调节障碍伴视觉模糊。角膜出现一过性水肿、点状至线状浑浊及角膜敏感度减小等。治疗3周后开始出现角膜色素沉着。视网膜出现黄斑水肿、萎缩、异常色素沉着、中心凹反射消失、出现"牛眼"外观、视神经盘苍白和萎缩、视网膜周围细颗粒状色素紊乱、晚期出现凸出型脉络膜、视野缺损等。

4. 皮肤　白发、脱发、瘙痒、皮肤及黏膜色素沉着、皮疹等。

5. 血液系统　再生障碍性贫血、粒细胞缺乏、白细胞减少、血小板减少。

6. 消化系统　食欲不振、恶心、呕吐、腹泻及腹部痛性痉挛。

7. 其他　体重减轻、倦怠、卟啉症恶化或加速以及非光敏性银屑病等。

8. 药物过量　头痛、困倦、视力障碍、心力衰竭、惊厥、甚至突发早期呼吸和心脏骤停。

【应急措施】

1. 患者一旦发生严重不良反应，应立即停药，通知医生及时救治。

2. 药物过量

（1）主要为对症治疗，应通过催吐或洗胃尽快排空胃内容物。在服药后30分钟内，洗胃后通过胃管导入至少5倍服药量的活性炭粉末可抑制药物的进一步吸收。

（2）如患者发生抽搐，应在洗胃前给予控制。如抽搐是因大脑刺激所致，可谨慎使用超短效巴比妥类药物。如果因缺氧所致，则需给予氧疗、人工通气。如发生低血压性休克应使用收缩血管药物。鉴于呼吸支持的重要性，患者在洗胃后如病情需要，应进行气管插管或气管切开。血液置换可用于减少血中 4 - 氨基喹啉的浓度。

（3）急性期存活的患者即使没有症状也应严密观察至少 6小时。

（4）过量服用或对药物敏感的患者应补充液体和给予氯化铵口服，每天 8g，分次服用，每周 3~4 次，在停止本品治疗后应继续使用数月。

【用药宣教】

1. 本品宜与食物或牛奶同服。

2. 一旦出现眼科症状，应及时停药。

来氟米特

Leflunomide

【适应证】用于改善成人类风湿关节炎的症状，还可治疗狼疮性肾炎。

【用法用量】

1. 成人类风湿关节炎　口服，建议开始治疗的最初 3 天给予负荷剂量，每次 50mg，每天 1 次。之后根据病情给予维持剂量，每次 10~20mg，每天 1 次。

2. 狼疮性肾炎　口服，根据病情选择适当剂量，推荐剂量每天 1 次，每次 20~40mg，病情缓解后适当减量。可与糖皮质激素联用，或遵医嘱。

【操作要点】

1. 患者用药期间应定期监测 ALT，ALT 升高在正常值的 2~3 倍，剂量减半，继续观察，若 ALT 继续升高或仍然维持在此数值，中断治疗。如 ALT 升高超过正常值的 3 倍，停药观察直至患者 ALT 值恢复正常。

2. 患者用药期间应定期监测白细胞，数值为 $(2.0~3.0)\times10^9$/L，剂量减半并继续观察，如未有好转则中断治疗。白细胞低于 2.0×10^9/L 应停止治疗。

【不良反应】

1. 治疗类风湿关节炎　主要有腹泻、瘙痒、脱发、皮疹及可逆性肝脏酶（ALT 和 AST）升高等，还可见高血压、胃肠炎、呕吐、头晕、头痛及呼吸道感染等。

2. 治疗狼疮性肾炎　常见脱发、血压升高、带状疱疹、腹泻、皮疹、月经不调、心悸及腹痛等。少见恶心、呕吐、上呼吸道感染、发热及胃灼烧感等。

【应急措施】

1. 患者一旦发生严重不良反应，应立即停药，通知医生及时救治。

2. 剂量过大或出现毒性反应时，可给予考来烯胺（口服，每次 8g，每天 3 次）或活性炭（胃管或口服给予活性炭混悬液，每 6 小时 50g）加以消除。

【用药宣教】

1. 用药前及用药期间 3 个月内，应每 2～4 周检查 1 次肝功能，同时定期复查血常规。

2. 用药期间准备生育的男性应考虑停药，同时服用考来烯胺。

3. 饭后立即用水送服，以减少其对胃肠道的刺激。

4. 由于本品半衰期较长，建议间隔 24 小时给药。

5. 用药期间尽量避免接种活疫苗。

甲氨蝶呤

Methotrexate

【适应证】用于类风湿关节炎、银屑病关节炎、系统性红斑狼疮等自身免疫疾病。

【用法用量】

1. 口服　初始量每次 7.5mg，一周 1 次，可酌情增量至 20mg，一周 1 次，分 2 次服。

2. 肌内注射　每次 10mg，一周 1 次。

3. 静脉注射　每次 10～15mg，一周 1 次。

【操作要点】

1. 本品与阿糖胞苷、氟尿嘧啶、泼尼松龙存在配伍禁忌。

2. 用药期间密切监测患者骨髓、肝、肾、肺毒性。腹腔、胸腔积液及肾功能不全患者清除率低，故用药期间应密切监测，调整用量。

3. 服药期间定期监测血常规、尿常规、肝肾功能及血细胞比容，必要时应进行肝活检、胸部 X 线、肺功能试验及骨髓穿刺等检查。

【不良反应】

1. 胃肠道　常见食欲减退，可导致恶心、呕吐、腹痛、腹泻、消化道出血、口腔溃疡及口腔炎等，偶见假膜性肠炎或出血性肠炎。

2. 肝脏　黄疸、ALT 及碱性磷酸酶等升高，长期用药可导致肝坏死。

3. 呼吸系统　长期用药可引起咳嗽、气短、肺炎或肺纤维化。

4. 其他　女性闭经、男性精子减少甚至缺乏、白细胞及血小板减少、皮肤潮红、皮疹、瘙痒、脱发、头痛、迟钝、惊厥、视觉障碍及加重脂溢性睑缘炎等。

5. 大剂量给药　高尿酸性肾病、骨髓抑制及贫血等。

6. 药物过量　抑郁、畏食、血性腹泻、白细胞减少及昏迷等。

【应急措施】用药前准备好解救药物亚叶酸盐，并充分补液及碱化尿液。亚叶酸盐的剂量应大于等于本品的相对剂量并尽快给药。在 12 小时内静脉滴注亚叶酸盐（最大剂量为 75mg），之后每 6 小时肌内注射 12mg，给药 4 次。当常规给予本品出现不良反应时，可每 6 小时肌内注射亚叶酸盐 6~12mg，给药 4 次。

【用药宣教】

1. 告知患者用药期间不宜饮酒或含乙醇的饮料，会使严重不良反应增加。

2. 告知患者在治疗期间及停药后一段时间内，不宜食用酸性食物。

3. 本品治疗各种关节炎的起效期为 6~8 周，评价本品疗效必须在 8 周后。

4. 建议大剂量应用本品的患者住院治疗并进行血药浓度监测。

5. 告知所有接受本品治疗者，在治疗结束后的 8~12 周内绝对禁止受孕。

6. 本品长期用药可导致肝中毒，故长期用药患者应定期进行肝活检。

7. 本品可致胎儿先天畸形，故妊娠期妇女禁用，育龄妇女应权衡利弊。

8. 本品可经乳汁分泌，哺乳期妇女应权衡利弊，选择停药或停止哺乳。

环磷酰胺
Cyclophosphamide

【适应证】用于全身性红斑狼疮、严重类风湿关节炎、多发性肉芽肿、溃疡性结肠炎、特发性血小板减少性紫癜等自身免疫性疾病。

【用法用量】

1. 口服　每次 2~3mg/kg，每天 1 次，连用 4~6 周。

2. 静脉注射　每次 0.1~0.2g，每天 1 次或隔日 1 次，连用 4~6 周。

【操作要点】本品注射剂稀释后性质不稳定，故应现配现用并于 2~3 小时内使用完毕，静脉给药时应注意勿将药液漏出血管外。

【不良反应】

1. 可见食欲减退、恶心、呕吐（一般停药 1~3 天即可消失）、中至重度免疫抑制、脱发、皮肤色素沉着、药物性皮炎及视物模糊等，罕见肝脏损害、肺纤维化、肺炎等，长期用药可致继发性肿瘤。

2. 骨髓抑制的严重程度与给药剂量相关，血小板减少较其他同类药物少见。

3. 大剂量给药可引起出血性心肌坏死、血性膀胱炎、肾盂积水及肾出血等，大剂量给药同时给予大量液体可出现水中毒。

【应急措施】

1. 患者一旦发生严重不良反应，应立即停药，通知医生及时救治。

2. 为预防肾毒性，必要时应给予患者静脉补液或尿路保护剂。为预防水中毒可同时给予呋塞米。

3. 一旦患者出现骨髓抑制或肝、肾功能损害，应减少药量至1/3～1/2。

4. 出现明显的白细胞或血小板减少时应立即停药直至其恢复至正常水平。

【用药宣教】

1. 告知患者本品片剂一般应空腹服用，如存在胃部不适，可分次服用或与食物同服。

2. 为预防肾毒性，应鼓励患者多饮水。

3. 本品可造成胎儿死亡或先天畸形，故妊娠期妇女（尤其在妊娠早期）禁用。

4. 本品可经乳汁分泌，故哺乳期妇女应权衡利弊，选择停药或停止哺乳。

5. 儿童及老年人应用本品的安全性及有效性尚不明确，故建议遵医嘱用药。

6. 告知患者用药期间应定期检查血常规、尿常规及肝肾功能等。

硫唑嘌呤
Azathioprine

【适应证】本品在单用皮质激素不能控制病证时，与皮质激素合用于类风湿关节炎、系统性红斑狼疮等自身免疫性疾病的治疗。

【用法用量】

1. 抗风湿　口服每天2～2.5mg/kg。

2. 类风湿关节炎　初始剂量每天1～3mg/kg，维持剂量每天0.5～3mg/kg。

3. 系统性红斑狼疮　先应用糖皮质激素控制病情，之后加用本品每天 50～100mg，效果更佳。

4. 肾功能不全者及老年人　建议使用推荐剂量值的下限。

【操作要点】与别嘌醇、巯嘌呤合用时，因本品代谢受抑制，故用量要大大减少，一般需要减少 3/4。

【不良反应】

1. 消化系统　常见恶心、呕吐。偶发胰腺炎、中毒性肝炎。

2. 血液系统　大剂量及用药时间过长时，可出现严重骨髓抑制，导致粒细胞减少，甚至是再生障碍性贫血，一般于 6～10 天后出现。

3. 泌尿生殖系统　对精子及卵子有一定程度的损伤，可致畸胎、致突变。

4. 其他　增加细菌、病毒及真菌感染的易感性。脱发、黏膜溃疡、腹膜出血、视网膜出血、肺水肿以及口腔炎等。偶见肌肉萎缩。此外，长期用药尚可诱发癌瘤。

【应急措施】

1. 患者一旦发生感染，应给予抗菌药物治疗。

2. 如服药过量，可透析清除本品。

【用药宣教】

1. 用药期间尽量避免接种活疫苗，以免疫苗感染风险增加。

2. 本品能透过胎盘，可致胎儿畸形，故妊娠期妇女应权衡利弊，谨慎用药。

3. 少量本品及其代谢物可经乳汁分泌，故哺乳期妇女应权衡利弊，谨慎用药。

4. 服用本品期间应密切检查血常规。

吗替麦考酚酯

Mycophenolate Mofetil

【适应证】可用于不能耐受其他免疫抑制剂或其他免疫抑制剂疗效不佳的类风湿关节炎、全身性红斑狼疮等自身免疫疾病。

【用法用量】

1. 口服　每天 1.5～2.0g。维持量 0.25～0.5g，每天 2 次，空腹服用。

2. 静脉滴注　本品首次剂量应在肾移植后 24 小时内使用，持续 14 天。推荐剂量为 1g，每天 2 次。

【操作要点】

1. 静脉滴注使用本品，必须使用 5% 的葡萄糖注射液配制，建议浓度为 6mg/ml，本品溶液应在配制后立即或 4 小时内使用。本品注射液不得通过静脉快速注射或推注给药。

2. 用药期间应注意定期检查患者的全血细胞计数，第 1 个月每周 1 次，第 2、3 个月每月 2 次，之后每月 1 次至一年。

3. 患者用药期间如出现任何感染、意外青肿、出血等骨髓抑制症状或轻偏瘫、情感淡漠、意识混乱、认知障碍及共济失调等症状时应立即汇报临床医师。

4. 用药期间应避免接种减毒活疫苗，接种其他疫苗也可能效果欠佳，详细内容应咨询临床医师。

【不良反应】

1. 常见血液系统反应（贫血和白细胞减少），贫血常发于用药 30 天内，可能严重，但 1 周后常可好转。白细胞减少常发生于 30~180 天之间，但粒细胞减少并不多见。

2. 胃肠道反应有腹痛、腹泻、肠炎和呕吐。

3. 可能发生机会感染、全身感染和尿路感染。

【应急措施】一旦发生感染，应给予抗菌治疗。

【用药宣教】

1. 由于服用本品的患者发生皮肤癌的风险增加，故应穿着防护衣或涂抹高防护因子的防晒霜来减少暴露于阳光和紫外线下的风险。

2. 进食可降低本品血药浓度，故应空腹服药。

3. 育龄妇女在用药期间及停药 6 周之内，需采取必要的避孕措施。

4. 妊娠期妇女用药会增加早期流产及胎儿先天畸形的风险，故应权衡利弊，谨慎用药。

5. 本品是否经乳汁分泌尚不明确，故哺乳期妇女应权衡利弊，谨慎用药。

6. 65 岁以上老年患者更易发不良反应，故老年人用药剂量应慎重选择。

环孢素

Ciclosporin

【适应证】用于经其他免疫抑制剂治疗无效的狼疮肾炎、难治性肾病综合征等自身免疫疾病，同时可以改善类风湿关节炎的临床症状。

【用法用量】初始剂量为每天 4～5mg/kg，分 2 次口服。出现明显疗效后缓慢减量至每天 2～3mg/kg，疗程 3～6 个月以上。

【操作要点】

1. 由于本品存在肾损害，因此在治疗前应通过至少 2 次测定来确定可靠的血清肌酐基线水平，且用药过程中应严密监测肾功能。如疗程中血清肌酐（Cr）值超过基线值 20%～30%，应反复测定以排除暂时性非肾源性 Cr 增高的可能，如 Cr 值超过基线的 30%，即使该值仍属正常范围，亦应将给药量减少 25%～50%，如 Cr 值超过基线值的 50%，减量至 50%，如 1 个月内 Cr 值不降低，则应停药。

2. 一旦患者出现感染症状，应立即应用抗生素，同时本品应减量甚至停用。

3. 对于非典型皮损的银屑病患者，治疗前应做活检排除癌变或癌前病变。

4. 长期用药患者应定期检查肝功能、血常规及电解质水平。

5. 治疗前 4 周内，应每周测定 1 次血清肌酐，以后每月测定 1 次。如给药剂量增加或与其他药物合用（如阿司匹林、美洛昔康、对乙酰氨基酚等 NSAIDs），应增加测定次数，并根据血清肌酐值遵医嘱用药。

【不良反应】

1. 常见不良反应　肾功能障碍、高血压、高脂血症、震颤及头痛等。

2. 较常见不良反应　感觉异常、厌食、恶心、呕吐、腹痛、腹泻、肝功能障碍、高钾血症、高尿酸血症、低镁血症、肌痛、牙龈增生伴出血、疼痛、多毛症及疲劳等。

3. 少见不良反应　惊厥、胰腺炎、高血糖、肌无力、脑病征兆、微血管溶血性贫血、运动性多发性神经病、贫血、血小板减少、过敏性皮疹、水肿、体重增加、月经失调及男性乳腺发育等。

【应急措施】同时给予支持及对症治疗。本品不能通过活性炭或透析进行有效的清除，只能采取洗胃、催吐等常规方式清除。

【用药宣教】

1. 本品可增加发生皮肤癌的风险，故患者用药期间应避免过度暴露在紫外线下。

2. 治疗期间应定期监测血压，如出现高血压，应告知临床医师。

3. 治疗开始前及治疗 1 个月后应进行血脂测定。

4. 本品可干扰血尿素氮、肌酐、血清钾、血清镁浓度及血尿酸等多项医学诊断，因此实验前应告知主管医师或护理人员。

5. 葡萄柚汁可影响本品代谢，提高本品血药浓度，因此应避免同服。用药期间慎食香蕉、菠菜、海带、黄豆、绿豆、葡萄、牛奶等富含钾的食物。

6. 服用本品期间应定期监测血药浓度。

他克莫司

Tacrolimus

【适应证】预防肝脏或肾脏移植术后的移植物排斥反应。治疗肝脏或肾脏移植术后应用其他免疫抑制药物无法控制的移植物排斥反应。

【用法用量】胶囊剂从泡罩中取出后应立即用液体送服。建议空腹或餐前 1 小时或餐后 2 ~ 3 小时服用胶囊剂。以使药物最大吸收。

1. 肝移植患者　静脉初始推荐剂量应为每天按体重0.01 ~ 0.05mg/kg 持续输注，并超过 24 小时，术后约 6 小时开始使用。患者情况允许应尽快转为口服用药，口服初始剂量应为按体重每天 0.1 ~ 2mg/kg，分两次口服。

2. 肾移植患者　口服初始剂量应为按体重每天 0.15 ~

0.3mg/kg，分两次服用。如果患者临床情况不允许口服，则采取静脉给药，起始剂量为每天按体重0.05~0.10mg/kg，术后24小时内持续输注，患者情况允许即转为口服给药。

【操作要点】

1. 发生移植排斥反应时，应加大本品剂量。

2. 静脉滴注时滴速宜慢，控制在2~6小时或长至24小时滴完。本品可用5%葡萄糖注射液和0.9%氯化钠注射液稀释后用于静脉滴注。稀释后溶液的浓度应在0.004~0.100mg/ml范围内。24小时总输液量应在20~250ml范围内。

3. 本品常与糖皮质激素合用，亦可与其他免疫抑制剂合用。

【不良反应】

1. 偶见　心绞痛、心悸、渗液（例如心包积液、胸膜积液）。

2. 罕见　包含休克之低血压、心电图异常、心律失常、心房/心室纤颤以及心跳停止、血栓静脉炎、出血（例如胃肠道、大脑）、心力衰竭、心脏扩大、心动过缓。

【应急措施】如发生心室纤颤以及心跳停止，应立即给予急救措施，如心脏电除颤、心肺复苏、吸氧、建立静脉通路。

【用药宣教】

1. 腹泻期间本品的血浓度可能发生显著的改变，推荐在腹泻发作期间应严密监测本品的血药浓度。

2. 肾功能不全或有持续负氮平衡者，应减量或停用本品。

3. 用药期间如发生感染，应加用抗生素，同时减量或停用本品。

第三节　抗变态反应药

氯苯那敏

Chlorphenamine

【适应证】用于皮肤过敏症：荨麻疹、湿疹、皮炎、药疹、皮肤瘙痒症、神经性皮炎、虫咬症、日光性皮炎。也可用于过敏性鼻炎、血管舒缩性鼻炎、药物及食物过敏。

【用法用量】

1. 口服，每次 4～8mg，每天 3 次。

2. 肌内注射，每次 5～20mg。

【操作要点】

1. 本品不应与含抗组胺药（如本品、苯海拉明等）的复方感冒药同服。

2. 本品不应与含抗胆碱药（如颠茄制剂、阿托品等）的药品同服。

3. 与解热镇痛药物配伍，可增强其镇痛和缓解感冒症状的作用。

4. 与中枢镇静药、催眠药、安定药或乙醇并用，可增加对中枢神经的抑制作用。

5. 本品可增强抗抑郁药的作用，不宜同用。

【不良反应】 主要不良反应为嗜睡、口渴、多尿、咽喉痛、困倦、虚弱感、心悸、皮肤瘀斑、出血倾向。

【应急措施】 出现出血倾向、过敏时立即通知医生，建立静脉通路，配合医生进行抢救。抢救中毒患者切忌用组织胺注射解毒。

【用药宣教】

1. 服用本品可导致困倦，车、船、飞机驾驶人员，高空作业者，精密仪器操纵者禁用。

2. 小量本品可由乳汁排出，哺乳期妇女不宜随便服用。新生儿、早产儿不宜用本品。另外，孕期妇女可经脐血影响胎儿，故孕期妇女不宜服用。

苯海拉明

Diphenhydramine

【适应证】用于皮肤黏膜的过敏，如荨麻疹、血管神经性水肿、过敏性鼻炎，皮肤瘙痒症、药疹，对虫咬症和接触性皮炎也有效；晕动病的防治，有较强的镇吐作用。

【用法用量】

1. 常用量　饭后服药口服，每次 25～50mg，每天 2～3 次。

2. 用于防治晕动病时，宜在旅行前 1~2 小时，最少 30 分钟前服用。

3. 深部肌内注射，每次 20mg，每天 1~2 次。

【操作要点】

1. 如与催眠、镇静、安定类药物合用，尤其不宜长期注射用药。

2. 饮酒可加重中枢抑制作用，应予避免。

3. 肾功能衰竭时，给药的间隔时间应延长。

【不良反应】

1. 常见中枢抑制作用，如嗜睡、头晕、头痛、口干、恶心、呕吐等。

2. 少见的不良反应有气急、胸闷、咳嗽、肌张力障碍等。有报道在给药后可发生牙关紧闭并伴喉痉挛。

3. 老年人用药后容易发生长时间的呆滞或头晕等。

【应急措施】用中毒量，可用 0.9% 氯化钠注射液洗胃和导泻，抽搐时可静脉注射地西泮控制，低血压者可使用血管收缩药对症治疗，其他包括给氧和静脉输液及支持治疗。

【用药宣教】

1. 用于防治晕动病时，宜在旅行前 1~2 小时，最少 30 分钟前服用。

2. 本品可能影响驾驶和机械操作能力。

3. 避免酒后服药。

西替利嗪

Cetirizine

【适应证】用于季节性或常年性过敏性鼻炎，由过敏原引起的荨麻疹和皮肤瘙痒。

【用法用量】口服，每次 10mg，每天 1 次或遵医嘱。如出现不良反应，可改为早晚各 5mg。

【操作要点】

1. 本品性状发生改变时禁止使用。

2. 过敏体质者慎用。

3. 酒后避免使用本品。

【不良反应】不良反应轻微且为一过性，有困倦、嗜睡、头痛、眩晕、激动、口干及胃肠道不适等。

【应急措施】本品无特效拮抗剂，严重超量患者应立即洗胃，采用支持疗法，并严密观察病情变化。

【用药宣教】

1. 告知患者服用本品期间应戒酒。

2. 司机、操作机器或高空作业人员慎用。

3. 同时服用镇静剂时应慎重。

氮䓬斯汀

Azelastine

【适应证】用于过敏性疾病。

【用法用量】口服，每次 2mg，每天 2 次。

【操作要点】

1. 早饭前 1 小时服用 1 次，晚上临睡前服用 1 次。

2. 在没有医生指导下，请勿同时服用其他抗组胺药。

3. 饮酒或服用其他神经中枢系统抑制药物时应避免服用本品。

4. 妊娠或哺乳期妇女只有在无更佳选择时才使用本品。

【不良反应】主要表现为轻微嗜睡、口干和倦怠等。不良反应率极低，且轻微，患者对其耐受性良好，一般能自然缓解，不需特别处理。

【用药宣教】对使用本品易产生嗜睡、眩晕的患者，用药后不宜进行驾驶车辆、操作机器和高空作业等精神集中的工作。

氯雷他定

Loratadine

【适应证】用于过敏性鼻炎、急性和慢性荨麻疹以及其他过敏性皮肤病。

【用法用量】每次 10mg，每天 1 次。

【操作要点】

1. 与其他中枢抑制药、三环类抗抑郁药合用或饮酒，可引起严重嗜睡。

2. 单胺氧化酶抑制剂可增加本品不良反应。

【不良反应】

1. 常见不良反应有乏力、头痛、嗜睡、口干、胃肠道不适包括恶心、胃炎以及皮疹等。

2. 罕见不良反应有脱发、过敏反应、肝功能异常、心动过速及心悸等。

【应急措施】成人发生嗜睡，心律失常、头痛等症状，立即给予对症和支持疗法。治疗措施包括催吐，随后给予活性炭吸附被吸收药物。如果催吐不成功，则用 0.9% 氯化钠注射液洗胃，进行导泻以及稀释肠道内的药物浓度，血液透析不能清除本品，还未确定腹膜透析能否清除本品。

【用药宣教】服用本品期间，禁止驾车和操作危险性机械。

孟鲁司特

Montelukast

【适应证】本品用于 15 岁及 15 岁以上成人哮喘的预防和长期治疗，包括预防白天和夜间的哮喘症状，治疗对阿司匹林敏感的哮喘患者以及预防运动诱发的支气管收缩。

【用法用量】15 岁及 15 岁以上患有哮喘/季节性过敏性鼻炎的患者每天 1 次，每次 10mg。哮喘患者应在睡前服用。同时患有哮喘和季节性过敏性鼻炎的患者应每晚用药 1 次。

【操作要点】

1. 本品可与食物同服或另服。

2. 建议患者无论在哮喘控制还是恶化阶段都坚持服用。

【不良反应】

1. 血压和淋巴系统紊乱　出血倾向增加。

2. 免疫系统紊乱　包括过敏反应的超敏反应、罕见的肝脏嗜酸性粒细胞浸润。

3. 精神系统紊乱　包括攻击性行为或敌对性的兴奋、焦虑、抑郁、夜梦异常、幻觉、失眠、易激惹、烦躁不安、梦游、自杀的想法和行为、震颤。

4. 神经系统紊乱　眩晕、嗜睡、感觉异常/触觉减退及罕见的癫痫发作。

5. 心脏紊乱　心悸。

6. 呼吸，胸腔和纵隔系统紊乱　鼻衄。

7. 胃肠道紊乱　腹泻、消化不良、恶心、呕吐。

8. 肝胆紊乱　非常罕见的肝炎。

9. 皮肤和皮下组织紊乱　血管神经性水肿、挫伤、红斑、瘙痒、皮疹、荨麻疹。

10. 肌肉骨骼和结缔组织紊乱　关节痛、包括肌肉痉挛的肌痛。

11. 其他紊乱和给药部位情况　水肿、发热。

【应急措施】患者出现攻击性行为或敌对性的兴奋、幻觉、易激惹、烦躁不安、自杀的想法和行为时，立即通知医生，遵医嘱用药，必要时给予约束。

【用药宣教】

1. 急性哮喘发作时不应使用本品。

2. 服用本品时应严格监测不良反应。

3. 服药期间如有牙龈出血。皮肤淤血、瘀斑、柏油样便应停药及时就医。

酮替芬

Ketotifen

【适应证】用于过敏性鼻炎，过敏性支气管哮喘。

【用法用量】每次 1mg，每天 2 次，早晚服。

【操作要点】

1. 对急症患者无即刻作用。对哮喘患者的治疗开始后至少要持续 2 周。

2. 用于长期接受多种激素治疗的患者时，应在严密观察下缓慢减少激素用量。

3. 不良反应严重时，可暂将剂量减半，待不良反应消失后再恢复原剂量。

【不良反应】

1. 常见有嗜睡、倦怠、口干、恶心等胃肠道反应。

2. 偶见头痛、头晕、迟钝以及体重增加。

【应急措施】患者发生严重嗜睡、倦怠、口干、恶心等胃肠道不良反应时，应保持呼吸道通畅，建立静脉通路，给予心电监测、心肺复苏等急救措施。

【用药宣教】

1. 服用本品禁忌驾车及高空作业。

2. 妊娠妇女及哺乳期妇女免用本品。

第十二章 水、电解质及酸碱平衡调节药

水、电解质和酸碱平衡是人体细胞进行正常代谢所必需的条件，也是维持人体生命和各脏器生理功能所必要的条件。因疾病、创伤、感染、物理化学因素及不恰当的治疗而使平衡失调时，如果机体缺乏能力进行调节或超过了机体的代偿能力，将会出现水、电解质和酸碱平衡紊乱。水、电解质和酸碱平衡紊乱一旦发生，除了调整失衡，还须针对其原发病进行治疗，但是当疾病发展到一定阶段，水、电解质和酸碱平衡紊乱成为威胁生命的主要因素时，则必须及早发现和纠正以挽救患者的生命。

第一节 糖类

葡萄糖
Glucose

【适应证】

1. 补充能量和体液，用于各种原因引起的进食不足或大量体液丢失（如呕吐、腹泻等）、全静脉内营养、饥饿性酮症、低糖血症、高钾血症。

2. 用于配制腹膜透析液、GIK（极化液）以及作为药物稀释剂使用，高渗溶液用作组织脱水剂。也用于静脉法葡萄糖耐量试验。

【用法用量】

1. 用于补充热能 患者因某些原因进食减少或不能进食时，

一般可予 25% 葡萄糖注射液静脉注射，并同时补充体液。葡萄糖用量根据所需热能计算。

2. 全静脉营养疗法　葡萄糖是此疗法最重要的能量供给物质。在非蛋白质热能中，葡萄糖与脂肪供给热量之比为 2∶1。具体用量依据临床热量需要而定。根据补液量的需要，葡萄糖可配制为 25% ~50% 的不同浓度，必要时加入胰岛素，每 5 ~10g 葡萄糖加入胰岛素 1 单位。由于正常应用高渗葡萄糖溶液，对静脉刺激性较大，并需输注脂肪乳剂，故一般选用大静脉滴注。

3. 低血糖症　重者可先予 50% 葡萄糖注射液 20 ~40ml 静脉推注。

4. 饥饿性酮症　严重者应用 5% ~25% 葡萄糖注射液静脉滴注，每天 100g 葡萄糖可基本控制病情。

5. 失水　等渗性失水给予 5% 葡萄糖注射液静脉滴注。

6. 高钾血症　用 10% ~25% 注射液，每 2 ~4g 葡萄糖加 1 单位胰岛素输注，可降低血清钾浓度。但此疗法仅使细胞外钾离子进入细胞内，体内总钾含量不变。如不采取排钾措施，仍有再次出现高钾血症的可能。

7. 组织脱水　高渗溶液（一般采用 50% 葡萄糖注射液）快速静脉注射 20 ~50ml。但作用短暂。临床上应注意防止高血糖，目前少用。用于调节腹膜透析液渗透压时，50% 葡萄糖注射液 20ml 即 10g 葡萄糖可使 1L 腹膜透析液渗透压提高 55mOsm/$(kg \cdot H_2O)$。

【操作要点】

1. 静脉注射高渗葡萄糖注射液时应注意药液有无漏出血管外，以免引起静脉炎，在同一部位连续注射 5% ~10% 浓度的药液时也可发生同一并发症。

2. 不宜做皮下注射，以免引起皮下坏死。

3. 心功能不全者应严密控制滴速。

【不良反应】

1. 本品高渗液滴注时可出现静脉炎。如用大静脉滴注，静脉炎发生率下降。

2. 高浓度葡萄糖注射液外渗可致局部肿痛。

3. 本品合并使用胰岛素过量、原有低血糖倾向及全静脉营养疗法突然停止时易发生反应性低血糖。

4. 糖尿病、应激状态、使用大量的糖皮质激素、尿毒症腹膜透析患者腹腔内给予高渗葡萄糖溶液及全营养疗法时可出现高血糖非酮症昏迷。

5. 电解质紊乱或长期单纯补给葡萄糖时易出现低钾、低钠及低磷血症。

6. 原有心功能不全者、高钾血症者及 1 型糖尿病患者应用高浓度葡萄糖时偶发不良反应。

【应急措施】一旦发生严重不良反应，应立即停药，通知医生及时救治。

【用药宣教】

1. 治疗脑水肿使用高渗溶液时如突然停药，容易发生反跳现象并致使脑水肿再度发生，故不可突然停药，而应缓缓减量直至停用。

2. 分娩时注射过多葡萄糖，可刺激胎儿胰岛素分泌，发生产后婴儿低血糖。

3. 儿童及老年人注意补液不得过多、过快，以免发生严重不良反应。

果糖

Fructose

【适应证】用于烧伤、创伤、术后及感染等胰岛素抵抗状态下或不适宜使用葡萄糖时需补充水分或能源的患者的补液治疗。

【用法用量】粉针剂稀释为 5% 或 10% 的溶液后输注（注射液直接输注），每天常用量为 500~1000ml，缓慢静脉滴注，以不超过每小时 0.5g/kg 为宜。剂量根据患者的年龄、体重和临床症状调整。本品每天极量为 300g（以果糖计）。

【操作要点】

1. 本品过量使用可引起严重的酸中毒，故不推荐肠外营养中替代葡萄糖。

2. 本品溶液中不宜溶入其他药物，尤其忌与碱性溶液、钙盐混合使用。

3. 用药期间应监测临床及实验室指标以评价电解质浓度及体液、酸碱平衡。

4. 本品需按照说明正确使用，以免造成危及生命的乳酸性酸中毒。

【不良反应】

1. 稀释性低钾血症，偶有上腹部不适、疼痛或痉挛性疼痛、发热及荨麻疹等。

2. 过量输入可引起水肿（包括周围水肿和肺水肿），滴速过快 ［≥1g/（kg·h）］ 可引起乳酸性酸中毒、高尿酸血症以及脂代谢异常。

3. 局部不良反应包括注射部位感染、血栓性静脉炎等。

【应急措施】 一旦发生严重不良反应，应立即停药，通知医生及时救治。

【用药宣教】 妊娠期、哺乳期及老年人用药需遵医嘱。

转化糖

Invert Sugar

【适应证】 用于需要非口服途径补充水分或能源的患者的补液治疗，尤其是作为糖尿病、药物中毒、乙醇中毒、烧创伤、术后及感染等胰岛素抵抗（糖尿病状态）患者的能量补充剂。也可作为药物稀释剂试验。

【用法用量】 静脉滴注，用量视病情需要而定。成人常用量为每次 250～1000ml。滴注速度应低于 0.5g/（kg·h），每天极量 300g（以果糖计）。

【操作要点】

1. 参见"葡萄糖"与"果糖"。

2. 使用前应仔细检查，如溶液不澄清、变色或封口漏损不得使用。

3. 本品启封存后立即使用，输液后的剩余药液切勿贮藏再用。

【不良反应】 可能会引起面部潮红、风疹、发热等过敏反应。

大剂量、快速输注可导致乳酸中毒和高尿酸血症。长期单纯使用可引起电解质紊乱。

【应急措施】一旦发生严重不良反应，应立即停药，通知医生及时救治。

【用药宣教】

1. 妊娠期及哺乳期妇女用药的安全性及有效性尚不明确，应慎用。

2. 老年人输注速度应减慢，给药剂量应降低。

第二节　盐类

氯化钠

Sodium Chloride

【适应证】各种原因（高渗性非酮症糖尿病昏迷、低氯性代谢性碱中毒等）所致的低渗性、等渗性和高渗性失水。外用冲洗眼部、洗涤伤口等，还用于产科的水囊引产。

【用法用量】

1. 高渗性失水　若患者休克，应先予氯化钠注射液，并酌情补充胶体，待休克纠正，血钠 > 155mmol/L，血浆渗透浓度 > 350mOsm/L，可予 0.6% 低渗氯化钠注射液。待血浆渗透浓度 < 330mOsm/L，改用 0.9% 氯化钠注射液。补液总量根据下列公式计算，作为参考：

所需补液量（L）＝［血钠浓度（mmol/L）－142］×0.6×体重（kg）/血钠浓度（mmol/L）

一般第 1 天补给半量，余量在以后 2 ~ 3 天内补给，并根据心、肺、肾功能酌情调节。

2. 等渗性失水　原则给予等渗溶液，如 0.9% 氯化钠注射液或复方氯化钠注射液，但上述溶液氯浓度明显高于血浆，单独大量使用可致高氯血症，故可将 0.9% 氯化钠注射液和 1.25% 碳酸氢钠或 1.86%（1/6M）乳酸钠以 7∶3 的比例配制后补给。后者氯浓度为 107mmol/L，并可纠正代谢性酸中毒。补给量可按体重或红细胞压积计算，作为参考。

（1）按体重计算　补液量（L）＝［体重下降（kg）×142］/154。

（2）按红细胞压积计算　补液量（L）＝（实际红细胞压积－正常红细胞压积）×体重（kg）×0.2/正常红细胞压积。正常红细胞压积男性为48%，女性为42%。

3. 低渗性失水　当血钠低于120mmol/L时或出现中枢神经系统症状时，可给予3%～5%氯化钠注射液缓慢滴注。一般要求在6小时内将血钠浓度提高至120mmol/L以上。补钠量（mmol/L）＝［142－实际血钠浓度（mmol/L）］×体重（kg）×0.2。待血钠回升至120～125mmol/L以上，可改用等渗溶液或等渗溶液中酌情加入高渗葡萄糖注射液或10%氯化钠注射液。

4. 低氯性碱中毒　给予0.9%氯化钠注射液或复方氯化钠注射液（林格氏液）500～1000ml，以后根据碱中毒情况决定用量。

5. 口服　用于轻度急性胃肠炎患者恶心、呕吐不严重者。饮水中加0.1%～1%的氯化钠，每天约10g。

【操作要点】根据临床需要，检查血清中钠、钾、氯离子浓度，还应检查血液中酸碱浓度平衡指标、肾功能及血压和心肺功能。

【不良反应】输液过多过快，可致水钠潴留，引起水肿、血压升高、心率加快、胸闷、呼吸困难，甚至急性左心衰竭。过多过快给予低渗氯化钠可致溶血、脑水肿等。药物过量可致高钠血症和低钾血症，并能引起碳酸氢盐丢失。

【应急措施】一旦发生严重不良反应，应立即停药，通知医生及时救治。

【用药宣教】儿童及老年人的补液量和速度应严格控制。

氯化钾
Potassium Chloride

【适应证】治疗各种原因引起的低钾血症，如进食不足、呕吐、严重腹泻、应用排钾性利尿药、低钾性家族周期性瘫痪、长期应用糖皮质激素和补充高渗葡萄糖后引起的低钾血症等。

【用法用量】

1. 口服　每次 0.5 ~ 1g，每天 2 ~ 4 次，每天极量为 6g。

2. 静脉滴注　将 10% 氯化钾注射液 10 ~ 15ml 加入 5% 葡萄糖注射液 500ml 中滴注，每天补充钾的剂量为 3 ~ 4.5g。

【操作要点】

1. 静脉滴注钾盐的同时，滴注钠盐及高浓度葡萄糖可降低钾的刺激作用，故需迅速纠正低钾血症时，将本品以 5% 葡萄糖注射液稀释后进行滴注。

2. 同时使用本品及保钾利尿剂（螺内酯、氨苯蝶啶等）可增高发生高钾血症的概率，应予注意。

3. 家族性周期性瘫痪患者用药前必须鉴别高钾性或正常血钾性周期性麻痹。

4. 静脉补钾的速度一般不超过 40mmol/L（0.3%），速度不超过 0.75g/h（10mmol/h），否则易引发局部疼痛及严重心脏不良反应。

【不良反应】

1. 口服可有胃肠道刺激症状，如恶心、呕吐、咽部不适、胸痛（食道刺激）、腹痛、腹泻、甚至消化性溃疡及出血。在空腹、剂量较大及原有胃肠道疾病者更易发生。

2. 静脉滴注速度较快、浓度较高或静脉较细时，患者常感觉疼痛。

3. 静脉滴注过量时，可出现疲乏、肌张力减低、不明原因的焦虑、意识模糊、周围循环衰竭、呼吸困难、心率减慢甚至心脏停搏等。

【应急措施】一旦发生严重不良反应，应立即停药，通知医生及时救治。出现高钾血症时，做如下处理。

1. 立即停药，不得进食含钾的食物、药物及保钾利尿药。

2. 静脉滴注高浓度葡萄糖注射液和胰岛素，每小时使用 10% 或 25% 葡萄糖注射液 300 ~ 500ml，每 20g 葡萄糖中加入胰岛素 10U。

3. 如伴有代谢性酸中毒，立即给予 5% 碳酸氢钠注射液，尚无酸中毒及肝功能正常者可用 11.2% 乳酸钠注射液，特别是 QRS

波增宽者。

4. 应用钙剂对抗钾离子的心脏毒性。心电图提示 P 波缺失、QRS 波变宽、心律失常但未使用洋地黄类药物时，可静脉注射 10% 葡萄糖酸钙注射液 10ml，必要时间隔 2 分钟重复使用。

5. 口服聚磺苯乙烯钠，以促进肠道钾离子排出。

6. 肾功能衰竭患者的高钾血症，可通过血液透析或腹膜透析清除钾离子。

7. 服用袢利尿剂呋塞米、布美他尼等，必要时同时补充 0.9% 氯化钠注射液。

【用药宣教】

1. 脱水患者应当等排尿后再补钾。

2. 本品片剂（包括缓释片）应整片吞服，不得嚼碎。

3. 静脉滴注氯化钾仅用于严重低钾血症或不能口服、不宜口服（胃肠道梗阻、慢性胃炎、胃溃疡、食管狭窄及溃疡性结肠炎等的患者）者。

4. 患者的低血钾情况未得到纠正前（尤其是应用地高辛、毛花苷 C 等洋地黄类药物者），不应突然停药。

5. 用药期间应监测血钾、血钠及血镁值，同时注意监测心电图、肾功能、尿量及酸碱平衡指标。

7. 老年人肾脏清除率下降，易导致高钾血症，应慎用。

枸橼酸钾

Potassium Citrate

【适应证】参见"氯化钾"。

【用法用量】口服，每次 1~2 包，每天 3 次，温开水溶解后服用。

【操作要点】

1. 同时使用本品及保钾利尿剂（螺内酯、氨苯蝶啶等）可增高发生高钾血症的概率，应予注意。

2. 家族性周期性麻痹患者用药前必须鉴别高钾性或正常血钾性周期性麻痹。

【应急措施】【用药宣教】参见"氯化钾"。

【不良反应】口服不良反应参见"氯化钾"。有肾功能损害者易发高钾血症。

门冬氨酸钾镁

Potassium Aspartate and Magnesium Aspartate

【适应证】本品为电解质补充药，用于低钾血症，还可作为包括各种急慢性肝病、心血管系统疾病、呼吸系统疾病、神经系统疾病、代谢性疾病、妊娠呕吐、妊娠高血压综合征、听力减退及免疫功能低下在内的多种疾病的辅助用药。

【用法用量】

1. 口服　每次1~2片，每天3次，餐后服用。可酌情增至每次3片，每天3次。

2. 静脉滴注　注射液每次10~20ml，注射用粉针每次1~2瓶。使用时加入5%或10%葡萄糖注射液250~500ml中缓慢滴注，每天1次。重症黄疸及低钾血症者可酌情增加剂量。

【操作要点】本品应于稀释后缓慢静脉滴注，不能作肌内注射或静脉注射。

【不良反应】

1. 静脉滴注速度过快，会出现恶心、呕吐、胸闷、面部潮红及血压下降等，偶见血管刺激性疼痛，罕见心率减慢。

2. 口服给药偶见恶心，大剂量用药可导致腹泻。

【应急措施】一旦发生严重不良反应，应立即停药，通知医生及时救治。可静脉注射氯化钙100mg/分钟，必要时采用透析治疗。

【用药宣教】

1. 电解质紊乱者，需常规性检查血钾及血镁的浓度。

2. 妊娠期及哺乳期妇女用药安全有效性尚不明确，故应权衡利弊，谨慎用药。

3. 尚无可靠数据显示本品对儿童存在毒害作用，但仍需谨慎用药。

4. 老年人肾脏清除能力下降，应慎用本品。

第三节　酸碱平衡调节药

碳酸氢钠

Sodium Bicarbonate

【适应证】

1. 治疗轻至中度代谢性酸中毒，以口服为宜。重度代谢性酸中毒则应静脉滴注，如严重肾脏病、循环衰竭、心肺复苏、体外循环及严重的原发性乳酸性酸中毒、糖尿病酮症酸中毒等。

2. 碱化尿液，以预防尿酸性肾结石，减少磺胺等药物的肾毒性及防止急性溶血时血红蛋白的肾小管沉积。

3. 作为制酸药，治疗胃酸过多引起的症状。

4. 静脉滴注本品可治疗某些药物中毒（如巴比妥类、水杨酸类及甲醇等）。也可用于高钾血症、早期脑栓塞、伴有酸中毒症状的休克及严重哮喘持续状态经其他药物治疗无效的情况。

5. 可作为全静脉内营养要素之一，也用于配制腹膜透析液或血液透析液。

【用法用量】

1. 口服　每天极量60岁以下者为16.6g（200mmol 钠），60岁以上者为8.3g（100mmol 钠）。①制酸，每次0.3～1g，每天3次；②碱化尿液，首剂4g，之后每4小时1～2g；③代谢性酸中毒，每次0.5～2g，每天3次。

2. 静脉滴注　①代谢性酸中毒，所需剂量按下式计算：补碱量（mmol）＝（−2.3—实际测得的 BE 值）×0.25×体质量（kg）或补碱量（mmol）＝（正常 CO_2 结合力−实际测得的 CO_2 结合力）（mmol）×0.25×体质量（kg）。如有体内丢失碳酸氢盐的情况，则一般先给计算剂量的1/3～1/2，4～8小时内滴注完毕，之后根据具体情况调整用量；②心肺复苏抢救，首剂1mmol/kg，以后根据血气分析结果调整用量；③严重酸中毒，本品5%注射液直接静脉滴注，2 小时内给药量 200 ~ 300ml，必要时于 4 ~ 5 小时后重复给予上述剂量的 1/2；④碱化尿液，单剂 2 ~ 5mmol/kg 给药，滴注时间 4 ~ 8 小时；⑤早期脑栓塞及伴水、电解质紊乱及酸碱平衡失调性休克，给予本品 5% 注射液滴注（不必稀释），每次 100 ~ 200ml。

【操作要点】

1. 本品不宜与四环素、庆大霉素、苯妥英钠、重酒石酸间羟胺、肾上腺素、多巴酚丁胺及钙盐等药物配伍。

2. 用于治疗强酸中毒时，不宜使用本品洗胃，以免引发急性胃扩张甚至破裂。

3. 静脉给药时需注意

（1）浓度范围为 1.5%（等渗）~ 8.4%。

（2）应由小剂量开始，根据小时 CO_3^- 浓度、pH 值等的变化调整剂量。

（3）滴注 5% 本品溶液时，速度不能超过 8mmol/min（以钠计算）。

（4）心肺复苏时应快速静脉滴注，以解除致命的酸中毒。

【不良反应】

1. 大剂量静脉注射或存在肾功能不全时，可出现心律失常、肌肉痉挛、水肿、精神症状、肌肉疼痛、抽搐、呼吸减慢及口内异味等。

2. 口服后在胃内产生大量二氧化碳，可引起呃逆、腹胀、嗳气及刺激溃疡面等，对严重溃疡病患者有致穿孔危险，还可导致继发胃酸分泌增加。

3. 长期应用可致食欲减退、恶心、呕吐、尿频、尿急及持续性头痛等。

【应急措施】一旦发生严重不良反应，应立即停药，通知医生及时救治。

【用药宣教】

1. 服药期间不宜饮用大量牛奶或奶制品，以免产生严重不良反应。

2. 服药后 1 ~ 2 小时内不宜服用其他药物。

3. 本品用药时间不宜过长，用药 2 周以上无效或复发者不宜再用。

4. 治疗轻至中度代谢性酸中毒时宜口服给药，重度时宜静脉给药。

5. 本品用于制酸时应于餐后 1~3 小时及睡前服用。

6. 用于治疗溃疡时，不宜单用本品，应遵医嘱合用其他药物。

7. 存在原因不明的消化道出血、疑似阑尾炎或其他类似疾病时不宜口服。

8. 用药期间需定期检查动脉血气分析（或二氧化碳结合力）、血清 HCO_3^- 浓度、血钠、血钾、血氯、血钙浓度并检测肾功能及尿 pH 值。

9. 本品可影响胃酸分泌试验及血、尿 pH 值测定结果，故实验前应告知护士及临床医师。

乳酸钠林格

Sodium Lactate Ringer's

【适应证】用于代谢性酸中毒或有代谢性酸中毒的脱水病例。

【用法和用量】静脉滴注，每次 500~1000ml，按年龄体重及症状不同可适当增减。给药速度每小时 300~500ml。

【操作要点】与其他药物合用时，注意药物（如大环内酯类抗生素、生物碱、磺胺类）因 pH 及离子强度变化而产生配伍禁忌。由于本品含有钙离子，与含有枸橼酸钠的血液混合时会产生沉淀。

【不良反应】

1. 有低钙血症者（如尿毒症），在纠正酸中毒后易出现手足发麻、疼痛、搐搦、呼吸困难等症状。

2. 可出现心率加速、胸闷、气急等肺水肿及心力衰竭表现。

3. 可出现低钾血症、血压升高、体重增加、水肿、焦虑、出汗、感觉异常、惊恐、眩晕及震颤等。

【应急措施】一旦发生严重不良反应，应立即停药，通知医生及时救治。

【用药宣教】

1. 用药期间应定期检查或监测血气分析/CO_2 结合力、血钠、血钾、血钙、血氯浓度、肾功能（血肌酐、尿素氮等）、血压、心肺功能（必要时需测定中心静脉压或静脉压）及肝功能。

2. 妊娠高血压综合征患者使用本品可导致病情加重，应权衡利弊，谨慎用药。

第十三章 维生素、微量元素、矿物质类及营养药

维生素是人体维持正常的代谢和各种功能所必不可少的物质。大多数维生素来自我们日常的各种各样的食物，而不能在机体内合成。然而，它们并不存在体内各种组织，也不能提供能量，但缺少或过多都可给机体带来损害。

不论是胃肠内营养药，或者是胃肠外营养药都是给机体直接提供能量的。在人体不能正常进食各种食物时，就必须依靠这些营养药补充能量，维持机体的生理活动。但临床必须防止使用不当或滥用营养药。

矿物质是自然界形成和蕴藏的。人体的血液、骨骼和腺体等组织中所含有各种恒定的矿物质，在生理功能中起着极为重要的作用。与矿物质相比，体内所含的微量元素极微，但就是这些极微量的元素却是许多酶和维生素所必需的活性因子。某些激素的构成少不了它们，而且还参与了核酸、蛋白质、碳水化合物和脂肪的代谢，在机体的正常生理功能中起着重要的作用。

第一节　脂溶性维生素

维生素 A
Vitamin A

【适应证】主要防治维生素 A 缺乏症。

【用法用量】

1. 严重维生素 A 缺乏症　口服每天 10 万 IU，3 天后改为每

天 5 万 IU，给药两周，然后每天 1 万 ~2 万 IU，再用药 2 月。吸收功能障碍或口服困难者可用肌内注射。

2. 轻度维生素 A 缺乏症　每天 3 万 ~5 万 IU，2 ~3 次分服，症状改善后减量。

【操作要点】

1. 大剂量本品（25000IU/d）应避免与口服抗凝药合用，因可增强后者降低凝血酶原的作用。

2. 与钙合用可能引起高钙血症。新霉素、矿物油，硫糖铝可干扰维生素 A 的吸收。

3. 维生素 E 可促进维生素 A 吸收、贮存和利用，但过量可能耗竭维生素 A 在体内的贮存。与异维 A 酸的合用可增加维生素 A 的毒性。

【不良反应】

1. 本品常用量无毒性，如单次服用特大量可引起急性中毒。长期过量使用可造成维生素 A 过多症。表现为疲劳不适、嗜睡、烦躁、精神抑郁、体重减轻、呕吐、体热、肝脾肿大、皮肤和嘴唇干裂、贫血、头痛、高血钙、骨和关节痛等。

2. 儿童慢性中毒表现为颅内压升高，严重的视力障碍，长骨肿痛等，停药后较快恢复正常。

【应急措施】维生素 A 过多的病例，常见于长期大量使用维生素 A 的儿童中，这种病的症状是皮肤改变（干燥而粗糙的皮肤），肝肿大和关节胀痛等。只要停止给予维生素 A，症状就会消失。

【用药宣教】

1. 长期应用大剂量可引起维生素 A 过多症，以 6 个月至 3 岁的婴儿发生率最高。

2. 成人 1 次剂量大于 100 万 IU，小儿 1 次剂量大于 30 万 IU，即可致急性中毒。不论成人或儿童，如连续口服每天 10 万 IU，超过 6 个月，可致慢性中毒。

3. 孕妇的维生素 A 用量不可超过每天 6000IU。

维生素 D
Vitamin D

【适应证】防治佝偻病、骨软化、老年性骨质疏松症。也用于甲状旁腺功能减退症和老年骨折的辅助治疗。

【用法用量】

1. 治疗佝偻病 口服，每天 2500 ~ 5000IU，约 1 ~ 2 个月后待症状开始消失时即可改用预防量。不能口服或重症患者，可肌内注射每次 30 万 ~ 60 万 IU。如需要，1 个月后再肌内注射 1 次，两次总剂量不可大于 90 万 IU，缺钙患者如大剂量使用维生素 D，应加服钙剂。

2. 甲状旁腺功能减退症 口服，每天 2.5 万 ~ 20 万 IU，肌内注射每天 30 万 ~ 60 万 IU，并加服钙。

3. 预防维生素 D 缺乏症 每天 400 ~ 800IU。

【操作要点】肝酶诱导剂如苯妥英钠和苯巴比妥等，可加速维生素 D 在肝内的灭活，长期应用这类药物者可引起维生素 D 缺乏。

【不良反应】

1. 大量久服（儿童超过每天 20000IU，成人超过每天 6000IU，连续数月），可引起高血钙症，导致食欲不振、口干、恶心、头痛、无力、过敏、酸中毒、呕吐、腹泻，甚至软组织异位骨化等。

2. 肾功能不全者，可出现多尿、蛋白尿、肾功能减退等。

3. 孕妇使用过量，可致胎儿瓣膜上主动脉狭窄、脉管受损、甲状旁腺功能抑制而使新生儿长期处于低血糖性抽搐。

4. 维生素 D 胶性钙可引起过敏性休克。

【应急措施】维生素 D 过量造成的主要毒副作用是血钙过多，早期征兆主要包括痢疾或者便秘，头痛，没有食欲，头昏眼花，走路困难，肌肉骨头疼痛，以及心律不齐等等。晚期症状包括发痒、肾形矿脉功能下降、骨质疏松症、体重下降、肌肉和软组织石灰化等等。处理措施如下。

1. 维生素 D 中毒确诊后立即停用维生素 D 制剂及钙剂，避免阳光照射，给低钙饮食。

2. 控制感染，纠正脱水酸中毒。一般病例经以上治疗须较长时间方渐恢复，血钙约经 2~3 月始降至正常，肾功能可延迟 18 个月后才能恢复。

3. 特效疗法，肾上腺皮质激素可抑制肠道对钙的吸收，且与本品有拮抗作用。口服泼尼松每天 1~2mg/kg，1~2 周后血钙即降至正常，一般连服 2~3 周停用，血钙不再上升。严重病例可根据血钙及 X 线照片适当延长用药时间。口服硫酸可减少钙的吸收，较大儿童可用 1~2g。

【用药宣教】

1. 市售鱼肝油制剂中，内含大量维生素 A，长期大量使用，易于引起维生素 A 慢性中毒，故在治疗佝偻病时，宜用纯维生素 D 制剂。

2. 注射本品比口服易于中毒，特别是在长期口服基础上再注射给药。

维生素 E

Vitamin E

【适应证】

1. 用于习惯性流产、先兆流产、不孕症及更年期障碍；进行性肌营养不良症、外阴萎缩症及外阴瘙痒症、早产儿溶血性贫血、小腿疼挛、间歇性跛行等。

2. 亦可用于冠心病、高脂肪血症、动脉粥样硬化症等的防治，但无肯定疗效。

3. 在性器官癌症放射治疗时，并用本品可能提高有效率。

4. 尚可用于延缓衰老，以及浸出性和炎症性皮肤病、皮肤角质化、脱毛症及脂肪吸收异常所引起的缺乏症等，但疗效未能肯定。

【用法用量】

1. 预防用药 口服，10~100mg，每天 2~3 次。

2. 治疗用药 口服，100~400mg，每天 2~3 次；肌内注射，50~400mg，每天 1~3 次。

【操作要点】本品可促进维生素 A 的吸收、利用和肝脏贮存，防止各种原因引起的维生素 A 过多症。同时可增加维生素 AD 的需要量。

【不良反应】不良反应较少见，但大剂量长期应用，易引起血小板聚集和血栓形成。部分病例出现恶心、头痛、疲劳、眩晕、视物模糊、月经过多、闭经等。个别患者有皮肤皲裂、唇炎、口角炎、胃肠功能紊乱、肌无力，停药后上述应可逐渐消失。此外，偶可引起低血糖、血栓静脉炎、凝血酶原降低。小儿可导致脱水。

【应急措施】过量时应立即停药，对症处理。

【用药宣教】

1. 本品具有抗凝活性，长期大剂量摄入可增加出血性卒中发生危险。

2. 摄入低剂量本品具有抗氧化作用，而摄入大剂量时可能不再具有抗氧化活性，此时本品反而成了促氧化剂。

3. 摄入大剂量本品可妨碍其他脂溶性维生素的吸收和功能。

第二节　水溶性维生素

维生素 B_1

Vitamin B_1

【适应证】

1. 防治脚气病。

2. 用于多发性神经炎、周围神经炎、中枢神经损伤、心肌炎、营养和消化不良的辅助治疗。

3. 用于肾或肝功能障碍、甲状腺功能亢进、糖尿病、广泛性灼伤、药物成瘾、乙醇或铅中毒、慢性发热、带状疱疹、精神病、慢性腹泻等病的辅助治疗。

【用法用量】

1. 口服　10 ~ 30mg，每天 3 次。

2. 肌内注射　50 ~ 100mg，每天 1 次。

【操作要点】

1. 抗酸药如碳酸氢钠，碱性药物如苯巴比妥、氨茶碱等，均可同维生素 B_1 发生化学反应，引起本品分解变质。

2. 含乙醇制剂可影响本品的吸收。

3. 肌内注射前，应进行皮肤敏感性试验。稀释至 100mg/ml 后，取 0.1ml 作皮试。

【不良反应】

1. 口服维生素 B_1 毒性较低，偶有头痛、疲倦、烦躁、食欲下降、浮肿及心律失常。

2. 肌内注射偶可发生过敏反应。

【用药宣教】

1. 肌内注射可发生过敏反应，注射前须先做皮肤过敏试验。

2. 本品不宜静脉注射。

3. 增加口服剂量，并不增加吸收量。

维生素 B_2
Vitamine B_2

【适应证】

1. 防治维生素 B_2 缺乏症，如眼结膜炎、口角炎、唇炎、舌炎、阴囊炎等。

2. 防治本品缺乏引起的色觉障碍。

3. 治疗难治性低血红蛋白性贫血。

【用法用量】

1. 口服 5～10mg，每天 2～3 次。

2. 肌内注射 每天 5～10mg。

【用药宣教】

1. 空腹口服本品吸收不如进食时服用，故宜在进食时或食后立即服用。

2. 不宜与甲氧氯普胺合用。

3. 服后尿呈黄绿色。

4. 治疗缺铁性贫血时，可与铁剂合用。

5. 因维生素 B_2 缺乏时常伴有其他 B 族维生素不足，故需要同时给予其他 B 族维生素。

维生素 B₆

pyridoxine

【适应证】

1. 防治大量或长期服用异烟肼、肼屈嗪、青霉胺等药物引起的中枢神经兴奋症状和周围神经炎。

2. 用于减轻放疗、化疗及其他药物引起的呕吐及妊娠呕吐等。

3. 用于贫血和白细胞减少症。

4. 用于防治婴儿惊厥。

5. 用于辅助治疗脂溢性皮炎、肝炎、动脉粥样硬化等。

【用法用量】 口服，10～20mg，3 次/日。皮下、肌内注射或静脉注射，50～100mg/d。

【操作要点】

1. 本品能增加左旋多巴的外周脱羧作用，降低左旋多巴的药效。

2. 本品可与青霉胺形成络合物而排泄增加。

3. 雌性激素可促进本品的排泄。

4. 本品可加速苯巴比妥在肝内的代谢速率。

【不良反应】

1. 偶可发生过敏反应。

2. 长期用药可抑制抗凝系统。

维生素 C

Vitamin C

【适应证】 用于防治坏血病、感染性疾病、克山病急性发作、各种贫血、过敏性皮肤病、促进伤口愈合、某些癌症、高脂血症等。

【用法用量】

1. 一般应用　口服（饭后）0.05～0.1g，每天 2～3 次；亦可静脉注射或肌内注射，每天 0.25～0.5g（小儿 0.05～0.3g），必要时可酌情增量。临用时宜用 5% 或 10% 葡萄糖注射液稀释后滴注。

2. 治疗克山病　首次剂量 5~10g，加入 25%~50% 葡萄糖注射液中静脉注射。

3. 治疗口疮　将本品 0.1g 压碎，撒于溃疡面上，每天 2 次。

【操作要点】

1. 本品可能提高雌激素的生物利用度。

2. 本品不宜与碱性药物、维生素 B_2、三氯叔丁醇、铜、铁离子溶液配伍。

3. 与肝素或华法林并用，可引起凝血酶原时间缩短。

4. 本品能影响氨苄西林的稳定性，故不宜配伍使用。

5. 可破坏食物中的维生素 B_{12}，阻碍食物中的铜、锌离子的吸收，从而可能引起维生素 B_{12}、铜、锌缺乏症。

6. 本品能拮抗氯丙嗪的某些中枢抑制作用，缩短巴比妥酸盐类的催眠时间。

7. 不能同维生素 K_1 配伍，可发生氧化还原反应，两者疗效减弱或消失。

【不良反应】本品毒性很低，常用剂量无不良反应，长期大量服用可引起腹泻、皮疹、胃酸增加、胃液反流，有时可见泌尿系统结石，尿内草酸盐排出增多，深静脉血栓形成，血液内溶血或凝血等。有时可导致细胞吞噬能力降低。孕妇服用大量时，可产生婴儿坏血病。

【用药宣教】

1. 大量长期服用突然停药，有可能出现坏血病症状，故宜逐渐减量停药。

2. 制剂色泽变黄不可应用。

甲钴胺

Mecobalamin

【适应证】

1. 用于治疗多种外周末梢神经代谢功能障碍和自主神经病变，改善患者自觉症状，如麻木、自发性疼痛、感觉异常、直立性眩晕、多汗、口渴等。

2. 用于促进再植手指神经吻合，促进感觉恢复。

3. 可改善椎间盘突出症、坐骨神经痛、面瘫、带状疱疹等所致的神经症状，缩短恢复时间。

4. 用于治疗维生素 B_{12} 缺乏所致的巨幼细胞贫血。

【用法用量】

1. 口服　每次 $500\mu g$，每天 3 次，可根据年龄、临床症状酌情增减剂量。

2. 肌内注射　每次 $500\mu g$，隔日 1 次。

【操作要点】

1. 肌内注射时，避免在同一部位反复注射。从事汞及其化合物工作的人员，不宜长期大量服用本品。

2. 本品见光易分解，应防止安瓿外露使药物见光分解，含量减低。注射液开封后应立即使用。

【不良反应】

1. 口服给药偶有食欲缺乏、恶心、呕吐、腹泻等，少见过敏反应，如皮疹。

2. 注射给药偶见皮疹、头痛、出汗、发热等。

【用药宣教】

1. 如用药 1 个月以上仍无效者，应停药。

2. 如发生过敏反应，应立即停药。

第三节　矿物质

碳酸钙

Calcium Carbonate

【适应证】用于预防和治疗钙缺乏症，如骨质疏松、手足抽搐症、骨发育不全、佝偻病以及儿童、妊娠和哺乳期妇女、绝经期妇女、老年人钙的补充。

【用法用量】口服，补钙每天 $0.2 \sim 1.2g$，分 $2 \sim 3$ 次服。

【操作要点】

1. 本品不宜与洋地黄类药物合用。

2. 大量饮用含乙醇和咖啡因的饮料以及大量吸烟，均会抑制钙剂的吸收。

3. 大量进食富含纤维素的食物能抑制钙的吸收，因钙与纤维素结合成不易吸收的化合物。

4. 本品与苯妥英钠及四环素类同用，二者吸收减少。

5. 维生素 D、避孕药、雌激素能增加钙的吸收。

6. 含铝的抗酸药与本品同服时，铝的吸收增多。

7. 本品与噻嗪类利尿药合用时，易发生高钙血症（因增加肾小管对钙的重吸收）。

8. 本品与含钾药物合用时，应注意心律失常的发生。

【不良反应】可见便秘、嗳气，偶见奶－碱综合征，大剂量用药可发生高钙血症，导致钙在角膜及结膜沉积，长期大量服药可导致胃酸分泌反跳性增高。

【应急措施】一旦发生严重不良反应，应立即停药，通知医生及时救治。

【用药宣教】

1. 大量饮酒或吸烟，可抑制钙的吸收，故用药期间不宜吸烟或饮酒。

2. 本品与牛奶同服，偶致高血钙、碱中毒及肾功能不全，故不建议二者同服。

3. 用药期间不宜大量进食富含纤维素的食物或大量饮用含咖啡因的饮料，以免降低钙的吸收。

4. 对于维生素 D 缺乏引发的低钙，应同时服用维生素 D。

5. 用药超过 2 周应检测血钙、血磷。

葡萄糖酸钙

Calcium Gluconate

【适应证】

1. 治疗钙缺乏，急性血钙过低、碱中毒及甲状旁腺功能低下所致的手足搐搦症。

2. 过敏性疾患。

3. 镁中毒时的解救。

4. 氟中毒的解救。

5. 心脏复苏时应用（如高血钾或低血钙，或钙离子通道阻滞引起的心功能异常的解救）。

【用法用量】

1. 口服　钙缺乏，每次 0.5~2g，每天 3 次。解救氟中毒，服用 1% 口服液。

2. 静脉注射　①急性低钙血症及过敏性疾病，每次 1g（10% 葡萄糖酸钙 10ml），必要时重复给药；②高镁血症及高钾血症，首剂 1~2g，必要时可重复，每天极量为 10g；③慢性肾功能衰竭时的低钙血症，每天 1~2g；④解救氟中毒，首剂 1g，1 小时后重复给药，如有搐搦可静脉注射 3g，如有皮肤组织氟化物损伤，按受损面积给予 10% 的注射液 $50mg/cm^2$。每天极量 15g。

【操作要点】

1. 本品刺激性大，不宜皮下或肌内注射，应将本品的 10% 注射液于等量 5%~25% 葡萄糖注射液中稀释，以低于 2ml/min 的速度缓慢注射。

2. 本品与氧化剂、可溶性碳酸盐、磷酸盐、硫酸盐及枸橼酸盐等存在配伍禁忌，不可混用。

【操作要点】

1. 本品有强刺激性，必须以 10%~25% 葡萄糖注射液稀释后方可进行静脉注射或静脉滴注。注射宜缓慢，速度不超过 50mg/min。如无特殊情况，注射前应将药液加热至 37℃。不宜作皮下或肌内注射。

2. 静脉注射时可有全身发热感，注射后应平卧片刻。

3. 注射液不可漏于血管外，否则会导致剧痛及组织坏死。如有药液外漏，应立即停用并用 0.9% 氯化钠注射液作局部冲洗，局部给予 1% 利多卡因、氢化可的松或玻璃酸，热敷并抬高肢体。

4. 脱水或低钾血症等电解质紊乱时应先纠正低钾，再纠正低钙。

5. 静脉注射本品期间，如患者出现不适或出现明显的心电图异常，应立即停用，待异常消失后再缓慢注射。

6. 本品静脉使用禁止与头孢曲松合用。

【不良反应】

1. 静脉注射可出现全身发热，静脉注射过快可产生恶心、呕吐、心律失常甚至心跳停止。有报道静脉内给药可导致静脉血栓形成。

2. 药物过量或注射过快可导致血钙过高，表现为便秘、嗜睡、持续头痛、食欲不振、口中有金属味、异常口干等，晚期征象表现为精神错乱、高血压、眼和皮肤对光敏感及恶心等。

【应急措施】

1. 一旦发生严重不良反应，应立即停药，通知医生及时救治。

2. 药物过量时，轻度高钙血症只需停用钙剂和其他含钙药物，减少饮食中钙的含量。血钙浓度超过 2.9mmol/L 时，立即采取下列措施。

（1）输注氯化钠注射液，并应用袢利尿剂呋塞米、布美他尼等，加速尿钙排泄。

（2）纠正低血钾、低血镁。

（3）监测心电图，同时使用 β 肾上腺素受体阻断药，防止严重的心律失常。

（4）必要时进行血液透析，使用降钙素和肾上腺皮质激素。

（5）密切随访血钙浓度。

【用药宣教】

1. 本品口服给药时宜在餐后服用。

2. 用药前后及用药过程中应定期检查血清钙、尿钙、血钾、镁、磷的浓度，定期检测心电图。

3. 由于老年人吸收减少，排泄增加，故用量需酌情增加。

4. 本品可使血清淀粉酶及血清 7 - 羟基皮质醇浓度升高。长期或大量应用本品可使血清磷酸盐浓度降低，故检验前应告知护士及临床医师。

甘油磷酸钠

Sodium Glycerophosphate

【适应证】肠外营养的磷补充剂以及用于磷缺乏患者。

【用法用量】静脉滴注，每天用量通常为 2.16g，对接受肠外营养治疗者则应根据其实际情况酌情增减。通过周围静脉给药时，在可配伍性得到保证的前提下，将 10ml 本品加入复方基酸注射液或 5% ~ 10% 葡萄糖注射液 500ml 中，4 ~ 6 小时内缓慢滴注，滴速为 1.7 ~ 2.5mmol/h 或 360 ~ 540mg/h。

【操作要点】本品系高渗溶液，必须于使用前 1 小时内稀释后方可使用，且稀释后应于 24 小时内用完。为避免发生污染，本品的稀释应于无菌条件下进行。未经稀释不得输注。

【不良反应】

1. 长期用药可导致血磷升高，血钙降低。

2. 药物过量会出现高磷血症、低钙血症、胃肠道不适、肌肉震颤及痉挛等。

【应急措施】一旦发生严重不良反应，应立即停药，通知医生及时救治。

【用药宣教】长期用药时应注意监测血磷、血钙浓度。

第四节　肠外营养

复方氨基酸（18AA）

Compound Amino Acid（18AA）

【适应证】用于蛋白质摄入不足、吸收障碍等氨基酸不能满足机体代谢需要的患者。亦用于改善手术后患者的营养状况。

【用法用量】静脉滴注，每次 250 ~ 500ml。

【操作要点】本品遇冷会析出结晶，应微温溶解，待冷至 37℃，溶液澄明后方可使用。如药液发生浑浊、沉淀时不可再用。

【不良反应】本品可致疹样过敏反应，一旦发生应停止用药。

偶有恶心、呕吐、胸闷、心悸、发冷、发热或头痛等。

【应急措施】大量输入本品可能导致酸碱失衡，一旦出现酸碱失衡，应及时纠正。

【用药宣教】本品虽为营养药，单亦不可大剂量滴注。

脂肪乳（C14~24）
Fat Emulsion（C14~24）

【适应证】作为能量补充药。本品是肠外营养的组成部分之一，为机体提供能量和必需脂肪酸。

【用法用量】静脉输注，按脂肪量计，最大推荐剂量为甘油三酯每天 3g/kg。本品提供的能量可占总能量的 70%。10%、20%的本品 500ml 的静脉输注时间不少于 5 小时；30%的本品 250ml 的静脉输注时间不少于 4 小时。

【操作要点】

1. 不能将电解质溶液直接加入脂肪乳剂，以防乳剂破坏而使凝聚的脂肪进入血液。

2. 可单独静脉输注或用于配制成含葡萄糖、脂肪、氨基酸、电解质、维生素和微量元素等的"全合一"营养混合液。只有在可配伍性得到保证的前提下，才能将其他药品加入本品内。

3. 本品也可与葡萄糖注射液或氨基酸注射液通过 Y 型管道混合输入体内。该法既适用于中心静脉也适用于外周静脉。

【不良反应】

1. 本品可引起体温升高，偶见发冷畏寒以及恶心、呕吐。

2. 其他不良反应比较罕见，包括超敏反应（皮疹、荨麻疹）和过敏反应；对呼吸系统影响，如呼吸急促以及循环影响（如高血压或低血压）。溶血、网织红细胞增多、腹痛、头痛、疲倦、阴茎异常勃起等。

【应急措施】如血浆有乳光或乳色出现，应推迟或停止应用。

【用药须知】长期使用本品，应注意脂肪排泄量及肝功能，每周应进行血常规、凝血时间、血沉、血小板计数等检验。

第五节　肠内营养

肠内营养剂（氨基酸型）

【适应证】用于重症代谢障碍及胃肠道功能障碍患者的肠内营养支持，如短肠综合征患者、胰腺炎患者、慢性肾病患者、手术后患者、血浆白蛋白低下者（血浆白蛋白浓度低于 25g/L）、发生放射性肠炎的癌症患者、消化道瘘管患者、克罗恩病患者、溃疡性大肠炎患者、消化不良综合征患者、大面积烧伤者以及不能接受含蛋白质的肠内营养剂的患者。

【用法用量】

1. 口服给药　将本品 80g 溶解于 300ml 温开水中口服，初始量为每天 60～80g，根据病情逐渐加量，4～10 天后达到标准剂量（每天 480～640g）。

2. 管饲给药　疾病早期的手术患者，将本品 80g 溶解于 300ml 温开水中，通过鼻饲管或胃管滴入，第 1 天，前 8 小时连续滴入速度为 40ml/h，以后滴入速度为 60ml/h；第 2 天滴入速度为 80ml/h，全日量为 1920ml。

【操作要点】

1. 本品严禁静脉给药。

2. 严格按标准配制，以防患者使用后出现高渗性腹泻。配制时应注意防止污染。大量配制时，药液总量不应超过容器的 3/4，并需长时间振摇，必要时可搅拌。配好的药液在室温下贮藏不得超过 8 小时，可置冰箱中(4～8℃) 贮藏 48 小时。

【不良反应】本品不良反应少而轻，极少数患者出现 ALT、AST、尿素氮及血糖轻度升高。给药浓度过高或速度过快可引起腹泻、腹胀、恶心、腹痛等胃肠道反应。长期鼻饲患者偶有逆流现象。

【应急措施】用药期间出现胃肠道反应时，应减少用量和（或）调整给药浓度及速度。如发生腹泻，应暂停使用，待腹泻停止后，改为小剂量使用。

【用药宣教】

1. 肠道手术后患者易出现肠道吸收功能下降，故应在手术后逐步使用本品。

2. 本品已将脂肪含量控制在最小限度，故儿童患者或长期单用本品者可发生脂肪酸缺乏，必要时应补充脂肪。孕妇和儿童如需长期使用，还应补充相应的维生素和电解质。

肠内营养剂 (整蛋白型)

【适应证】用于有胃肠道功能或部分胃肠道功能而不能或不愿吃足够份量的常规食物以满足机体营养需求的患者。主要用于以下症状。

1. 厌食和其相关的疾病，如因应激状态、创伤或烧伤而引起的食欲不振。

2. 神经性疾病或损伤，意识障碍，心、肺疾病所造成的恶病质。

3. 癌性恶病质和癌肿治疗的后期。

4. 艾滋病病毒感染/艾滋病。

5. 机械性胃肠道功能紊乱，如颌面部损伤、头颈部癌肿、吞咽障碍、胃肠道阻塞。

6. 危重疾病如脓毒病、大手术后的恢复期。

7. 营养不良患者的手术前喂养。

【用法用量】溶解后用于管饲喂养或口服。置入一根喂养管到胃及十二指肠或空肠上段。一般患者每天 1 罐，高代谢患者每天 2 罐。初次胃肠道喂养的患者，初始剂量为每天半罐，在 2～3 天内逐渐增加至需要量。正常滴速是 100～125ml/min。

【操作要点】在容器内注入 500ml 的温开水，加入 1 罐本品混合并使其完全溶解，然后再加入温开水至 1500ml，轻轻搅拌一下即可。调制好的溶液在冰箱内最多只能存放 24 小时，如需要可以加温，但不能煮沸。

【不良反应】少数出现轻度腹胀，减慢管饲速度即可缓解。

【应急措施】用药期间出现胃肠道反应时，应减少用量和（或）调整给药浓度及速度。如发生腹泻，应暂停使用，待腹泻停止后，改为小剂量使用。

【用药宣教】本品不适用于 1 岁以下的婴儿，也不能作为1～5 岁以下儿童的单一营养来源。

肠内营养剂（短肽型）

【适应证】本品适用于胃肠道功能有损伤，而不能或不愿进食足够数量的常规食物的患者，以满足机体营养需求，本品能用于糖尿病患者。

1. 代谢性胃肠功能障碍如胰腺炎、感染性肠道疾病、放射性肠炎及化疗、肠瘘、短肠综合征、艾滋病病毒感染。

2. 严重疾病如严重烧伤、创伤、脓毒症、大手术后的恢复期。

3. 用于营养不良患者的手术前喂养。

4. 用于术前肠道准备。

【用法用量】

1. 一般患者，每天给予 2000kcal（4 瓶或袋）即可满足机体对营养成分的需求。

2. 高代谢患者（烧伤、多发性创伤），每天可用到 2500kcal（5 瓶或袋）以适应机体对能量需求的增加。

3. 对初次胃肠道喂养的患者，剂量最好从每天 1000kcal（2 瓶或袋）开始，在 2～3 天内逐渐增加至需要量。

【操作要点】

1. 混悬液打开前先摇匀，管饲前不必稀释。操作中注意洗手，避免交叉感染。

2. 混悬液给药时，如瓶盖为皇冠盖，则先卸去皇冠盖，插上专用胶塞及静脉输注导管。连接一根喂养管到胃、十二指肠或空肠上端部分。

3. 粉剂给药时，在容器中注入 50ml 温开水，加入 1 袋，充分混合。待粉剂完全溶解后，再加温开水至 500ml，轻轻搅拌混匀即可。管饲喂养时，先置一根喂养管到胃、十二指肠或空肠上端部分。正常滴速为 100～125ml/h（开始时滴速宜慢）。

【不良反应】个别患者有腹胀或腹泻症状。

【应急措施】用药期间出现胃肠道反应时，应减少用量和（或）调整给药浓度及速度。如发生腹泻，应暂停使用，待腹泻停止后，改为小剂量使用。

【用药宣教】孕妇及哺乳期妇女用药具体使用由医生处方决定。不能用于五岁以内的婴幼儿。

【制剂】①混悬液，500ml。②粉剂，126g/袋（500kcal）。

【贮藏】密闭、干燥处保存。

附录 处方常用拉丁词缩写与中文对照表

处方常用拉丁词缩写与中文对照表

缩写	拉丁文	中文
a. c.	Ante cibos	饭前
a. d.	Ante decubitum	睡前
a. h.	Alternis horis	每 2 小时，隔 1 小时
a. j.	Ante jentaculum	早饭前
a. m.	Ante meridiem	上午，午前
a. p.	Ante parndium	午饭前
a. u. agit	Ante usum agitetur	使用前振荡
Ad. ；add	Ad	到、为、加至
Ad lid	Ad libitum	随意、任意量
Ad us. ext	Ad usum externum	外用
Ad us. int.	Ad usum internum	内服
Alt. die. （a. d.）	Alternis diebus	隔日
Amp.	Ampulla	安瓿
Abt. ccen.	Ante coenam	晚饭前
Aq.	Aqua	水
b. i. d.	Bis in die	1 日 2 次
Cap	Cape，capiat	应服用

续表

缩写	拉丁文	中文
Caps. gelat.	Capsula gelatinosa	胶囊
Caps. dur.	Capsula dura	硬胶囊
Caps. moll.	Capsula mollis	软胶囊
Collum.	Collunarium	洗鼻剂
Collyr.	Collyrium	洗眼剂
Co.	Compcitus	复方的
Cons	Consperus	撒布剂
Crem.	Cremor	乳剂
c. t.	Cutis testis	皮试
d.	Da, dentur	给予，须给予
d. d	De die	每日
Dec.	Decoctum	煎剂
Deg.	Deglutio	吞服
Dieb. alt	Diebus alternis	间日，每隔一日
Dim.	Dimidius	一半
Div. in p.	Divide in partes	分……次服用
Div. inpar. aeg	Divide inpartis aegualis	分成等分
Em. ; emuls	Emulsum, emulsio	乳剂
Extr.	Extractum	浸膏
Feb. urg	Febri urgente	发烧时
Garg.	Gargarisma	含漱剂
g. ; gm.	Gramma, grammata	克
h.	Hora	小时
h. s. s	Hora somni sumendus	睡觉服用

续表

缩写	拉丁文	中文
Hod.	Hodie	今日
In. d	In die	每日
Inf.	Inrfsum	浸剂
Inj.	Injectio	注射剂
i. h.	Injectio hypodermatica	皮下注射
i. m.	Injectio musculosa	肌内注射
i. v.	Injectio venosa	静脉注射
Liq.	Liquor，liquidus	溶液，液体的
Lit.	Litrum	升
Lot	Lotio	洗剂
Mist.	Mistura	合剂
ml.	Millilitrum	毫升
mg.	Milligramma	毫克
Muc.	Mucilago	胶浆剂
N	Nocte	夜晚
n. et. m	Nocte et mane	在早晚
Neb.	Nebula	喷雾剂
o. d.	Omni die	每日
Om. bid.	Omni biduo	每2日
Om. hor.（o. h.）	Omni hora	每小时
Om. man.	Omni mane	每日早晨
Om. noc.（o. n.）	Omni nocte	每日晚上
p. c.	Post cibos	饭后
p. o.	Per os	口服
Pil.	Pilula	丸剂

续表

缩写	拉丁文	中文
p. j.	Post jentaculum	早饭后
p. m.	Post meridiem	午后
p. prand.	Post prandium	午饭后
Pcoen.	Post coenam	晚饭后
Pro us. ext	Pro usu externo	外用
Pro. us. int.	Pro usu interno	内用，内服
Pulv.	Pulvis	粉剂、散剂
Pt.	Partes	部分
p. r. n.	Pro kre nata	必要时
q. d.	Quaque die	每日
q. i. d.	Quarter in die	每日 4 次
q. h.	Quaque hora	每 1 小时
q. 4. h.	Quaque 4 hora	每 4 小时
Rp.	Recipe	取
Ser. ; syr.	Sirupu，ssyrupus	糖浆
Solut.	Solutio	溶液
Semih.	Semihora	半小时
Stat. ; st	Statim	立刻，立即
Supp.	Suppositouium	栓剂
t. i. d.	Ter in die	每日 3 次
t. ; tr.	Tinctura	酊剂
Troch.	Trochscus	锭剂，糖锭
Tab.	Tabella	片剂
Ug. ; ung.	Unguentum	软膏
Us. ext.	Usus externus	外用

中文药名索引

（按汉语拼音字母排序）